U0335287

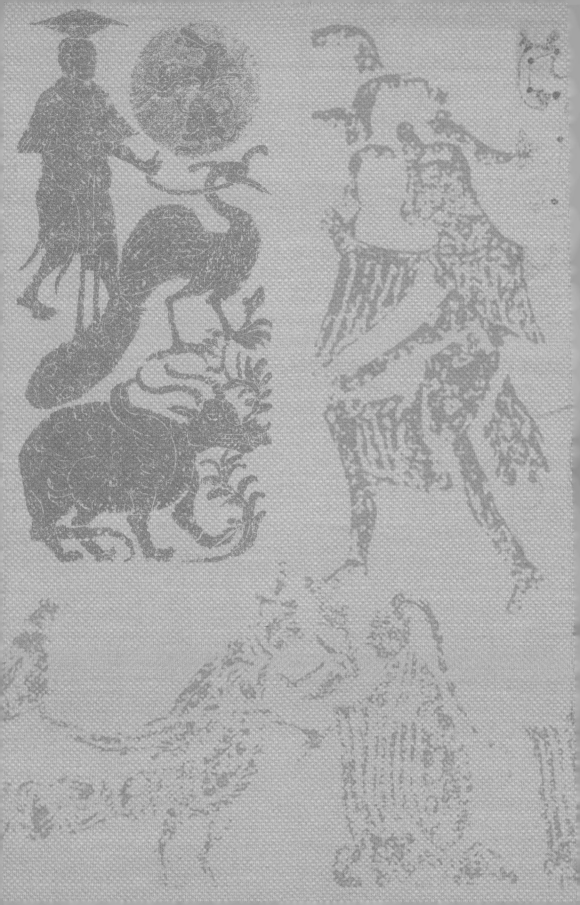

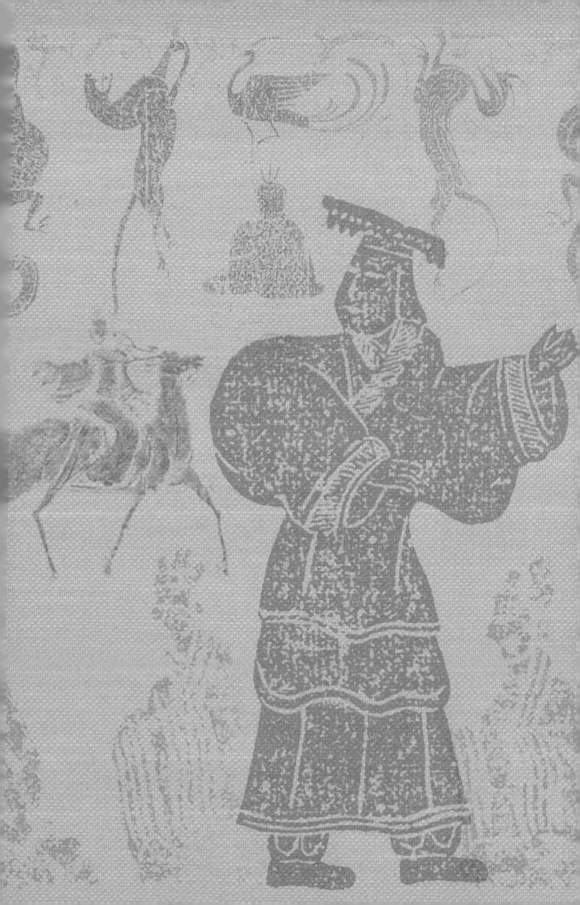

中国古医籍整理丛书

嵩厓尊生书

清·景日昣 撰

谷建军 吕 凌 校注

中国中医药出版社

·北 京·

图书在版编目（CIP）数据

嵩厓尊生书/（清）景日昣撰；谷建军，吕凌校注.
—北京：中国中医药出版社，2015.1（2024.8重印）
（中国古医籍整理丛书）
ISBN 978 - 7 - 5132 - 2015 - 6

Ⅰ.①嵩…　Ⅱ.①景…②谷…③吕…　Ⅲ.①医案 -
汇编 - 中国 - 清代　Ⅳ.①R249.49

中国版本图书馆 CIP 数据核字（2014）第 288429 号

中 国 中 医 药 出 版 社 出 版
北京经济技术开发区科创十三街 31 号院二区 8 号楼
邮政编码　100176
传真　010 64405721
北京盛通印刷股份有限公司印刷
各地新华书店经销
*
开本 710×1000　1/16　印张 37.5　字数 435 千字
2015 年 1 月第 1 版　2024 年 8 月第 2 次印刷
书　号　ISBN 978 - 7 - 5132 - 2015 - 6
*
定价　98.00 元
网址　www.cptcm.com

国家中医药管理局
中医药古籍保护与利用能力建设项目
组织工作委员会

项目专家组

顾　问　马继兴　张灿玾　李经纬

组　长　余瀛鳌

成　员　李致忠　钱超尘　段逸山　严世芸　鲁兆麟
　　　　郑金生　林端宜　欧阳兵　高文柱　柳长华
　　　　王振国　王旭东　崔　蒙　严季澜　黄龙祥
　　　　陈勇毅　张志清

项目办公室（组织工作委员会办公室）

主　任　王振国　王思成

副主任　王振宇　刘群峰　陈榕虎　杨振宁　朱毓梅
　　　　刘更生　华中健

成　员　陈丽娜　邱　岳　王　庆　王　鹏　王春燕
　　　　郭瑞华　宋咏梅　周　扬　范　磊　张永泰
　　　　罗海鹰　王　爽　王　捷　贺晓路　熊智波

秘　书　张丰聪

前 言

中医药古籍是传承中华优秀文化的重要载体，也是中医学传承数千年的知识宝库，凝聚着中华民族特有的精神价值、思维方法、生命理论和医疗经验，不仅对于传承中医学术具有重要的历史价值，更是现代中医药科技创新和学术进步的源头和根基。保护和利用好中医药古籍，是弘扬中国优秀传统文化、传承中医学术的必由之路，事关中医药事业发展全局。

1949年以来，在政府的大力支持和推动下，开展了系统的中医药古籍整理研究。1958年，国务院科学规划委员会古籍整理出版规划小组在北京成立，负责指导全国的古籍整理出版工作。1982年，国务院古籍整理出版规划小组召开全国古籍整理出版规划会议，制定了《古籍整理出版规划（1982—1990）》，卫生部先后下达了两批200余种中医古籍整理任务，掀起了中医古籍整理研究的新高潮，对中医文化与学术的弘扬、传承和发展，发挥了极其重要的作用，产生了不可估量的深远影响。

2007年《国务院办公厅关于进一步加强古籍保护工作的意见》明确提出进一步加强古籍整理、出版和研究利用，以及

"保护为主、抢救第一、合理利用、加强管理"的方针。2009年《国务院关于扶持和促进中医药事业发展的若干意见》指出，要"开展中医药古籍普查登记，建立综合信息数据库和珍贵古籍名录，加强整理、出版、研究和利用"。《中医药创新发展规划纲要（2006—2020）》强调继承与创新并重，推动中医药传承与创新发展。

2003～2010年，国家财政多次立项支持中国中医科学院开展针对性中医药古籍抢救保护工作，在中国中医科学院图书馆设立全国唯一的行业古籍保护中心，影印抢救濒危珍本、孤本中医古籍1640余种；整理发布《中国中医古籍总目》；遴选351种孤本收入《中医古籍孤本大全》影印出版；开展了海外中医古籍目录调研和孤本回归工作，收集了11个国家和2个地区137个图书馆的240余种书目，基本摸清流失海外的中医古籍现状，确定国内失传的中医药古籍共有220种，复制出版海外所藏中医药古籍133种。2010年，国家财政部、国家中医药管理局设立"中医药古籍保护与利用能力建设项目"，资助整理400余种中医药古籍，并着眼于加强中医药古籍保护和研究机构建设，培养中医古籍整理研究的后备人才，全面提高中医药古籍保护与利用能力。

在此，国家中医药管理局成立了中医药古籍保护和利用专家组和项目办公室，专家组负责项目指导、咨询、质量把关，项目办公室负责实施过程的统筹协调。专家组成员对古籍整理研究具有丰富的经验，有的专家从事古籍整理研究长达70余年，深知中医药古籍整理研究的重要性、艰巨性与复杂性，履行职责认真务实。专家组从书目确定、版本选择、点校、注释等各方面，为项目实施提供了强有力的专业指导。老一辈专家的学术水平和智慧，是项目成功的重要保证。项目承担单位山东中医药大学、南京中医药大学、上海中医药大学、福建中医药大学、浙江省中医药研究院、陕西省中医药研究院、河南省中医药研究院、辽宁中医药大学、成都中医药大学及所在省市中医药管理部门精心组织，充分发挥区域间互补协作的优势，并得到承担项目出版工作的中国中医药出版社大力配合，全面推进中医药古籍保护与利用网络体系的构建和人才队伍建设，使一批有志于中医学术传承与古籍整理工作的人才凝聚在一起，研究队伍日益壮大，研究水平不断提高。

本着"抢救、保护、发掘、利用"的理念，该项目重点选择近60年未曾出版的重要古医籍，综合考虑所选古籍的保护价值、学术价值和实用价值。400余种中医药古籍涵盖了医经、基础理论、诊法、伤寒金匮、温病、本草、方书、内科、外科、女科、儿科、伤科、眼科、咽喉口齿、针灸推拿、养生、医案医话医论、医史、临证综合等门类，跨越唐、宋、金元、明以迄清末。全部古籍均按照项目办公室组织完成的行业标准《中医古籍整理规范》及《中医药古籍整理细则》进行整理校注，绝大多数中医药古籍是第一次校注出版，一批孤本、稿本、抄本更是首次整理面世。对一些重要学术问题的研究成果，则集中收录于各书的"校注说明"或"校注后记"中。

"既出书又出人"是本项目追求的目标。近年来，中医药古籍整理工作形势严峻，老一辈逐渐退出，新一代普遍存在整理研究古籍的经验不足、专业思想不坚定等问题，使中医古籍整理面临人才流失严重、青黄不接的局面。通过本项目实施，搭建平台，完善机制，培养队伍，提升能力，经过近5年的建设，锻炼了一批优秀人才，老中青三代齐聚一堂，有效地稳定了研究队伍，为中医药古籍整理工作的开展和中医文化与学术的传承提供必备的知识和人才储备。

本项目的实施与《中国古医籍整理丛书》的出版，对于加强中医药古籍文献研究队伍建设、建立古籍研究平台，提高古籍整理水平均具有积极的推动作用，对弘扬我国优秀传统文化，推进中医药继承创新，进一步发挥中医药服务民众的养生保健与防病治病作用将产生深远影响。

第九届、第十届全国人大常委会副委员长许嘉璐先生，国家卫生计生委副主任、国家中医药管理局局长、中华中医药学会会长王国强先生，我国著名医史文献专家、中国中医科学院马继兴先生在百忙之中为丛书作序，我们深表敬意和感谢。

由于参与校注整理工作的人员较多，水平不一，诸多方面尚未臻完善，希望专家、读者不吝赐教。

国家中医药管理局中医药古籍保护与利用能力建设项目办公室
二〇一四年十二月

许 序

　　"中医"之名立，迄今不逾百年，所以冠以"中"字者，以别于"洋"与"西"也。慎思之，明辨之，斯名之出，无奈耳，或亦时人不甘泯没而特标其犹在之举也。

　　前此，祖传医术（今世方称为"学"）绵延数千载，救民无数；华夏屡遭时疫，皆仰之以度困厄。中华民族之未如印第安遭染殖民者所携疾病而族灭者，中医之功也。

　　医兴则国兴，国强则医强。百年运衰，岂但国土肢解，五千年文明亦不得全，非遭泯灭，即蒙冤扭曲。西方医学以其捷便速效，始则为传教之利器，继则以"科学"之冕畅行于中华。中医虽为内外所夹击，斥之为蒙昧，为伪医，然四亿同胞衣食不保，得获西医之益者甚寡，中医犹为人民之所赖。虽然，中国医学日益陵替，乃不可免，势使之然也。呜呼！覆巢之下安有完卵？

　　嗣后，国家新生，中医旋即得以重振，与西医并举，探寻结合之路。今也，中华诸多文化，自民俗、礼仪、工艺、戏曲、历史、文学，以至伦理、信仰，皆渐复起，中国医学之兴乃属必然。

迄今中医犹为国家医疗系统之辅，城市尤甚。何哉？盖一则西医赖声、光、电技术而于20世纪发展极速，中医则难见其进。二则国人惊羡西医之"立竿见影"，遂以为其事事胜于中医。然西医已自觉将入绝境：其若干医法正负效应相若，甚或负远逾于正；研究医理者，渐知人乃一整体，心、身非如中世纪所认定为二对立物，且人体亦非宇宙之中心，仅为其一小单位，与宇宙万象万物息息相关。认识至此，其已向中国医学之理念"靠拢"矣，虽彼未必知中国医学何如也。唯其不知中国医理何如，纯由其实践而有所悟，益以证中国之认识人体不为伪，亦不为玄虚。然国人知此趋向者，几人？

国医欲再现宋明清高峰，成国中主流医学，则一须继承，一须创新。继承则必深研原典，激清汰浊，复吸纳西医及我藏、蒙、维、回、苗、彝诸民族医术之精华；创新之道，在于今之科技，既用其器，亦参照其道，反思己之医理，审问之，笃行之，深化之，普及之，于普及中认知人体及环境古今之异，以建成当代国医理论。欲达于斯境，或需百年欤？予恐西医既已醒悟，若加力吸收中医精粹，促中医西医深度结合，形成21世纪之新医学，届时"制高点"将在何方？国人于此转折之机，能不忧虑而奋力乎？

予所谓深研之原典，非指一二习见之书、千古权威之作；就医界整体言之，所传所承自应为医籍之全部。盖后世名医所著，乃其秉诸前人所述，总结终生行医用药经验所得，自当已成今世、后世之要籍。

盛世修典，信然。盖典籍得修，方可言传言承。虽前此50余载已启医籍整理、出版之役，惜旋即中辍。阅20载再兴整理、出版之潮，世所罕见之要籍千余部陆续问世，洋洋大观。

今复有"中医药古籍保护与利用能力建设"之工程，集九省市专家，历经五载，董理出版自唐迄清医籍，都400余种，凡中医之基础医理、伤寒、温病及各科诊治、医案医话、推拿本草，俱涵盖之。

噫！璐既知此，能不胜其悦乎？汇集刻印医籍，自古有之，然孰与今世之盛且精也！自今而后，中国医家及患者，得览斯典，当于前人益敬而畏之矣。中华民族之屡经灾难而益蕃，乃至未来之永续，端赖之也，自今以往岂可不后出转精乎？典籍既蜂出矣，余则有望于来者。

谨序。

第九届、十届全国人大常委会副委员长

许嘉璐

二〇一四年冬

王 序

　　中医学是中华民族在长期生产生活实践中，在与疾病作斗争中逐步形成并不断丰富发展的医学科学，是中国古代科学的瑰宝，为中华民族的繁衍昌盛作出了巨大贡献，对世界文明进步产生了积极影响。时至今日，中医学作为我国医学的特色和重要医药卫生资源，与西医学相互补充、相互促进、协调发展，共同担负着维护和促进人民健康的任务，已成为我国医药卫生事业的重要特征和显著优势。

　　中医药古籍在存世的中华古籍中占有相当重要的比重，不仅是中医学术传承数千年最为重要的知识载体，也是中医为中华民族繁衍昌盛发挥重要作用的历史见证。中医药典籍不仅承载着中医的学术经验，而且蕴含着中华民族优秀的思想文化，凝聚着中华民族的聪明智慧，是祖先留给我们的宝贵物质财富和精神财富。加强对中医药古籍的保护与利用，既是中医学发展的需要，也是传承中华文化的迫切要求，更是历史赋予我们的责任。

　　2010 年，国家中医药管理局启动了中医药古籍保护与利用能力建设项目。这既是传承中医药的重要工程，也是弘扬优秀民族文化的重要举措，不仅能够全面推进中医药的有效继承和创新发展，为维护人民健康作出贡献，也能够彰显中华民族的璀璨文化，为实现中华民族伟大复兴的中国梦作出贡献。

相信这项工作一定能造福当今，嘉惠后世，福泽绵长。

国家卫生和计划生育委员会副主任

国家中医药管理局局长

中华中医药学会会长

王国强

二〇一四年十二月

王序

二

马 序

新中国成立以来，党和国家高度重视中医药事业发展，重视古籍的保护、整理和研究工作。自 1958 年始，国务院先后成立了三届古籍整理出版规划小组，分别由齐燕铭、李一氓、匡亚明担任组长，主持制定了《整理和出版古籍十年规划 (1962—1972)》《古籍整理出版规划 (1982—1990)》《中国古籍整理出版十年规划和"八五"计划 (1991—2000)》等，而第三次规划中医药古籍整理即纳入其中。1982 年 9 月，卫生部下发《1982—1990 年中医古籍整理出版规划》，1983 年 1 月，中医古籍整理出版办公室正式成立，保证了中医古籍整理出版规划的实施。2002 年 2 月，《国家古籍整理出版"十五"(2001—2005) 重点规划》经新闻出版署和全国古籍整理出版规划领导小组批准，颁布实施。其后，又陆续制定了国家古籍整理出版"十一五"和"十二五"重点规划。国家财政多次立项支持中国中医科学院开展针对性中医药古籍抢救保护工作，文化部在中国中医科学院图书馆专门设立全国唯一的行业古籍保护中心，国家先后投入中医药古籍保护专项经费超过 3000 万元，影印抢救濒危珍、善、孤本中医古籍1640余种，开展了海外中医古籍目录调研和孤本回归工作。2010年，国家财政部、国家中医药管理局安排国家公共卫生专项资金，设立了"中医药古籍保护与利用能力建设项目"，这是继1982～1986年第一批、第二批重要中医药古籍整理之后的又一次大规模古籍整理工程，重点整理新中国成立后未曾出版的重要古籍，目标是形成并普及规范的通行本、传世本。

为保证项目的顺利实施，项目组特别成立了专家组，承担咨询和技术指导，以及古籍出版之前的审定工作。专家组中的许多成员虽逾古稀之年，但老骥伏枥，孜孜不倦，不仅对项目进行宏观指导和质量把关，更重要的是通过古籍整理，以老带新，言传身教，培养一批中医药古籍整理研究的后备人才，促进了中医药古籍保护和研究机构建设，全面提升了我国中医药古籍保护与利用能力。

作为项目组顾问之一，我深感中医药古籍保护、抢救与整理工作的重要性和紧迫性，也深知传承中医药古籍整理经验任重而道远。令人欣慰的是，在项目实施过程中，我看到了老中青三代的紧密衔接，看到了大家的坚持和努力，看到了年轻一代的成长。相信中医药古籍整理工作的将来会越来越好，中医药学的发展会越来越好。

欣喜之余，以是为序。

中国中医科学院研究员

马继兴

二〇一四年十二月

校注说明

景日畛，字东旸，号嵩厓，河南登封人，康熙三十年（1691）进士。曾任广东高要县知县，任职期间，平反冤案，治理水患，赈济灾民，深受当地民众爱戴。后又历任监察御史、都察院副都御史、礼部侍郎、户部侍郎等职。少习儒，因母病习医，研读《内》《难》诸书，兼通易理，认为医易同源，阴阳之消长变化在天地与人无二致。重视阴阳升降，提出"微阳宜养""微阴宜惜"，业医者须知常以达变。著有《嵩厓尊生书》十五卷。

是书刊行后流传甚广，先后多次刊印，现存版本较多。有清乾隆五十五年庚戌（1790）致和堂刻本、道光四年甲申（1824）宏道堂刻本、光绪六年庚辰（1880）刻本，上海锦章书局民国八年（1919）石印本、民国戊辰年（1928）江阴宝文堂藏版。另有本衙藏版、扫叶山房藏版、善成堂本、三让堂本、纬文堂本、文会堂本、大文堂本、右文堂本、金玉楼本、六也楼本、渔古山房本、藜照书屋本等，均未标示明确刊刻时间。

本次校注以本衙藏版刻本为底本，以扫叶山房藏版为主校本（此二刻本刊刻年代应为康熙时期，刊刻质量较好，详见校注后记），并参考其他版本如致和堂本、善成堂本、纬文堂本、藜照书屋本、上海锦章书局本等，详加点校、注释而成。现将校注体例说明如下：

1. 底本竖排格式改为横排，底本表示上下文位置的"右""左"，一律改为"上""下"，不出校记。

2. 凡底本有误而校本无误者，据校本改正并出注说明。凡底本文字不误而校本有异文并有参考价值的，出校记说明。

3. 底本中不规范的药名，一律改为通用名，如"石羔"改作"石膏"、"牛膀子"改作"牛蒡子"、"山渣"改作"山楂"等，不出校记。

4. 底本中的异体字、古字、俗写字，一律改为通行的简化字，不出校记，如"踰"改作"逾"、"支"改作"肢"、"仝"改作"同"等。底本中的通假字，出注说明其通假关系并出校注。底本中的冷僻字酌情予以注释。

5. 底本中的明显错别字予以径改，如"已""己""巳"不分，"炙""灸"不分，"右"误作"石"等，不出校记。

6. 底本原刻眉批作小字处理，前加"［眉批］"，置于正文相应处。底本有关方剂部分，方名以眉批形式刻印，为便于阅读，均按正文处理，置于方剂之首，不出校记。

7. 原底本目录与正文标题不一致，本次校注予以重新整理，将目录中未著录的正文标题补出，部分目录与正文标题出入较大的，据正文标题或修改，或删除，不出校记。据目录修改正文标题部分，于正文相应处出校记说明。第六卷"口分""唇分""齿分""舌分"四部分原文病论与用方内容混出，今依目录次序对原文予以调整，并补出所脱标题，于正文相应处出校记说明。每卷标题下原题有"嵩高景日昣岳生堂纂著"，今一并删除。

8. 底本部分篇卷小字极多，为便于阅读，在不影响文意的前提下，将小字改为大字。部分标题后附小字过多者，亦将小字改为大字，作正文处理，不出校记。为便于检阅，标题所附小字不在目录中出现。

9. 原底本"证""症"混用，本次校注保留原貌，不予改动。

10. 底本原为十九卷，与目录十五卷不符，其中第十四、十五卷为妇人部，十六至十九卷为小儿部，部分内容并非原刻，基本来源于清代《胎产指南》《幼科推拿秘书》等书。本次整理将此部分删除，所缺者依主校本扫叶山房本第十四、十五卷补足，篇章次序按底本目录次序予以调整。

11. 原书部分段落过长，本次校注根据原文内容重新分段，以利阅读。

序

自尼山①木铎②一鸣，举凡天下之学问经济、政事治术，莫不由圣贤之正心诚意、格物致知出之也。余读《嵩厓尊生书》而有所得焉。《尊生书》者，嵩厓景先生于二十年前手辑是编。方其髫年③，时因奉母以研究医书，复明医而贯通《易》义，即此五运六气、天时民病中有阴阳变化之道，一综核之于脉理药性、审症立方，节节考证，卷卷精详，直令人开卷披阅如指掌。故《尊生》一书自可该《素问》，准绳《内经》诸学以括之也。亦谓理明而词达，言近而指远者，先生有之矣。先生为嵩岳诞毓之英，掇巍科④，饱经史。学问经济，无一不参古圣贤之精微；政事治理，无一不超古大臣之操守。余武人也，幸与先生共事一城，公退之暇，则相过把杯，聆谈心之霏屑⑤者，非朝伊夕。文章风雅，藉资实多。是知高要百里，未足以展鸿才之怀抱；《尊生》一书，略可以见政治之规模。尝习读其《崧台学制》，书中有教民条约、平民谳语⑥，以及

---

① 尼山：原名尼丘山，后避孔子讳称为尼山。孔子的诞生地。
② 木铎：木舌金铃，古代宣布政令所用，也以喻宣扬教化之人。此处指孔子。
③ 髫年：幼年。
④ 巍科：犹高第，古代称科举考试名次在前者。
⑤ 霏屑：指滔滔不绝的谈吐。
⑥ 谳语：审断案子的文辞。

兴衰起弊之文告，直与是集如同一辙也。况高要地瘠民贫，称难治者久矣。今日得父母孔迩①，以明白易晓之善政善教，下车②甫载余，则疮痍立起于来兹③，岂非以五运六气、天时民病医之耶？医之技虽小，而医之道更大。昔范文正公以不得为良相，愿为良医是祷，调燮阴阳，参赞天地，医之治人与相之治国无异理、无异致也。今先生能以此医民，而是书一行，即将以此医国医世，何莫非正心诚意、格物致知有之乎？然以医通于易者，是亦圣贤一贯之义，使千百世下悟尼山之铎与珍嵩厓之书并传不朽云。

庚辰花朝④年家眷弟吴联书于端州署中榕庐

---

① 父母孔迩：孔，甚。迩，近。指景氏在高要为官，如民之父母。
② 下车：指官吏到任。
③ 来兹：来年。
④ 花朝：农历二月十二日为花朝节，花神的生日。

弁 言

予自丱角①时治《周易》，稍长，以先孺人②寝疾，从事岐黄之学。又数年读《难经本义》，已而读《内经》《灵枢》、《素问》诸篇，恍然于医易之同源也。今夫天地间不过此阴阳动静之理，消长变化之机，在天地与人身原无二致。乾坤之阖辟即人身之呼吸，昼夜之潮汐即人身之脉息，故《内经》言五运六气而民病因之。夫《易》以道阴阳，伏羲八卦分两仪之体象，文王八卦明五行之精微，对待流行，交感错综，凡天地间之有形有气，有体有质，其变化不测，尽之矣。乾尽于午，坤尽于子，当二至之令，为天地之中，而左右以判人身之左右，所以有升有降也。离尽于卯，坎尽于酉，当二分之中，为阴阳之半，而上下以分人身之上下，所以别清别浊也。圆图象天，其阳在东南，故天不足西北，人身之耳目所以左明于右也。方图类地，其刚在西北，故地不满东南，人身之手足所以右强于左也。要之，人身之配天地不过此一阴一阳之道，而医理之赞化育不过此为升为降之理。微阳宜养而亢龙有悔，微阴宜惜而坚冰可畏。所以阳极则热，阴盛则寒，微

①　丱（guàn贯）角：头发束成两角形，旧时儿童或少年人的发式。此处指少年时期。

②　先孺人：指景氏的母亲。

者甚之基，盛者衰之渐，故上工不治已然治未然也。宜降不宜升者，防剥之再进；宜升不宜降者，培复之始生。畏剥所从衰，须从观始；求复之渐进，宜向临行。盖不易以立其体，而后变易以致其用。不通变不足以知常，不守常亦不足以达变。易医之理括于此矣。业医者诚能融会《内经》，合之四圣之书，则阴阳聚散，剥复消长，一以贯之。运一寻之木，转万斛之舟；拨一寸之机，发千钧之弩。易危为安，转乱为治，所谓天地好生之心，圣贤仁孝之精也。非穷理尽性，格物致知，不足与于此矣。夫医之有《灵枢》《素问》，犹儒之有六经，和缓庆意诸大家皆能窥见奥微，吻合经旨，故其书传自《内经》，不列于学官，儒者斥为小道，荐绅①家无称述之者。一二粗工不过以索方书、求糟粕为绝技。故世人不死于病而死于医，亦不死于医乃死于圣经之遗亡也。余固研心有年，略见大意，聊次其所及知，及素所闻见者叙述为篇，其于易医同原之理或亦有一解云尔。

康熙丙子年八月既望嵩厓景日昣东旸氏识

---

① 荐绅：即"缙绅"。

目 录

目
录

五

卷之七　中身部

卷之九　中身部

卷之一　气机部①

五运六气②十八条

五运歌

甲己土运乙庚金，水运丙辛木丁壬。惟有戊癸是火运，五运之化仔细寻。

五运阴阳老少歌

甲丙戊庚壬是阳，乙丁己辛癸为阴。阴阳既定分太少，阳太阴少是为真。太者有余少不足，先天后天于是分。

五音建五运客主歌

角木徵火土中宫，商金羽水次第行。主运初角终于羽，客运之行各不同。

五音主运交运歌

角木属春为运初，大寒日交是真途。二运徵火交春分，后十三日始可寻。土是中宫运居三，芒种之后正十天。处暑后七商金交，立冬后四羽水全。五运之化有常数，此是主运莫乱传。

五运客运歌

主客之运有逆顺，试将客运仔细论。甲己属土初起宫，以次相生至徵终。其余客运皆仿此，交运亦在五节中。

---

① 气机部：此标题原无，据目录补。
② 五运六气：此标题及小字原无，据目录补。

五运太少齐兼化歌

五运不同太少年，太少之化有齐兼。太者有余齐胜我，少者不足胜来兼。识得造物有偏化，调燮至理难言传。

六十年气运相临逆顺歌

要知气运逆顺偏，须将年支合年干。支为司天看所属，子午寅申二火传。丑未湿土卯酉金，辰戌之年属水寒。惟有巳亥主风木，此是气运之司天。十干加之凡六十，相临逆顺不同年。支干相符为天符，支生干兮顺化言。干如生支为小逆，甚而克支不和天。支如克干为天刑，以其顺逆察休愆。

天地六气歌

厥阴风木天风化，少阴君火天热化。太阴湿土天雨化，少阳相火天暑化。阳明燥金天清化，太阳寒水天寒化。

交六气节令歌

大寒初气春分二，小满三兮大暑四。秋分交着五之初，小雪为终六之次。

逐年主气歌

初气厥阴二少阴，三四少阳太阴寻。五六阳明并太阳，主气岁岁有次伦。

逐年客气歌

厥阴少阴与太阴，少阳阳明并太阳。客气之行各不同，岂能岁岁如其常。子午太阳为初气，丑未初气厥阴章。寅申初气少阴火，卯酉初气太阴强。辰戌少阳相火初，巳亥初气阳明当。初气既明以次数，由初至终如指掌。三为司天终为泉，合之五运察灾祥。

司天歌

子午少阴为君火，丑未太阴临湿土。寅申少阳相火旺，卯酉阳明燥金所。辰戌太阳寒水边，巳亥厥阴风木主。初气起地之左间，司天在泉对面数。

左右间气歌

初气地左二天右，三为司天岁半周。四为天左五地右，终气在泉岁半后。

左右间气图

后图以手掌四指排数之。

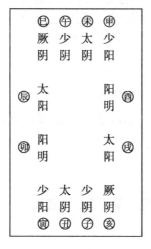

巳亥起厥阴，顺数到其年上，看是何字，即其年分之司天。

前二位是初气，一位是二气，本位司天三气，后一位四气，后二位五气，后三位在泉是终气。

南北政脉不应歌 不应者，脉来沉细而伏，不应于指也

甲己君土为南政，其余八年北政论。南政子午南寸沉，丑未巳亥左右寻。卯酉两尺寅申左，辰戌右尺真分明。北政阳明沉两

寸，太阳少阳左右应。少阴两尺厥阴左，太阴右尺何须问。

此图以手掌三指排十二支数之。

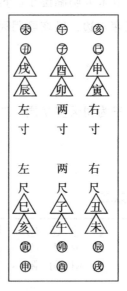

上图○者南政，△者北政。

南政子起中指端，北政子起中指根。逆行数之，凡年辰所值
之处，即其不应之位。

三犯

犯天符，病速而危。犯岁会，病徐而持。犯太乙，病暴而死。

胜复主病

胜甚者复甚，胜微者复微。胜复之气猝不能遽形于脉，当先
以形症求之。

侮克主病

所胜来侮，其病微。所不胜来克，其病甚。

六十年天时民病谱

甲子　甲午

少阴　太宫　阳明　土主湿雨。土太过，风木承之，其变震惊飘骤，人多病中满身重。[眉批] 宫与在泉同寒，药宜温多寒少。

先天　是年土太过，雨多，土盛木承则大风烈暴。人应之，先伤肾，后伤脾。土胜克水，病腹痛清厥，体重肌痿足痿，四肢不举。

庚子　庚午

少阴　太商　阳明　三金合，岁会。金太过，君火司天刑之，金得其平。人多病下清，清泄清冷皆是。[眉批] 商与阳明同寒，药宜温多寒少。

同天　金盛木衰，草木干枯，金盛则火承之。人应之，先伤于肝肋，小腹痛，目病，耳无闻。甚则火复，肺自病，咳逆肩痛。金病不生水，致下部皆病。

丙子　丙午

少阴　太羽　阳明　水承水，岁会。水主寒，是年寒早至。人多病中寒下利，腹足清冷。[眉批] 羽与阳明同寒，药宜温多寒少。

先天　岁半以后，水克火。人多内热，阴厥心痛，甚则水自病，腹大胫肿。水盛土复之，大雨至，雾朦郁。人应之，先伤心，后伤肾。

戊子　戊午

少阴　太徵　阳明　火气三合，太乙天符。火主炎暑，火过，水承之，变沸腾，人多病上热血溢。[眉批] 热太过，药宜寒多热少。

先天　是年热甚，泉涸水枯。火过伤金，人病咳疟，胸肋肩背痛，身热。火胜水承之，多雨水霜寒。人应之，先伤肺，后伤心。

壬子　壬午

少阴　太角　阳明　木运主风，木过，金承之，变摧拔。人多病支满。[眉批] 木生火，与司天同热，药宜清多温少。

先天　是年木过风多，人病多怒伤脾，下半年则愈矣。木盛土衰，太虚云飞，草木不宁，木盛金承，草木凋落。人应之，先伤脾，后伤肝。

初气

太阳水，生木。始大寒寅初初刻，终惊蛰子初四刻。

合初运　甲，土克水。丙，水同。戊，火被克。庚，金生水。壬，木被生。

上年巳亥，大寒以前温暖。此时寒乃始，蛰虫从前因暖而出，此时复藏。水此时乃冰，霜复降，风乃至，阳气郁。民得寒病，肌肤密，腰脽痛。至二月初，炎暑将起，中外疮疡。少阴火司天，又值二之主气，故有是病。[眉批] 初气水恐为四气土所抑，则水郁湿蒸其验也。民病脾肾，宜滋水夺土。

二气

厥阴木，生火。始春分子正初刻，终立夏戌正四刻。

合二运　春分后十三日。甲，金克木。丙，木同。戊，土被克。庚，水生木。壬，火被生。

风木客加君火主，阳气布，风乃行，春气正，万物荣。司天君火未盛，寒气时至，木火应时，民气和。人病淋，目瞑目赤，气郁于上而热，君火为病也。

三气

少阴君火，合相火。始小满亥初初刻，终小暑酉初四刻。

合三运　芒种后十日。甲，水克火。丙，火同。戊，金被克。庚，木生火。壬，土被生。

客气君火司天加相火上，天政布，大火行，庶类蕃鲜，火极水复，热极寒生，寒气时至。二火交炽，人病气厥心痛，寒热更作，咳喘目赤。

气交

夏至后，立秋前。上火下金，水火寒热持于气交。热病生于上，清病生于下，寒热凌犯而争于中。人病咳喘，血溢血泄，喷嚏目赤眦疡。寒厥入胃，心痛腰痛，腹大，嗌干肿上。

四气

太阴土，主客同。始大暑酉正初刻，终白露未正四刻。

湿土盛，溽暑至，大雨时行，寒热互至。人病寒热嗌干，黄疸鼻衄饮发。[眉批] 四气土恐为二气木所抑，则土郁，四季风霾不雨其验也。久则黄埃化疫，黄疸满闭，夺之则可已。壬子、壬午，木运尤甚。

四气五气合四运

处暑后七日。甲，木克土，木生火。丙，土同，土被生。戊，水被克，水克火。庚，火生土，火同。壬，金被生，金被克。

五气

少阳火，克金。始秋分申初初刻，终立冬午初四刻。

畏火临，暑反至，阳乃化，万物乃长乃荣，民乃康。时寒气热，阳邪盛也，民病温。

五气终气合五运

立冬后四日。甲，火同，火克金。丙，金被克，金同。戊，木生火，木被克。庚，土被生，土生金。壬，水克火，水被生。

终气

阳明金，生水。始小雪午正初刻，终小寒辰正四刻。

金客加水主。金主收，燥令行，五行之余火内格，寒气数举则雾翳。病肿上咳喘血溢，病生皮腠，胁下连少腹作寒中。

以上十年

君火司天则金郁，燥金在泉则木郁。咸而软之，以调在上之君火，甚则以苦发其火，以酸收其金，君火平则燥金得安矣。然火热金燥，非苦寒泄之不可。火克金应，是年多热，多疮疡病。

总治法

上　君火，治以咸寒。以水治火。

中　甲湿土，治宜苦热，泄之温之。庚燥金，治宜辛温，从之温之。丙寒水，治宜咸热，从以治之。戊相火，治宜甘寒，直治之。壬风木，治宜酸凉，从以治之。

下　燥金，治以酸温。

岁半前宜远热，半后宜远寒。治上宜远热，治中下远寒。戊午则不远寒。

子午年，火在天，宜热化。使春多清冷，大风无雨，是巳亥之风运未退也，泻厥阴可已。然至春分，火已得位，木虽有余，不能过也。燥在下，湿物不成。羽虫同天气安静无损，介虫同地气多育。金在地则木衰，毛虫孕不成，金火不和，羽虫亦不成。庚子、庚午，金乘金运，毛虫伤益甚。

乙丑　乙未

太阴　少商　太阳　金主凉，金不及，火盛，主热。火盛水复，主寒。是年寒热不时。［眉批］商与在泉同寒，药宜热忌寒。

后天　是年阴专其政，盖天湿地寒，阴盛而阳气退避。土不及则风木胜之，大风时起，阴凝于上，寒积于下，寒水胜火，则为冰雹，阳光不治，杀气乃行。

丁丑　丁未

太阴　少角　太阳　木主风。木不及，金胜，主清。金克木，火复主热。是年凉雨时至。[眉批]岁气和平，用燥热，宜和平，不宜峻者。

同天　木不及，土得政，与正宫同。是年木弱金乘，草木晚荣，甚则大木碎裂，柔木萎干。人病中清，肋痛小腹痛，是金克木也。肠鸣溏泄，木弱不生火也。

己丑　己未

太阴　少宫　太阳　三土，天符、岁会、太乙天符。土主雨。[眉批]宫与司天同湿，药宜燥忌湿。

同天　土不及，得司天之助，与正宫同。

辛丑　辛未

太阴　少羽　太阳　三水合，岁会。水主寒。水不及，土胜，主雨，主埃昏骤雨。木复土，主风，草偃木零，生长失时，皆不鲜明。[眉批]羽与在泉同寒，药宜热忌寒。

同天　水不及，司天胜之。土齐水化，同正宫。是年水虚土乘，湿大行。水衰则火土同化，故火气用事，化乃速。暑雨数至，黑谷不成，人病下部。上太阴，大寒数举，虫旱蛰，地坚冰，人病下寒，甚则腹满肿。

癸丑　癸未

太阴　少徵　太阳　火主热。火不及，水胜，主寒。土复水，主雨。

后天　是年火虚水乘，寒大行，物不能茂于上，但荣于下，寒甚阳衰，荣美乃折。人病火不及，阴邪盛而心气伤，胸肋背痛，目瞑腹大。水亢土复，大雨至，土反克水，病泄，腹满不食，挛痹，足不任身。[眉批]药宜燥热和平。

初气

厥阴木，主客同。始大寒巳初初刻，终惊蛰卯初四刻。

合初运　乙，金克木。丁，木同。己，土被克。辛，水生木。

癸，火被生。

客主皆风，寒乃去，春气至，风乃来，物以荣。湿土司天，风湿相薄，风胜湿，雨后时。风伤肝，人病血溢，筋络拘强，关节不利，身重筋痿。[眉批] 上年子午气有余，恐火不退，则此风木未便降下，又恐为五气金所抑，则木郁，春冷其验也。治宜伐金发木。乙丑、乙未尤甚。

二气

少阴火，主客同。始春分卯正初刻，终立夏丑正四刻。

合二运　乙，水克火。丁，火同。己，金被克。辛，木生火。癸，土被生。

客主皆君火。大火气正，太阴司天，湿蒸相薄，雨时降。火盛气热，人病瘟疠大行，远近咸若。

三气

太阴土，主火生客。始小满寅初初刻，终小暑子初四刻。

合三运　乙，木克土。丁，土同。己，水被克。辛，火生土。癸，金被生。

客土主火。司天之政布，湿气降，地气腾，雨时降。雨后寒随之，太阳在泉，起而用事故也。寒凝湿滞，病身重胕①肿，胸腹满。

气交

夏至后，立秋前。天湿气下降，地寒气上腾，原野昏霧②，白埃四起。司天主南而太阴居南，云雨多见于南方，云奔南极，寒雨数至。至夏尽入秋，差夏③之时，主气湿土，客气相火，土气稍

---

① 胕：原作"脐"，据锦章书局本改。
② 霧（méng 蒙）：昏暗。
③ 差夏：指立秋之后十日。

温，物以之成。病寒湿，腹满胕肿，痞逆寒厥拘急。

四气

少阳火，生主土。始大暑子正初刻，终白露戌正四刻。

客相火，主湿土，火土合气，溽蒸上腾，天气为之否隔。然太阳在泉，寒风随发于朝暮，蒸热相薄，草木凝烟。以湿遇火，湿化不流，惟白露阴布，以成秋令。湿热并行，病腠理热血暴溢，疟，心腹满热，腹胀，甚则胕肿。［眉批］四气火恐为终气水所抑，则火郁，乍暖乍冷其验也。郁久，至王①时必发，发则暴热化疫，病多渴泄，去其火热立已。

四气五气合四运

乙，君相火，金被克。丁，金被克，金同。己，木生火，木被克。辛，土被生，土生金。癸，水克火，水被生。

五气

阳明金，主客同。始秋分亥初初刻，终立冬酉初四刻。

客主皆金，惨令行，寒露下，霜早降，草木黄落，寒气及体。人病皮腠。

五气终气合五运

乙，土生金，土克水。丁，水被生，水同。己，火克金，火被克。辛，金同，金生水。癸，木被克，木被生。

终气

太阳水，主客同。始小雪酉正初刻，终小寒未正四刻。

客主皆寒水，寒大举，湿大化，霜乃积，阴乃凝，水坚冰，阳光不治。病感寒，关节禁固，腰脽痛。

以上十年

湿土在天，土克水应，心火受病。寒水在地，水侮火，多小

---

① 王：通"旺"。《庄子·养生主》："神虽王，不善也。"

腹病。当乙丑、乙未二年，乘金运，金能生水，或又值水王时，其寒益甚。寒在地，热物不成。倮虫同天气安静无损，然水土之气不和，虽生不育。鳞虫同地气多育。水盛火衰，羽虫胎孕不成。辛丑、辛未，水乘水运，其伤益甚。

总治法

上　湿土，治以苦温。从火化治湿。

中　乙燥金，宜苦温。从火化治金。丁风木，宜辛温。从金化治木。己湿土，宜甘和补土。辛寒水，宜苦和，治寒以热。癸火，宜咸温。火不及，温补。

下　寒水，宜甘热。从土火化治寒。辛年下宜苦热。

丑未年土在天，宜雨化矣。而热气尚多，是子午之气有余未退，火反为灾，泻火可也。

温生于春，是少阴不退位之征。土气不得迁正，万物当生不发，人多脾病，其时多热不雨是。如小满前后有雨，是火退而土令矣。过小暑则土不能令，当大灾。

丙寅　丙申

少阳　太羽　厥阴　水主寒，变霜雪冰雹。[眉批] 羽与上下异风热，药宜寒化，不宜多用。

先天。

戊寅　戊申

少阳　太徵　厥阴　火气三合，天符。火主暑，炎热。火甚水承，主沸腾。[眉批] 徵与上下同风热，药宜多用寒化。

先天。

庚寅　庚申

少阳　太商　厥阴　金主凉，雾露。变肃杀凋零。病肩背胸中，金邪在肺。[眉批] 商与上下异风热，寒化宜用，不宜多。

同天　金过，相火司天制之，金得其平，同正商。

壬寅　壬申

少阳　太角　厥阴　三木合，岁会。木主风。风亢金承，变主摧拔。病掉①眩，支肋惊骇。［眉批］角与上下同风热，药宜多用寒化。

先天　是年木有余而火司天，是子居母上，气逆，当病吐痢。谷收麻木、稻木齐、金化。

甲寅　甲申

少阳　太宫　厥阴　土主雨。土亢木承，主烈风。病体重胕肿痞饮。［眉批］宫与上下异风热，药不宜多用寒化。

先天　是年土胜克水，湿大行，泉涌河衍，湿甚木承之，风雨大至，土崩溃。人病先伤肾，后伤脾，腹痛清厥，体重，肌痿足痿，四肢不举。

初气

少阴火，主生客。始大寒申初初刻，终惊蛰午初四刻。

合初运　丙，水克火。戊，火同。庚，金被克。壬，木生火。甲，土被生。

君火司气，兼相火司天，风胜乃摇。寒去而气候大温，草木早荣，寒来不杀。君相二火合气，温病乃起。其病气怫于上，血溢目赤，咳逆头痛，血崩肋满，肤腠中疮。［眉批］初气火恐为五气水所抑，黑云胜彤云，寒常布，雪其验也。郁久化疫作温病，治宜散阳伏阴。丙寅、丙申，水运尤甚。

二气

太阴土，主生客。始春分午正初刻，终立夏辰正四刻。

合二运　丙，木克土。戊，土同。庚，水被克。壬，火生土。

---

①　掉：原作"晫"，据文义改。

甲，金被生。

湿土用事，主气君火反郁。白埃四起，云趋雨府，风不胜湿，雨乃零。主客相生，民乃康。湿热为病，热郁于上，呕逆呕吐，疮发于中，胸嗌不利，头痛身热，昏愦脓疮。

三气

少阳火，主客同。始小满巳初初刻，终小暑卯初四刻。

合三运　丙，火同。戊，金被克。庚，木生火。壬，土被生。甲，水克火。

客主皆相火，炎暑至，雨乃涯。客主火交炽，发为热病。热中聋瞑，血溢脓疮，咳呕鼻衄，渴，嚏欠，喉痹目赤，善暴死。

气交

夏至后，立秋前。火盛则水复。风热参布，云物沸腾，太阴横流，寒乃时至，凉雨并起。火盛于外，民病寒中，外热发疮疡，内寒为泄满。热盛寒复，则水火交争，人病寒热，疟泄聋瞑，呕吐，怫郁不舒，肿，色变。

四气

阳明金，主土生之。始大暑卯正初刻，终白露丑正四刻。

客金主土，凉气至，炎暑时作时止，以间而化，土金相生，民气和平。燥胜，肺病胸满。湿胜，脾病身重。［眉批］四气金恐为司天火所抑，则金郁，西风不雨其验也。郁久而发，白雾清冷，人病咳嗽，散之则已。戊寅、戊申，火运尤甚。

四气五气合四运

丙，土生金，土克水。戊，水被生，水同。庚，火克金，火被克。壬，金同，金生水。甲，木被克，木被生。

五气

太阳水，主金生之。始秋分寅初初刻，终立冬子初四刻。

寒水客加金主，水寒金敛，阳乃去，寒乃来，雨来降，气门乃闭，刚木早凋。人避寒邪，君子固密。

五气终气合五运

丙，金生水，金克木。戊，木被生，木同。庚，土克水，土被克。壬，水同，水生木。甲，火被克，火被生。

终气

厥阴木，主水生之。始小雪子正初刻，终小寒戌正四刻。

木用事，主水生之，地气得正，风乃至，霜雾以行。时当闭藏而风木动之，风为阳，其病关闭不禁，心痛，阳气不藏而咳。

以上十年

火在上克金，其年多暑，肺多热病。木在下克土，岁半后多风，多脾胃病。

阳得其位，天气正，风动于下，地气扰。风乃暴举，木偃沙飞，炎火乃流，阴行阳化。前半年雨乃时，应二气中。

总治法

上　相火，治以咸寒。以水治火。

中　丙水，治以咸温，咸从水，温治寒。戊火，治以咸寒，治火。庚金，治以辛温，散其过。壬木，治以酸和，敛其过。甲土，治以酸和，制其过。

下　辛温，以金治木。戊年辛凉。防火过。［眉批］渗泄以去二便之实溃，发以去腠理之邪。

寅甲年相火在天，宜暑化矣。而湿雨尚多，是丑未之土有余未退也，土反灾矣。泻中州可也。

太阴不退位，四季寒暑不时，夏反凉，秋反热，收成皆晚。若小满、小暑时大热，是火令矣，否则灾。风木在地，清物不生，谷收苍赤。毛虫同地气多育，木郁于下，火失其生，羽虫虽生不育，然同天气安静无损。木克土，倮虫耗。壬寅、壬申，木乘木运，其伤益甚。

丁卯　丁酉

阳明　少角　少阴　木承木，岁会。木不及，主微风。木虚金胜，主清。火复主热。[眉批]角与在泉同热，药宜多用清化。

同天　木不及，司天金胜之。金兼木化，得政同正商。是年木衰金亢，火复之，则炎暑流火，湿物皆燥，草木焦枯，下体复生，生既迟，旋花旋实。人病寒热疮疡。木不及，又上临阳明，金亢甚，草木早衰，得火土王时，土无所制，化气乃急，至夏秋再荣。

己卯　己酉

阳明　少宫　少阴　土不及，木克，雨减风多。[眉批]宫与上同清，温宜多用。

后天　是年木克土则烈风飘扬，金复木则苍干散落，木甚金复，则收气峻而草木凋，虫食甘黄。病应于脾，食少失味。草木得木气，发极荣美，然土气不充，虽秀不实，多粃。

辛卯　辛酉

阳明　少羽　少阴　主寒。水不足，土胜，主雨。木复主风。[眉批]羽与上同清，药宜热化多。

后天。

癸卯　癸酉

阳明　少徵　少阴　三火合，岁会。主热。火不及，水胜，主寒。土复主雨。[眉批]徵与下同热，药宜清化多。

同天　火不及，司天金得政，同正商。

乙卯　乙酉

阳明　少商　少阴　金气三合，岁会、天符、太乙天符。[眉批]商与上同清，药宜热化多。

同天　金不及，司天金助之，同正商。

初气

太阴土，主木克之。始大寒亥初初刻，终惊蛰酉初四刻。

合初运　丁，木克土。己，土同。辛，水被克。癸，火生土。乙，金被生。

太阴用时，时寒气湿，阴始凝。金司天，气始肃。因气肃而水冰，因阴凝而寒雨化。主风客湿，风阳湿阴为患。木克土，土克水，脾肾受伤。病中热胀，面目浮肿，善眠鼻衄，嚏欠呕，溲黄赤，甚则淋。[眉批] 初气土恐为五气木所抑，则土郁，风烈土埃其验也。人病脾胃，治宜补土伐木。丁卯、丁酉尤甚。

二气

少阳火，主君火。始春分酉正初刻，终立夏未正四刻。

合二运　丁，火同。己，金被克。辛，木生火。癸，土被生。乙，水克火。

相火用事于春分后，主气君火，阳乃布，人乃舒，物乃生荣。二火交炽，臣位于君，疫疠大至，民善暴死。

三气

阳明金，主火克之。始小满申初初刻，终小暑午初四刻。

合三运　丁，土生金。己，水被生。辛，火克金。癸，金同。乙，木被克。

金用事，凉乃行。然主火当令，燥热交合，至三气之末，主太阴，客太阳，燥极而泽矣。阳盛时行金令，民病寒热。

气交

夏至后，立秋前。金司天，下火克之，阳专令，炎暑大行。火盛，多阳少阴，至燥极化为雨泽，然后土厚湿聚之处燥极而泽矣。天气地气，金火相持，胜复互作，阴阳扰乱。病咳，嗌塞，寒热发暴，振慄癃闭。

四气

太阳水，主土受克。始大暑午正初刻，终白露辰正四刻。

水用事于湿土王时，寒雨降。四气后，在泉君火所主，而寒水临之，水火相犯，病暴仆震慄，谵妄少气，嗌干引饮，心痛，痈肿疮疡，疟疾，骨痿，便血，皆心肾病也。［眉批］四气水恐为初气土所抑，则水郁，湿而热蒸其验也。郁久而发，甚为冰雹。民病注下内热，导水则愈。

四气五气合四运

丁，金生水，金克木。己，木被生，木同。辛，土克水，土被克。癸，水同，水生木。乙，火被克，火被生。

五气

厥阴木，主金克之。始秋分巳初初刻，终立冬卯初四刻。风木用事，得在泉火温，春令反行，草木反荣。无病。

五气终气合五运

丁，水生木，水克火。己，火被生，火同。辛，金克木，金被克。癸，木同，木生火。乙，土被克，土被生。

终气

少阴火，主水克之。始小雪卯正初刻，终小寒丑正四刻。

少阴火用事，阳气布，候反温，蛰虫见，水不冰。病温。

以上十年

白露早降，寒雨害物。然金盛火衰，土亦弱矣。味甘色黄之物必生虫蚀。人应之，又当脾土受邪也。后半年火气晚治，白谷乃屈，赤谷稍登。君火在地，寒物不生。羽虫同地气多育，介虫同天气无损。然地克天，介虫亦不成。癸卯、癸酉，火乘火运，介伤益甚。

总治法

上　苦，小温。苦火化，治金。

中　丁木，辛和，金化和木。己土，甘和，补土。辛水，苦和，以火温中。癸火，咸温，咸以治火，温补不足。乙金，苦和，苦火治金，和补不足。

下　咸寒，以水治火。咸治君火，苦治燥金，然苦必兼辛。本年火盛金盛，辛从金化，以求其平也。岁半年前燥金气敛，宜汗散之。岁半后君火过热，宜清之。

卯酉年，金在天，宜清化矣。而暑热尚多，春多热，是寅申之火有余未退也。火反灾矣。泻相火可也。上年少阳不退位，必秋后有热，西风迟至，金衰多病。

司天金气在先，木受其克，毛虫乃死，应岁半前。在泉火气居后，金受其制，介虫殃，应岁半后。岁半前多凉，人多肋目筋病。岁半后多热，人多寒热病。

戊辰　戊戌

太阳　太徵　太阴　火主热暑。火亢水承，水气熏蒸。病热郁。［眉批］徵与上下寒湿异，药亦可用湿化燥化。

同天　火过，司天水制之，火得其平，同正徵。

庚辰　庚戌

太阳　太商　太阴　金主凉寒雾露。病燥，背闷瞀，胸胀满。［眉批］商与上下同寒湿，药宜燥热，不宜寒湿。

先天。

壬辰　壬戌

太阳　太角　太阴　木主风。木亢金承，主摧拔。病眩掉目瞑。［眉批］角与上下异寒湿，药可用寒湿。

先天。

甲辰　甲戌

太阳　太宫　太阴　三土合，岁会。土主阴雨。土过木承，主震惊飘骤。病湿下重。[眉批]宫与上下同寒湿，宜燥热，忌寒湿。

先天　土胜水衰，湿大行，泉涌河衍。湿甚木承之，风雨大至，土崩溃。人应之，先伤肾，后伤脾，脾肾衰者病进。土克水，病腹痛清厥，体重烦冤，肌痿足痿，四肢不举。

丙辰　丙戌

太阳　太羽　太阴　水气合，天符。水主寒洌，冰雪霜雹。病大寒留于溪谷。[眉批]羽与上下同寒湿，药宜多用燥热，寒湿大忌。

先天。

初气

少阳火，主木生之。始大寒寅初初刻，终惊蛰子初四刻。

合初运　戊，火同。庚，金被克。壬，木生火。甲，土被生。丙，水克火。

相火用事，当上年君火二火之交，气大温，草早荣。客火主木，风火相搏，人病疠温，身热头痛呕吐，肌腠疮疡癍疹。[眉批]初气火恐为二气水所抑，则火郁，黑气胜彤云，欲暖忽冷其验也，甚则冰雹验之。久则郁热化疫，治宜发火抑水。丙辰、丙戌尤甚。

二气

阳明金，主火克之。始春分子正初刻，终立夏戌正四刻。

合二运　戊，土生金。庚，水被生。壬，火克金。甲，金同。丙，木被克。

金用事，大凉至而火气抑。清寒滞于中，阳气不行，人病气郁中满。

三气

太阳水，克主火。始小满亥初初刻，终小暑酉初四刻。

合三运　戊，金生水。庚，木被生。壬，土克水。甲，水同。丙，火被克。

水用事，寒气行，雨乃降。寒气下临，心气上从，寒水侮阳，人病寒，反热中，痈疽注下，心热瞀闷，不治者死。

气交

夏至后，立秋前。寒政大举，泽无阳焰，寒盛火郁，郁极必发，待旺时而至。夏至后，相火王时，寒水之客胜其主，时雨至矣。交于四气，则太阴用事，湿化大布，泽流万物，寒敷于上，火郁而发，雷震于下，寒湿之气持于气交。火郁为病，人病寒湿，肌肉痿，足痿不收，濡泻血溢。

四气

厥阴木，克主土。始大暑酉正初刻，终白露未正四刻。

木客加土主，风湿交争，雨化为风。木值大暑时，木能生火，人病大热，以客胜主，脾土受伤，人病少气，肉痿足痿，注下赤白。[眉批] 四气木恐为二气金所抑，则木郁，春凉其验也。郁久至王时必发，发则风烈，庚辰、庚戌，金运尤甚。人病在肝，当于春分前后治之。

四气五气合四运

戊，水生木，水克火。庚，火被生，火同。壬，金克木，金被克。甲，木同，木生火。丙，土被克，土被生。

五气

少阴火，克主金。始秋分申初初刻，终立冬午初四刻。

君火用事，阳复化，以土在泉而得火化，物乃长成。人亦无病。

五气终气合五运

戊，木同，木克土。庚，土被克，土同。壬，水生木，水被克。甲，火被生，火生土。丙，金克木，金被生。

终气

太阴土，克主水。始小雪午正初刻，终小寒辰正四刻。

土在泉，湿令行，阴凝太虚，郊野埃昏，寒风大至。湿令而风至，风能胜湿，则反矣。人为倮虫，从土化也。风木非时相加，则土化者当不育，人多胎孕产病。

以上十年

寒在天，水克火应，其年多寒，寒束火，病多龉噎。湿在地，土克水应，其年多湿，病多痹重。

总治法

上　水治以苦温。

中　戊火，甘和。庚金，上苦热，中辛温，下甘热。壬木，酸和。甲土，苦温。丙水，咸温。

下　土治以甘温。湿以燥之以治下，寒宜温之以治上。味用苦者从火化，治寒以热也。庚年上下异治者，金属凉，温热以防凉过也。

辰戌年水在天，宜寒化矣，而燥尚多，春生清冷，但清不大寒，是卯酉之气有余，阳明不退位也。燥反灾矣，泻金可也。

湿在地，燥物不生，倮虫同地气多育，鳞虫受制不成，然同天气已成者安静无损。甲辰、甲戌，土乘土运，鳞虫受伤。

己巳　己亥

厥阴　少宫　少阳　少宫主小雨，风胜主多风，金复主清。[眉批] 药宜平和。

同天　土不及，司天木胜之，木兼土化，同正角。是年土虚木乘，风大行，木盛则草木荣茂，然成实在土，土不充，虽秀不实。人病泻，体重腹痛，肌肉膶，善怒。火在下，水不冰，蛰虫见。火司地，故水不能用，而金气不得复，木得专其令矣。

辛巳　辛亥

厥阴　少羽　少阳　主寒，土胜主雨，木复主风。[眉批] 药气平和，药宜平和品。

后天。

癸巳　癸亥

厥阴　少徵　少阳　三火合，岁会。主热，水胜主寒，土复主雨。［眉批］风热少过，药宜清凉。

后天。

乙巳　乙亥

厥阴　少商　少阳　主凉，火胜主热，水复主寒。［眉批］药宜平和。

同天　金不及，司天木制之得政，同正角。是年金虚火乘，炎火大行，金不胜木，草木畅茂。人病金受火邪，喷嚏血注。收气后时，坚芒之谷不成。火亢水复则寒雨暴至，灾伤万物，继以冰雹霜雪，丹谷不成。人病阴厥，格阳而反上行，为无根之火，头脑口舌俱病，甚则心痛。

丁巳　丁亥

厥阴　少角　少阳　木气合，天符。主小风。金胜主清，金复主热。［眉批］风热少过，药宜清凉。

同天　木不及，司天木助之，同正角。

初气

阳明金，克主木。始大寒巳初二刻，终惊蛰卯初四刻。

合初运　己，土生金。辛，水被生。癸，火克金。乙，金同。丁，木被克。

金用事，寒肃，杀气至。金王伤肝，人多筋挛。［眉批］初气金恐为四气、终气火所抑，欲凉忽热其验也，则金郁，人病咽干引饮，肋痛目盲，治宜理金清火。

二气

太阳水，克主火。始春分卯正初刻，终立夏丑正四刻。

合二运　己，金生水。辛，木被生。癸，土克水。乙，水同。丁，火被克。

水用事，寒不去，有雪水冰，杀气化，霜降，寒雨数至。然以水客加火主，其气必应阳复化。客寒外加，火应，则病热中。

三气

厥阴木，生主火。始小满寅初初刻，终小暑子初四刻。

合三运　己，水生木。辛，火被生。癸，金克木。乙，木同。丁，土被克。

木司天用事，风时举，雨微。风木之病，泣出耳鸣掉眩。

气交

夏至后，立秋前。木在上，风生高远。火在下，炎热从之。土气得温，云雨作，湿化行。风甚则燥甚，燥胜则热复。风燥火热，胜复更作。热病行于下，风病行于上。

四气

少阴火，生主土。始大暑子正初刻，终白露戌正四刻。

火客加土主，湿热大行，人病黄疸胕肿。［眉批］四气火恐为二气水所抑，则火郁，夏凉其验也。郁久至王时必发，发则暴热化疫，人多病渴泄。去其火热立已。

四气五气合四运

己，木生火，木克土。辛，土被生，土同。癸，水克火，水被克。乙，火同，火生土。丁，金被克，金被生。

五气

太阴土，生主金。始秋分亥初初刻，终立冬酉初四刻。

客土主金，燥湿更胜，沉阴乃布，寒气及体，风雨乃行。

五气终气合五运

己，同火，同火。辛，金被克，金被克。癸，木生火，木生火。乙，土被生，土被生。丁，水克火，水克火。

终气

少阳火，主水克之。始小雪酉正初刻，终小寒未正四刻。

相火在泉，阳大化，蛰虫见，水不冰，地气大发，草乃生，人乃舒。时寒气热，其病温疠。

以上十年

木在天，木克土应，多体重骨痿、目转耳鸣病。火在地，克金，其年多热。

总治法

上　木，治以辛凉，从金化治木。

中　己土，甘和，土虚补之。辛水，苦和，从火以温水之寒。癸火，咸和，治火，补火不足。乙金，酸和，收金，补金不足。丁木，辛和，制木。

下　火，咸寒，从水化治火。

辛以调上，以金治木也。和以治中，补其不及也。咸以调下，以水治火也。相火虚实多难辨，慎之无妄犯也。

已亥年，木在天，宜风化矣，而寒尚多，是辰戌寒水之气有余未退也。木欲当令而寒水不去，春必寒，是春失其时也。木失其正，人多肝经筋挛病。若三春内寒去风行，木犹治天，否则灾大至。火在地，寒物不生。毛虫同天气无损，羽虫同地气多育。火制金化，介虫不成。火在泉，则木为退气，毛虫亦不育。

六甲年运_{土过}

甲子，火金合土。甲午，火金合土。甲寅，上中盛，下虚。甲申，上中盛，下虚。甲辰，土太盛。甲戌，土太盛。

土胜侮木克水，色黄而兼白。黄者所胜之色也，白者水之母也。子母气必相应，故兼见也。

湿大行，泉涌河衍，涸泽生鱼。湿甚风木承之，风雨大至，土崩溃，鳞见于陆。人应之，先伤肾，后伤脾，肾脉衰者病。土胜克水，人多病腹痛清厥，体重烦冤，肌痿足痿，四肢不举。[眉批] 运太盛者，运不及者，运有克助得中者。

六乙年运_{金不及}

乙丑，土水合金。乙未，土水合金。乙卯，金气合。乙酉，金气合。乙巳，金虚火克木盛。乙亥，同上。

金不及，火乘之，炎火大行。金不胜木，草木畅茂，火气独王，燥烁大行。人病金受火邪，衄嚏，血便注下。收气后时，坚芒之谷不收。

火亢水复，则寒雨暴至，继以冰雹霜雪，灾伤万物，丹谷亦不成矣。人病阴厥，格阳而反上行，为无根之火，头脑口舌俱病，甚则心痛。

使夏有炎烁燔燎之变，则秋有冰雹霜雪之复，无胜者无复。

六丙年运_{水过}

丙子，水会克火。丙午，同上。丙寅，兼木火，不大寒。丙申，同上。丙辰，水太盛。丙戌，同上。

水胜克火，病身热，烦躁心悸，阴厥上下，谵妄心痛。上半年尤不甚，甚则水自病，腹大胫肿，喘咳，盗汗恶风。

水胜土复，大雨至，雾朦郁。人应之，先伤心，后伤肾，至丙辰、丙戌，上临太阳，雨冰雪霜不时降，湿气变物，阴盛阳衰，反克脾土，肠鸣溏泄，食不化。若水侮火，则心失其职，病渴而妄冒，心脉衰者病。

六丁年运木不及

丁丑，木太不及。丁未，同上。丁卯，木太不及。丁酉，同上。丁巳，木不及，有助。丁亥，同上。

木不及，金乘之，草木晚荣，甚则刚木碎裂，柔木萎干。病金克木，中清肋痛，小腹痛。木失令，不生火，病肠鸣溏泄。是年凉雨时至。木运不及，土无所制，虫食甘黄。人病肢废风瘫，痈肿疮疡。金盛火复，多飞蠹蛆雉，火气所化也，火运年尤多。金胜木则肃杀，火复则炎烈，木郁发则雷霆。

六戊年运火过

戊子，火太过无制。戊午，同上。戊寅，火太甚。戊申，同上。戊辰，水制火不过。戊戌，同上。

火过伤金，人病疟咳，热甚则胸痛肋满，肩背痛，身热骨痛。火盛金衰，水必承之，多雨水霜雪。人应之，先伤肺，后伤心。

六己年运土不及

己丑，土虚有助。己未，同上①。己卯，土不及。己酉，同上。己巳，土太不及，木胜。己亥，同上。

土不及，木乘之，风大行。木盛则草木荣茂，然成实在土，土不充，虽秀不实。病泻，体重腹痛，肌肉瞤，善怒。土虚水无畏，蛰虫早附。

上临厥阴，下见相火，水不冰，蛰虫见。火司地，故水不能用而金气不得复。木得专其令矣。人亦康而病少。

己卯、己酉，木胜土，振拉飘扬，金复木则苍干散落。四季有大风，木克土也。秋肃杀霹雳，金复木也。无胜则无复。

---

① 上：原作"土"，据扫叶山房本改。

六庚年运金过

庚子，金过有助。庚午，同上。庚寅，金过，火刑之。庚申，同上。庚辰，金过无制。庚戌。同上。

金胜伤肝，病肋小腹痛，目赤眦疡，耳无闻，甚则火复，肺自病，咳逆肩痛。金病不生水，致下部皆病。金盛木衰，草木苍干凋陨。金盛火承，人应之，先伤肝，后伤肺。

六辛年运水不及

辛丑，水上虚下盛。辛未，同上。辛卯，水不及。辛酉，同上。辛巳，水太虚。辛亥，同上。

水不及，土乘之，湿大行。水衰则火土同化，故火气用事，化乃速。暑雨数至，黑谷不成，人多下部病。

土亢木复，大风暴发，草偃木零，生长失时，皆不鲜明，黄谷亦不登。人病面色时变，筋骨拘挛肉瞤，目视晄晄，风疹外发，心腹痛。

六壬年运木过

壬子，木过。壬午，同上。壬寅，木太盛。壬申，同上。壬辰，木过无制。壬戌，同上。

木太过，天风多，人病脾，甚则多怒肝痛，岁半后稍微。胃脉弱则病进。木盛土衰，太虚之中云物飞动，草木不宁。木胜金承，甚至草木凋落。太白星明则金气复矣。人应之，先伤脾，后伤肝。子午寅申四年，木有余而火司天，是子居母上，气逆，当病吐利。辰戌不在例。

六癸年运火不及

癸丑，火太不及。癸未，同上。癸卯，火合岁会。癸酉，同上。癸巳，火虚有助。癸亥，同上。

火不及，水乘之，寒大行，物不能茂于上，但荣于下，寒甚阳衰，美荣乃折。人病火不及，阴邪盛而心气伤，胁满痛，背痛目瞤，胸腹大，甚则肋背腰相引痛。水亢土复，埃郁大雨，土反克水。人病鹜溏，腹满不食，暴挛痿痹，足不任身。

水胜火则凝惨慄冽，土复水则暴雨霖霪，火郁发则雷霆震惊。使夏有惨悽凝冽之胜，则不时有埃昏大雨之复。无胜则无复。

五运六气说①十一条

五运说

五运非五行也，言五行之化运也。五行土运为尊，故首甲配土。土生金而乙属之，金生水而丙属之，水生木而丁属之，木生火而戊属之，火生土而己又属之。自甲至癸，环数轮会。故甲己合而成土化，乙庚合而成金化，丙辛合而成水化，丁壬合而成木化，戊癸合而成火化。原夫天地初分之候，黅气横于甲己，素气横于乙庚，玄气横于丙辛，苍气横于丁壬，丹气横于戊癸。天干星野，运度恰符。

盖化者生化之谓，犹夫妇阴阳合而化生也。故甲克己，庚克乙，丙克辛，壬克丁，戊克癸，皆有夫妇之义，而所生之子各有不齐。土生象母，金生象父，皆禀同属之气以生。水生于天一地六，为嫡父嫡母。木生于本生之水，而又母居父位。火生既非嫡父母，又非同属，而以癸水为之祖。发源独长，试详言之。

己化土为同属，而反兼胜己之化者，制生化也。建中汤建化脾土，而以芍药为甲木，以甘草为己土，即其义也。庚化金为同属，而又兼己胜之化者，木无克制即土气受凌，而金失其化源，

---

① 五运六气说：此标题及小字原无，据目录补。

且木无制则火炽烁金，而金气亦死。故乙木受制于庚金，而反为金之化源。木沉金浮，即其义也。

水生于金，金寒则水不生，必火金合而水生，与河洛之义相侔，故凡水不足者宜补肺金。古人用干姜一分，象天一也。木生于水，然水寒木亦不生，故合丁火之化，所以木钻之得火而绞之得水也。且丁壬合化，火得水制，又不至于祸发自焚，而我生者反为生我之源矣。

乃若火为阳气，统领一身，而化于水者，水为万物之元，而火生其中，坎中之一阳是也，故海中常见火。而海水混浊，土气兼之，土为万物之母，故水土合而火化。

盖凡虚则补母之义，肾不足则补肺，丙辛化水也。肝不足则滋肾，丁壬化木也。肺不足则益脾，益脾必先制木而后脾益，乙庚化金也。脾不足则补命门，火生于木，火盛而木烬成土，甲己化土也。火虽寄体于木，从无心衰补肝之说。凡阳虚不足者，惟有温暖中气，用八味等丸补龙雷之火，所谓益火之源。中气者，土气也，戊癸化火也。

六气说

六气者，三阴三阳之气也。地以五为制，故运统一岁于四时之表。天以六为节，故气分六位于一岁之中。六位以少阴君火为尊，故子属少阴，火生土而丑属太阴。主气相火司运，少阳次于少阴，而太阴反居少阳之次，客气依序流转。太阴次于少阴，故丑属太阴，而少阳居太阴之次，则寅属之。故于长夏五六月间谓之火土混杂，民多脾病。

由是土生金而卯属阳明，水生木而巳属厥阴，木又生火而午属少阴，如是环数。故子午年则少阴司天，丑未太阴司天，寅申少阳司天，卯酉阳明司天，辰戌太阳司天，巳亥厥阴司天，而少阴与阳明相上下，太阴与太阳相上下，少阳与厥阴相上下。内惟少阳、厥阴上下无克制之异，若少阳、阳明火金受克，太阳、太阴水土相制，则气化异同而病机多变矣。

夫三阳三阴亦五行耳，而气有六者，水居一，火居二也。且厥阴风木，风亦火也。阳明燥金，燥亦火也。太阴湿土，湿成热也。故凡民病火症居多，中寒者十之一二耳。

一气中有五运一运中有六气说

一气中有五运者，如子午少阴司天，而有甲丙戊庚壬十年分运之类。一运中有六气者，如甲己土运，而有甲运六年，己运六年，遍十二支之气是也。二者相配并行，或相背驰，或相偏胜，或各有有余不足。倘非穷理达变，将执司天之说而运气不验，执运气之说而司天不验，毋怪乎人皆视为可已之书而弃焉不讲也。《内经·气交变》详言岁运，《六元正纪》详言司天，至于合变之理则未之多及。惟天符、岁会稍为合说，止举其偏胜之一端，而余可类推也。

盖司天与运气相符者曰天符，运气与年辰相会者曰岁会，司天、运气、年辰三合者曰太乙。中天符病速危，中岁会病徐持，中太乙病暴死。正以岁会者特与年辰相会，尚有司气为之主，犹为气之平，中其病者徐缓。天符者奉天司令，恣行邪疟，故中其病者速危。太乙三合，则其气偏盛之极，而为暴死无疑矣。然大抵论其义如此。或如戊子日，戊为火运，子为火气，亦称天符，此日得病者困半。戊午日，戊为火运，午为火支，又为火气，即太乙也。诸可类推。岂曰太乙年即一年之病皆速死而无生理者乎？

主气说

主气者，六节之常纪，静而守位者也。水位乎北，则火应位于南。故少阳退处少阴之后，以主南方之位。盖以五行之生数为序，非如司天之气以三阳三阴为序，而太阴与太阳为上下也。由是君火位于东南，土位于西南，木位于东北，金位于西北。木为生气之始，故以十二月中大寒日交木令，为初气。二月中春分日交君火，为二气。四月中小满日交相火，为三气。六月中大暑日交土令，为四气。八月中秋分日交金令，为五气。十月中小雪日交水令，为终气。

夫天地之数五，而火增一气者，阳常有余，阴常不足也。又可见天地之气热多于寒，火倍于水，而人之病化可推也。且以人身而言，五气者，五脏之本气也，虽有他气加临，而必以本气为之主。辟①如主当寒令，虽有二火加临，不过曰寒热时至。主当暑政，虽有寒令为客，不过曰凉气间发。岂暑竟变为寒，而寒竟变为热乎？是故脾病者死于春，肺病死于夏，肾病死于夏季，肝病死于秋，心病死于冬。盖专言主气之胜克也，亦可稍救专任司天之惑矣。

客气说

客气者，逐年司气轮行，而居于主气之上，动而不息者也。客承天命，统部其方，主为之下。辟如直指巡方，臬藩郡守皆为之下也。客胜主，顺行天命，为从。主胜客，天命不行，为逆。然谓之曰胜，从与逆皆病也。必同气相得，乃为和平。如客水主木为顺，客木主水，子居母上，为小逆。

惟君相二火虽一气，又君位臣则顺，臣位君则逆。如少阴司天，其三之气为君位臣，但火令大行。阳明司天，其二气为臣位君，即病疠暴死。至如太阳司天，其三气客为寒水，火应无焰，而民病反为热中。厥阴司天，其二气亦逢寒水，君火受抑，民病

---

① 辟：通"譬"。《明史·忠义传三·张铨》："辟之一身，辽东，肩背也；天下，腹心也。"

热中。可见火不宜遏，凡用寒凉降火者，火反内炽也。

又按：主气一位，即六气轮居，如厥阴初气风木，少阳居之为瘟疫，阳明居之为雾露，太阳居之为寒冽，厥阴居之为大风，少阴居之为热风时气流行，太阴居之为风雨阴凝。所以有三十六气之变幻也。是六气皆足为一气之病，其在人身，则五脏皆足为一脏之病也。

四间气说

上下二节统盛一年，左右四节专盛于一步者，何也？盖司天在泉，正当天地之中，其升降常在中国相持，故为一年之统盛。余四节各居四分，惟治令一方所居之气，随春令西行，夏令北行，秋令东行，冬令南行，入归中国盛之，故四节各随四时之令独盛于一步。若夫胜复作而出位变常，虽不居治令之列，亦入中国往复。

且间气之设逐年轮行，原为客气言之，若主气则上下左右一定不迁，惟客气临之，乃生舛错。有如厥阴居上，初之客气为阳明燥金，临干主气之风木，在风木则为春令之西行。而在燥金，则为西方之气东行而预泄于中国。其随春令西行者，语其常，燥金之东行，乃加临之变，诸气皆然。且如金气预泄，至秋时，主气必亦减薄。此理从无发者。如是类推，则三十六气之变幻义难悉举，惟有识者尽其奥焉。

六步时进有差说

土旺四时，其在人身，五脏皆以胃气为本。四时之脉皆宜带缓，固矣。至如春宜带沉，夏宜带弦，秋宜带数，冬宜带涩。后世虽精于诊候者曾未之究焉。夫阳之动，始于温，盛于暑。阴之动，始于清，盛于寒。春夏秋冬各差其分，故冬至四十五日，阳气微上，阴气微下。夏至四十五日，阴气微上，阳气微下。微之为言渐也，言其进必以渐，而脉气之应亦与同法。故曰春不沉，夏不弦，秋不数，冬不涩，是谓四塞。言五脏之气闭塞而无所运行矣，况又有母气绝之理乎？

胜气有复有不复说

胜气有二，有我胜者，有胜我者。其为胜我则多复，我胜则不复也。盖运气有太过、不及之异，司气有淫胜、反胜、相胜之殊。淫胜者，本气内淫。反胜、相胜者，言六位之左右乘虚而胜。其乘天地之虚而胜者为反胜，左右自相乘虚而胜者为相胜也。太过淫盛，为变之盛，不及反盛、相盛，为变之虚。

胜之变病，皆在已所胜之脏。如木盛则脾病，其胜乃本气有余而胜，故不为他气报复。虚之变病，皆己所不胜者乘虚胜之，而本脏病，胜极则己所生者报复其盛，而胜者之脏亦病。如木虚则金胜而肝病，胜则火复金仇，而肺亦病也。其胜乃乘我之虚而胜，胜之根本不固，故辄为他气报复。至《气交变》论太过之气，亦云甚则必复。如木太过而病脾，甚则为摇落，而木亦自病。盖所谓太过者，原邪盛太过，即自开受敌之地矣。

各气皆成于土说

五运论中央湿土，云其性静兼，谓兼寒热温凉之气也。《白虎通》云脾之为言并也，谓四气并之也。故冬之寒，至丑月则阴结层冰，夏暑至未月则阳焰电掣，秋清至戌月则霜清肃杀，春温至辰月则风煦和舒。《洛书》数，天一地六，藏五于六。地二天七，藏五于七。天三地八，藏五于八。地四天九，藏五于九。天五地十，又藏五于十。五者，土数也。故经有肾①之脾胃虚，肺之脾胃虚等例。又有春胃微弦曰平，但弦无胃曰死等例。而总之曰有胃

---

① 肾：原作"肝"，据李杲《内外伤辨惑论》卷中改。

气则生，无胃气则死，此东垣之学所以独畅一家之言而为百世师也。

火土混杂说

天气以风暑湿火燥寒为次，而湿居火前。地气以木火土金水为次，而土居火后。盖在天为气，以三阴三阳少壮老为次，太阴毕而后始少阳，致湿居火前。在地成形，以五行之形相生为次，火运毕而后生土，致土居火后。周天分野，戊火连申，夹未土于中。癸火连寅，夹丑土于中。所以土火势不能不混杂，而土旺常在长夏火热之候也。丹溪发明湿热相火为病，十居八九，及有湿郁生热，热久生湿之论，殆非无本。

地宜合天气说

中原地形，居高则寒，处下则热。尝试观之，高山多雪，平川多雨，高山多寒，平川多热。中原之地，凡有高下之大者，东西南北各三分也。其一者，自汉蜀江南至海也。二者，自汉江北至平遥县也。三者，自平遥北山北至蕃界北海也。故南分大热，北分大寒，中分寒热兼半。南北分外，寒热尤极，即登高山顶，则南面北面寒热悬殊，荣枯倍异。又东南高下之别亦有三。其一，自洧源县西至沙洲。二，自开封西至洧源。三，自开封东至沧海。故东分大温，西分大凉，中分温凉兼半。温凉分外，温凉尤极，变为大暄大寒。约其大凡如此。然九分之地，其中有高下不同，地高处则燥，下处则湿，此一方之中小异也。

以气候验之，春气西行，秋气东行，冬气南行，夏气北行。以中分校之，自开封至洧源，气候正与历候同。以东行校之，自开封至沧海，每一百里，秋气至晚一日，春气发早一日。西行校之，自洧源县西至蕃界碛石，其南向及东南西北向者，每四十里，春气发晚一日，秋气至早一日。北向及东北西南者，每十五里，春气发晚一日，秋气至早一日。南行校之，川形有北向及东北西南者，每十五里，阳气行晚一日，阴气行早一日。南向及东南西北川，每一十五里，热气至早一日，寒气至晚一日。广平之地，则每五十里，阳气发早一日，寒气至晚一日。北行校之，以形有南向及东南西北者，每二十五里，阳气行晚一日，阴气行早一日。北向及东北西南川，每一十五里，寒气至早一日，热气至晚一日。广平之地，则每二十里，热气行晚一日，寒气至早一日。大率如此。

然高处峻处，冬气常在，平处下处，夏气常在。观其雪零草茂，则可知矣。然地土固有弓形、蛇形、月形，地势不同，生杀荣枯，地同而天异。凡此之类，有离向、丙向、巽向、乙向、震向处，春气早至，秋气晚至。早晚校十五日。有丁向、坤向、庚向、兑向、辛向、乾向、坎向、艮向处，则秋气早至，春气晚至，早晚亦校二十日。是所谓带山之地也。审观向背，气候可知。

运气杂著谱①七条

五运所主谱

			色	谷	虫	畜	果	味	象
木	角	肝	苍	麻	毛	犬、羊	李	酸	有筋物
火	徵	心、命门	丹	麦	羽	马	杏	苦	有肤物
土	宫	脾	黄	稷	倮	牛	枣	甘	有肉物
金	商	肺	白	稻	介	鸡	桃	辛	有壳物
水	羽	肾	玄	豆	麟	猪	粟	咸	有骨物

---

① 运气杂著谱：此标题及小字原无，据目录补。

六气十二变谱

	时化	司化	气化	德化	生化	布政	气变	行令	病
厥阴	和平	风府	风摇	风生终肃 金承木	毛虫	生化	飘怒大凉 金承木	挠动迎随	筋急肋痛
少阴	暄热	火府	物荣	热生中寒 水承火	羽虫	荣化	大暄寒 水承火	高焰嚥	疡疹，身热惊惑，恶寒战慄，谵妄，悲妄，衄蔑，语笑
太阴	埃溽	雨府	云雨	湿雨飘注 木承土	倮虫	濡化	雷霆骤注 烈风	沉阴白埃 晦暝	积饮痞满，霍乱吐下，身重胕肿
少阳	炎暑	热府	藩长	火生蒸溽 水承火	薄羽	茂化	飘风燔燎 霜凝	电光彤云	嚏呕，疮疡，惊躁瞀眛，暴病，喉痹耳鸣，暴注，胸臆，暴死
阳明	清劲	杀府	露雾	凉生终燥 火承金	介虫	坚化	散落温	烟埃霜	浮虚，尻病，肋痛，甲错
太阳	寒雾	寒府	藏密	寒生中温 土承水	鳞虫	藏化	寒雪冰雹 白埃	坚芒	屈伸不利，腰痛，寝汗，痉病，流泄汗不出

五郁之发之治谱

土郁

之发　雷殷震惊，黄黑埃霾，化为白气，飘骤冲决，洪水漫衍，云奔雨府，霞拥朝阳，山泽埃昏。将发则云横天山，蜉蝣生灭为先兆。时在大暑六月中后。

之病　心腹胀，肠鸣下利，甚则心痛肋填，呕吐霍乱，痰饮注下，胕肿身重。

之治　夺之。土畏壅滞。滞在上者吐之，在中者伐之，在下者泻之。

金郁

之发　大凉乃举，草树浮烟，雾露数起，草木苍干，山泽焦枯，土凝霜卤。将发则夜雪白露，林莽声悽为先兆。时在秋分八月中后。

之病　咳逆，心肋满引少腹，善暴痛，不可反侧。嗌紧，面陈色恶。

之治　泄之。敛闭燥塞，金之盛也。或解表，或破气，或通便，皆是也。

水郁

之发　大寒，川泽严凝，寒气如雾，结为霜雪，甚则眚黑昏翳，将发则太虚黑色，微黄散乱，微现而隐，于平旦候之。其发在二火前后。

之病　寒客心痛，腰脽痛，关节不利，屈伸不便，厥逆，痞坚腹满。

之治　折之。水之本在肾，其标在肺，其伤在阳分，其反克在脾胃。水性善流，宜防泛溢。

折之之法：养气可以化水，治在肺也。实土可以制水，治在脾也。壮火可以胜水，治在命门也。自强可以帅水，治在肾也。分利可以泄水，治在膀胱也。

木郁

之发　太虚埃昏，云乱大风，屋发木折，天山一色，或为浊色，黄黑风尘，横云不起，雨无常期。将发长川草偃，柔叶翻动见底，树有声，虎啸。

之病　胃脘痛，肋满，膈不通，咽不下，甚则耳鸣眩转，目不识人，善暴僵仆。

之治　达之。木喜调畅，在表者疏其经，在里者疏其脏，使气得通行可也。

火郁

之发　二气三气时，水凝冰雪则郁矣。其发也，炎火大暑，山泽燔燎，林①木流津，广厦腾烟，水泉干枯，蔓草焦黄，风热交炽而无雨。夜亦极热。

时在未申月，热极而雨湿至矣，火生土也。

之病　少气，疮疡痈肿，肋腹、胸背、面首、四肢愤闷胸胀，疡疿呕逆，瘛疭骨痛，骨节动，注下，温疟，腹中暴痛，血溢，精液少，目赤心热，甚则瞀闷懊憹暴死。

之治　发之。凡火所居，其有结聚敛伏者不宜蔽遏，因其势而解之、散之、升之、扬之可也。

天地淫胜病治谱

厥阴

在泉　风淫于内，尘土飞扬，草早秀。木胜克土，病洒洒振寒，呻欠，心肋满痛不食，咽塞腹胀噫气，身体重。[眉批] 寅申年。

司天　风淫所胜，太虚风暗云乱，寒生春气，流水不冰。金承木则清肃行而蛰虫不出。木克脾土，则胃脘痛，肋满不食，舌强食呕，腹胀泄泻水闭。脾弱者急补之。[眉批] 巳亥年。

之胜　大风数举，倮虫不滋。耳鸣头眩，木邪伤胃，愦愦欲吐，胃膈如塞。肝邪聚则胠肋气并，邪侵小肠则化热而小便黄赤，在上则胃脘痛，两肋满，在下则飧泄，小腹痛，注下赤白，皆木

---

① 林：原作"材"，据扫叶山房本改。

克土也。[眉批]土弱木强。

之复　偃木飞沙，倮虫不荣。肝邪实则小腹坚满，肝主筋膜则里急暴痛。肝邪乘胃，上凌于心而阳气泄则厥心痛，汗发。脾受肝伤则饮食不入，入而复出。风淫所致则掉眩，风甚兼金化，则手足清厥。[眉批]土胜木复。

之客　巳亥年厥阴司天，风木之客加于厥阴、少阴、少阳之主。若客胜，则木气上动而风邪盛，耳鸣掉眩，甚则为咳。寅申年在泉，风木客加太阴、阳明、太阳主，肝木受制于下，内为关节不利，痉强拘瘛，外为不便。

之主　巳亥年厥阴司天，主胜则火挟木邪。在相火则胸胁痛，心包所居也。在君火则舌难言，心开窍于舌也。寅申年在泉，土金水之主胜则制木客，则筋骨腰腹时痛。

少阴

在泉　热淫于内，焰浮川泽，阴处反明，蛰虫不藏。病火气奔则腹中鸣，火炎上则气上[①]冲胸，火乘肺则喘不能久立，寒热，皮肤痛。热甚阴虚则目瞑、畏阳光，热乘阳明则齿痛䪼肿。金水受伤，阴阳争胜，则寒热如疟。热在下焦则小腹痛，在中焦则腹大。[眉批]卯酉年。

司天　热淫所胜，火行其政，阴承之，大雨且至。火炎克金则胸热咽干，右胁满，皮肤痛，寒热咳喘血出，溺色变，甚则疮疡胕肿，肩背痛。肺气虚者急补之。[眉批]子午年。

之胜　炎暑至，木乃津，草乃萎。火胜，心下热而善饥，热乘小肠，脐下反痛。火气游上焦则呕逆躁烦，游中焦则腹满痛，游下焦则溏泄利血、尿赤。[眉批]金弱火强。

之复　流水不冰，热气大行，介虫不福。火盛炎上则烦躁鼽

---

①　上：原作“土”，据扫叶山房本改。

嚏，火在阴则小腹绞痛，火在喉则嗌燥身热，火居二便则泄，小便闭。火必伤金，则咳而皮肤痛，暴喑。心火自伤则心痛郁冒，不知人事。水火相争则洒淅恶寒，振慄谵妄，寒已而热。热亡津液则渴，热伤精则少气、骨痿、便闭，外为浮肿，哕噫痹疹，疮疡痈疽①，痤痔。伤肺则咳而鼻渊。[眉批]金胜火复。

之客　子午年少阴司天，君火之客加于木火三气之主。客胜则火在上焦，热居头项肌表，耳聋目瞑，浮肿，血溢疮疡。卯酉年在泉，君火客加土金水主，客胜则腰尻下部痛热，溲便变，胕肿不能久立。

之主　子午年少阴司天，主胜则火木为邪，则心肝为病，心热烦燥，肋痛肢满。卯酉年在泉，若土金水主胜则君火受制，发厥心痛，发热，膈中痹，多汗身寒。

太阴

在泉　草乃早荣，湿淫于内。病寒湿，乘心则饮积心痛。土邪克水则三焦火胜，咽肿喉痹，小腹肿痛，不得小便。[眉批]辰戌年。

司天　湿淫所胜，沈阴旦布，雨多物伤。土克水，胕肿骨痛，阴痹，腰脊头项痛，时眩，大便难。阴气不用，唾有血，心如悬。肾虚者急补之。[眉批]丑未年。

之胜　雨数至，湿化行。湿邪胜则火内郁，故中外疮疡，甚则肋病心痛。热格于上，则头痛喉痹项强。若无热而湿独胜，则湿气内郁，寒迫下焦，痛留巅顶，互引眉间，胃胀满。湿下流则小腹满，腰重强。内湿则清浊不分，故注泄。湿郁则热生，故足温头重，足胕肿，饮发于中，胕肿于上。[眉批]水弱。

之复　大雨时行，鳞现于陆。湿伤同气，则体重中满，饮食不化。湿从寒化，则阴气上厥，胸中不便。湿侵脾肺，则饮发于

---

① 疽：原作"疸"，据扫叶山房本改。

中，咳喘有声。湿在三阳，则头顶痛重而掉瘛尤甚。寒湿内动，则呕而唾吐清液，甚则土邪传肾，窍泻无度。[眉批] 水胜。

之客　丑未年太阴司天，湿土客加木火主。若客胜则湿热上升，首面浮肿而喘。辰戌年在泉，湿土客加金水主。客胜则足痿下重，濡泄，不时发肿，小便数。

之主　丑未年太阴司天，若主胜则风热侵脾，胸满食已而瞀。辰戌年在泉，主胜则寒水侮土，逆满，食饮不下，甚则为疝。

少阳

在泉　火淫于内，焰热大至，热极生寒。病热，伤气分则注白，伤血分则注赤。热在下焦则便血，其余诸病与少阴同。[眉批] 巳亥年。

司天　火淫所胜，温气流行，金政不平。火胜克金，客热胜，水不能制，头痛发热，恶寒而疟，皮肤痛，色变黄赤，传而为水，身面肿，腹满泄下，疮疡唾血，心烦鼻衄。肺虚者急补之。[眉批] 寅申年。

之胜　暴热消烁，草萎水涸，介虫乃屈。热客于胃而上行，则烦心心痛，目赤欲呕，呕酸善饥，耳痛。下行则溺赤。火盛伤阴则善惊谵妄，热陷下焦则小腹痛，二便赤白。[眉批] 金弱火胜。

之复　大热枯燥。火乘心肺则惊瘛咳衄。表里皆热则便数憎风，火炎于上则形色变而逼血妄行，故面如浮埃，目瞤口糜，呕逆，血溢血泄。风火相薄则发疟，恶寒而慄，火消津液则渴，火在心则便赤，在脾则便黄，水道不通而肿，甚则火伤金而咳血。[眉批] 金胜火复。

之客　寅申年司天，畏火客加木火主，客主互胜。火在上焦则丹疹疮疡，呕逆，喉痹头痛，咽肿耳聋，血溢瘛疭。巳亥年在泉，相火客加土金水主，客胜则火居阴分，下焦热，腰腹痛，恶寒下白。

之主　寅申年司天，主胜则胸满，咳仰息，甚而有血，手热。巳亥年在泉，主胜则阴盛格阳，热反上行，心痛发热，格中而呕。

阳明

在泉　金气淫盛，露暗如雾，清冷晦暝。金克肝胆则呕苦太息，胁痛不能转侧，甚则咽干面尘，体无膏泽，足面热。［眉批］子午年。

司天　燥淫所胜，木晚荣，草晚生。木生菀于下，草焦上首。金克肝，左胁痛，中寒疟咳，腹鸣清泄，胁痛不可转侧。嗌干面尘，腰痛，男疝，女小腹痛，目昧眦疡，痤痈。肝虚者补之。［眉批］卯酉年。

之胜　大凉肃杀，华英改容，毛虫乃殃。金胜克木则左胁痛，清在下则溏泄，在上则嗌塞，在小腹则为疝痕，燥胜则肺气敛而失其治节，则胸中不便，咽塞而咳。［眉批］木弱金胜。

之复　清气行，大木苍干，毛虫厉。金克木则病生于胁。木郁火衰，阳气不达则善太息，甚则心痛痞满，腹胀而泄，呕吐咳哕恶心。寒束而热聚则头痛，金侮肝则惊骇筋挛。［眉批］木胜金复。

之客　卯酉年司天，燥金客加木火主。客不胜主，热邪乘之，则为咳衄嗌塞。肺伤极则血竭于肺而白涎出，故白血①出者死。子午年在泉，燥金客加土金水主，客胜则清寒之气动于下焦，小腹坚满而便泻。

之主　卯酉年司天，火居金位，客不胜主，故不言主客之胜，此同上。子午年在泉，主胜则寒侵金藏，故下在肠腹则为腰重腹痛鹜溏，寒厥甚则冲胸中，喘不能久立。

太阳

在泉　寒淫于内，凝肃惨慄。寒邪自伤则小腹睾丸痛，引腰脊痛。水侮火则心痛咽痛颔肿。［眉批］丑未年。

司天　寒淫所胜，寒至冰冰，若乘火运而大热，则水火相激，暴雨冰雹。水克心火，疮疡心痛，呕血，泻血，衄血，眩仆，胸

---

①　白血：黄元御《素问悬解》卷十二："白血者，热蒸肺败，血腐如脓也。"

腹满，手热，肘挛腋肿，心大动，目赤目黄，噫气咽干，色焰，渴欲饮。[眉批]辰戌年。

　　之胜　凝慄至，非时冰。寒胜则邪正分争，则多疟。寒侮君火则内生心痛，或为阴疡，为隐曲不利，互引阴股。筋肉得寒则为急痹，血脉得寒则经不行，血滞而妄行，或为血泄。表寒不行则皮肤痞肿，里寒为滞则腹满食减。阴寒在下，反戴阳于上，故热反上行，头项脑户目内眦为痛如脱。寒入于下焦则命门阳衰，故大便濡泄。

　　之复　水凝雨冰，羽虫死。心胃生寒，胸中不利。寒在膈间则心痛痞满。寒并于上而阳神虚，则头痛善悲，胃中寒则眩，有食减，寒归水藏则腰痛屈伸不便，寒侵君火则小腹控睾，寒水侮土则哕噫清水，善忘善悲。

　　之客　辰戌年司天，寒水客加木火主，客胜则寒气在上，胸中不利，涕出而咳。丑未年在泉，寒水客加金水主，水居水位，故寒复内余，则腰尻痛，屈伸不利，股胫足膝中痛。

　　之主　辰戌年司天，主胜则火因寒覆，阳气欲达而喉嗌鸣。丑未年在泉，水居水位，故不言主客之胜。

六气淫盛胜复客主治法谱五脏治法

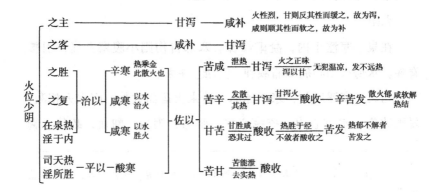

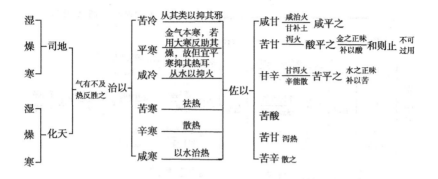

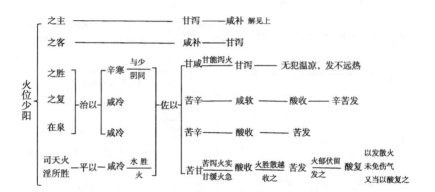

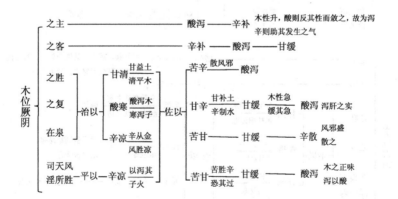

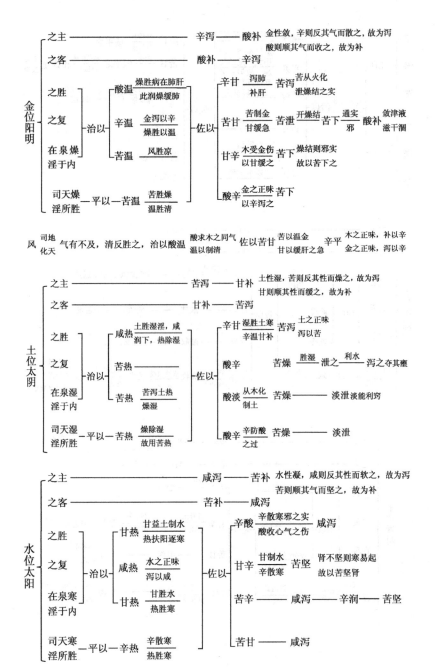

金位阳明

之主 ——————————————————— 辛泻 —— 酸补　金性敛，辛则反其气而散之，故为泻
　　　　　　　　　　　　　　　　　　　　　　　　　酸则顺其气而收之，故为补
之客 ——————————————————— 酸补 —— 辛泻

之胜　　　　酸温　燥胜病在肺肝　辛甘　泻肺　苦寒　苦从火化
　　　　　　　　　此润燥缓肺　　　　　　补肝　　　　泄燥结之实
之复　治以　辛温　金泻以辛　　　佐以　苦甘　苦制金　苦泄　开燥结　苦下　通实　酸补　敛津液
在泉燥　　　　　　燥胜以温　　　　　　　　　甘缓急　　　　　　　　　邪　　　　滋干润
淫于内　　　苦温　风胜凉　　　　　　　甘辛　木受金伤　苦下　燥结则邪实
　　　　　　　　　　　　　　　　　　　　　　以甘缓之　　　　故以苦下之
司天燥　　　　　　苦胜燥　　　　　酸辛　金之正味　苦下
淫所胜　平以　苦温　温胜清　　　　　　以辛泻之

风　司地　气有不及，清反胜之，治以酸温　酸求木之同气　佐以苦甘　苦以温金　辛平　木之正味，补以辛
　　化天　　　　　　　　　　　　　　　温以制清　　　　　　　甘以缓肝之急　　　金之正味，泻以辛

土位太阴

之主 ——————————————————— 苦泻 —— 甘补　土性湿，苦则反其性而燥之，故为泻
　　　　　　　　　　　　　　　　　　　　　　　　　甘则顺其性而缓之，故为补
之客 ——————————————————— 甘补 —— 苦泻

之胜　　　　咸热　土胜湿淫，咸　辛甘　湿胜土寒　苦寒　土之正味
　　　　　　　　　润下，热除湿　　　　辛温补　　　　　泻以苦
之复　治以　苦热　——————　佐以　酸辛　　苦燥　胜湿　泄之　利水
在泉湿　　　　　　　　　　　　　　　　　　　　　　　　　　　　泻之夺其壅
淫于内　　　苦热　苦泻土热　　　　酸淡　从木化　苦燥　——　淡泄淡能利窍
　　　　　　　　　燥湿　　　　　　　　　制土
司天湿　　　　　　燥除湿　　　　　酸辛　辛防酸　苦燥　——　淡泄
淫所胜　平以　苦热　故用苦热　　　　　　之过

水位太阳

之主 ——————————————————— 咸泻 —— 苦补　水性凝，咸则反其性而软之，故为泻
　　　　　　　　　　　　　　　　　　　　　　　　　苦则顺其气而坚之，故为补
之客 ——————————————————— 苦补 —— 咸泻

之胜　　　　甘热　甘益土制水　辛酸　辛散寒邪之实　咸泻
　　　　　　　　　热扶阳逐寒　　　　酸收心气之伤
之复　治以　咸热　水之正味　　佐以　甘辛　甘制水　苦坚　肾不坚则寒易起
在泉寒　　　　　　泻以咸　　　　　　　　　辛散寒　　　　　故以苦坚肾
淫于内　　　甘热　甘胜水　　　　　苦辛　咸泻 —— 辛润 —— 苦坚
　　　　　　　　　热胜寒
司天寒　　　　　　辛散寒　　　　　苦甘 —— 咸泻
淫所胜　平以　辛热　热胜寒

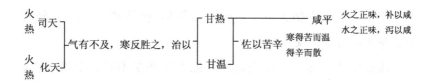

火热 司天　火热 化天　气有不及，寒反胜之，治以　甘热　佐以苦辛　咸平　寒得苦而温　得辛而散　火之正味，补以咸　水之正味，泻以咸

刚柔失守三年化疫疠谱

癸亥厥阴司天不退，则甲子少阴司天不迁正。如岁半前多风少热，其征也。甲子年在泉，阳明己卯也。己属土，因甲名，卯属金，因阳明名。司天之甲虽未迁正于上，在泉之己已得位于下矣。以癸亥年之司天临甲子年之在泉，则上癸下己，不相和合。癸己相会，甲失其位，虽阳土而气已虚，土虚则受木胜，木胜金必复之。如当复之时，木必稍退。而本年司天之少阴至矣。木反助火克金，其复必微，而土益受伤，则甲己之土皆失守。〔眉批〕假如甲子。土郁之久，后三年化成土疫，晚至丁卯，早至丙寅，土疫至也。〔眉批〕土疫即瘟疫病。疫之大小善恶，详其年之司天在泉或盛或衰，及太乙之有犯否。

又癸亥年在泉少阳不退位，则甲子年在泉阳明不迁正。后半年多温少凉，其征也。甲虽正位于上，己不正位于下，则甲与戊对矣，亦为土虚。便有胜复，亦三年化疠。

土疫将至，恐伤水脏，当先补肾俞，而次泄土气，以去其郁。戒夜行远行，疫可免也。

丙寅相火司天，如上年太阴不退，则相火不正，本年在泉辛巳厥阴已正位矣。乙辛不合，则水虚而土胜木复，风雨多也。此为丙辛失守，后三年成水疫，早戊辰，晚己巳，甚速微徐。同前。上年在泉不退，本年在泉不迁正者亦如之。即小有胜复，亦作疠也。余同前。〔眉批〕水疫如寒疫，阴症类。

水邪将至，恐伤火脏，当先补心俞①，次泄肾气。戒大喜情欲，忌思虑劳神，疫可免也。

庚辰刚柔不守，化金疫同前。但本年在泉不正，金虚火胜，水宜复，而太阴气至，水不得行，或无复也。虽无复，亦化疠。

金邪将至，恐伤木脏，当先补肝，次泻肺气。神须静，戒大怒。

壬午刚柔失守，化木疫同前。[眉批] 木疫即风温病。

木邪将至，恐伤土脏，当先补脾，次泄木气。神宜静，戒大醉歌乐，忌饱食生冷气，戒滞饱，无久坐，食戒太酸，味宜甘淡。戊申刚柔失守，化火疫同前。[眉批] 火疫即温疫热病。

火邪将至，恐伤金脏，当先补肺，次泻火气。神欲静，戒悲伤。

伤寒瘟疫论

伤寒瘟疫，多起于冬不藏精及辛苦饥饿之人。盖冬不藏精，则邪能深入。而辛苦之人身暖衣薄，暖时窍开，薄时忍寒，兼以饥饿劳倦，致伤中气，寒邪易入，待春而发。所以大荒之后必有大疫。但疫气既盛，势必传染，又必于虚者先受其气，则有不必冬寒而病者矣。避之之法，必节欲节劳，仍勿忍饥而近其气，自可无虑。[眉批] 瘟疠酝于廿四阳年，除天刑六年外，其余二十四年是也。

---

① 俞：通"腧"。《集韵·遇韵》："腧，五脏腧穴，通作俞。"

卷之二　诊视部①

诊脉谱六条②

左寸部表属小肠，里属心。先以轻手得之，是小肠，表也。后以重手如六菽之重得之，是心，里也。

心主血脉，位在肺下。按至血脉而得者为浮。稍加力，脉道粗大为大。又稍加力，脉道润软为散。此乃浮大而散，不病之脉。若见于皮肤之间则浮矣，见于筋骨之分则沉矣。

左关部表属胆，里属肝。先以轻手得之，是胆，表也。后以重手如十二菽之重取之，是肝，里也。

肝主筋，位在脾下。按至筋平，脉道如挣弦者为弦，脉道迢迢焉出于指外为长。此弦长不病之脉。若出于筋上，见于皮肤血脉之间则浮矣。入于筋下，见于骨上则沉矣。

左尺部表属膀胱，里属肾。先以轻手得之，是膀胱，表也。后以重手如十五菽之重得之，是肾，里也。

肾主骨，位在肝下。按至骨上得之为沉，又重手按之，脉道无力为濡，举指来疾流利者为滑。此乃沉濡而滑，不病之脉。若出于骨上，见于皮肤血脉筋肉之间则浮矣。入至骨内则沉矣。

右寸部表属大肠，里属肺。先以轻手得之，是大肠，表也。后以重手如三菽之重得之，是肺，里也。

肺主皮毛，位居最上。按至皮毛得者为浮，稍加力，脉道不利为涩。又稍加力，脉道缩入关中，上半指不动，下半指微动者

---

① 诊视部：此标题原无，据目录补。

② 六条：此小字原无，据目录补。本卷其他标题小字涉及条数者同此。

为短。此浮涩而短，不病之脉。若见于皮肤之表则浮矣，入于血脉肌肉之分则沉矣。

右关部表属胃，里属脾。先以轻手得之，是胃，表也。后以重手如九菽之重得之，是脾，里也。

脾主肌肉，位在心下。按至肌肉，脉道如微风轻飐柳梢者为缓。又稍加力，脉道敦实为大。此缓大不病之脉。若出于肌肉之上，见于皮毛之间，则浮矣。入于肌肉之下，见于筋骨之分，则沉矣。

右尺部表属三焦，里属命门。先以轻手得之，是三焦，表也。后以重手得之，是命门，里也。

命门属相火，气与肾通。

七表脉谱①七条

浮按不足，举有余在表。浮者，阳也，脉肉上行也。轻手按之，满指浮上，重手按之即无，是为浮脉。寸浮，主伤风，风邪上攻头目而热痛。关浮，主胃气虚弱而腹胀满。尺浮，主风邪入肺经，大肠干燥难通。

芤脉中空，两畔居为血。芤者，阳也。浮大而软，中空傍实，指下寻之，两头有，中间全无，是为芤脉。寸芤，为胸中积血，或吐血，或衄血。关芤，主肠胃间生疮脓血，或大便出血。尺芤，主肾虚，小便出血。

滑体如珠，中有力为吐。滑者，阳也。脉往来流利，如盘走珠，按之不涩，不进不退，是为滑脉。寸滑，主呕逆痰饮。关滑，主胃热不欲食，食即吐。尺滑，主小便淋涩，尿赤，茎中疼痛。

实形逼逼，与长俱为热。实者，阳也。脉来迢迢而长，动而有力而壮也。实者是邪气之实，由正气之本虚，邪得乘之，非元气之自实，故

---

① 谱：原无，据目录补。

实者泄其邪气。经曰邪气盛则实者，此也。寸实，主胸膈燥热。关实，主中焦肠胃刺痛。尺实，主小腹胀满，小便淋痛。

弦如始按弓弦状为寒。弦者，阳也，直也。按之挺直劲急，状如弓弦，时时带数，是为弦脉。为气血收敛不舒，为阳中伏阴。寸弦，主头痛，胸中急痛。关弦，主胃寒腹痛。尺弦，主小腹痛，及脐下拘急。

紧若牵绳转索初为寒。紧者，阳也。脉来劲急，按之长，举之若牵绳转索之状。为邪气激抟，伏于荣卫之间。寸紧，主风邪上攻头目而痛。关紧，主胸膈疼痛。尺紧，主脐下胀满疼痛。

洪举按之皆极大为胀。洪者，阳也，大也。按之极大，举之有余，来至大而去且长，是为洪脉。为荣络大热，血气燔灼，为表里皆热。寸洪，主上焦胸膈有热。关洪，主胃热，呕吐反胃。尺洪，主下部有热，大便难，下血，小便赤涩，脚痠疼。

八里脉谱①八条

微来如有，又如无为虚。微者，阴也，小也。指下寻之，往来甚微，再再寻之，若有若无。又曰极细而软，无浮沉之别，是为微脉。此为败血不止，面赤无光，为气血俱虚之候。寸微，主荣气不足，血少。关微，主气结，脾胃虚弱，腹痛。尺微，主脐下有积，身寒，小腹痛。

沉举都无，按有余在里。沉者，阴也，脉在肉下行也。轻按全无，重手按之乃见，是为沉脉。主气胀两肋，手足时冷，为阴逆阳郁之候。寸沉，主胸中有痰。关沉，主心下冷气，中满而痞且痛。尺沉，主腰脚重，痠痛，小便稠数。

迟脉一息三度至为寒为痛。迟者，阴也，缓也，脉来不急数

---

① 谱：原无，据目录补。

也。脉一息三至，是为迟脉。为阴盛阳虚之候。或是脾虚，或是肾寒，为不足，为虚。浮而迟，表有寒。沉而迟，里有寒。寸迟，主心上有寒。关迟，主胃寒腹痛，手足逆冷。尺迟，主腰脚重，下元虚冷。

缓脉呼吸来徐徐为弱。缓者，阴也，慢也。往来纡缓，呼吸徐徐，不急而迟缓也。一曰小于迟脉也。以气血向衰，故脉来徐缓。主肾间生气耳鸣，邪风积气冲背，为痹，为不仁，为弱，为疼，为气不足，为眩晕。在上为项强，在下为脚弱。浮缓极，沉缓极，主气血弱。寸缓，主风邪上攻而搐，项筋强痛。关缓，主脾胃气结，腹痛胀满难伸。尺缓，主癥冷结聚，肾虚下元冷。

涩脉如刀轻刮竹少血。涩者，阴也，不流利圆滑也。虚细而迟，往来极难，参伍不调，谓脉蹇涩也。其状如雨沾沙，如刀刮竹。为气多血少，为精血不足之候。寸涩，主心气虚，血少。关涩，主肝血不足，血散不能停留。尺涩，主精血不足，肾虚气弱，肠鸣下冷，虚劳危症也。

伏甚于沉，须切骨霍乱积聚阴毒。伏者，阴也，藏也。脉伏在肉下，不上见也。轻手取之，绝不可见。重取之，附着于骨乃得。为阴阳潜伏，毒气闭三关，关格闭塞之候。寸伏，主胸中有积聚。关伏，主肠癖，常欲瞑目。尺伏，主宿食不消，癥瘕攻痛泄泻。

濡脉轻得，重则散为虚。濡者，阴也，脉无力，浮而软细也。按之无有，举之则浮，细小而软，必轻手乃可得。如绵衣在水中，绵浸在水，虚浮现于水面，若用指按之，则随手而软散，不与手应，此为濡脉，即《内经》所谓软浮也。为气血俱不足之候。寸濡，主头眩自汗。关濡，主少气，精神离散。尺濡，主下元虚冷，恶寒泄泻。

弱脉沉微，举即无。弱者，阴也，不盛也。脉来极细而软，按之欲绝未绝，举之即无，如烂绵相似，轻手乃得，重手乃无。

由精气不足，故脉委①弱不振。为元气亏耗，涸冷之候。寸弱，主阳气衰惫。关弱，主气虚喘促。尺弱，主阴气结，阳气少，骨烦发热。又云少血，下元极虚，骨肉痠痛。

九道脉谱②九条

长脉流利通三部。长者，脉道迢迢然过于本位也。病主阳毒，三焦热。

短脉本位尚不及。病主短气，壅郁不得舒畅。

虚脉迟大无力软。病主气血少，若虚热则生惊。

促脉来数而急促。病主阳粗兼气滞。

结脉时止而迟缓。病主积，气满兼痛。

代脉不还真可吁。病主气耗。

牢脉如弦沉更实。病气满急，常主痛。

动脉鼓动无定居。病主虚痨，血痢，崩。

细脉虽有但如线。病主气少。

七怪脉一条，死脉不治

雀啄连来三五啄，屋漏半日一点落。鱼翔似有一似无，虾游静中跳一跃。弹石硬来寻即散，搭指散乱为解索。更有釜沸涌如羹，旦占夕死不须药。

诊法捷要诀一条

脉理精微人不测，七表八里难分别。我非岐黄非和意，独持

① 委：通“萎”。《周礼·考工记·梓人》：“爪不深，目不出，鳞之而不足，则必颊而如委矣。”

② 谱：原无，据目录补。

四字捷要诀。四字为脉之大纲，浮沉迟数是关节。沉主里而迟主寒，浮主表而数主热。更看有力与无力，虚实之介于此别。表里寒热与虚实，四字包着六字诀。浮而有力则为风，无力气虚是本宗。数而有力当为热，无力血虚疮痍同。沉而有力则为积，无力气上或上涌。迟而有力痛难禁，无力寒疾在胸中。

六部四脉主病①四条

六部浮脉主病

诊得心浮神不宁，语言错乱梦多惊。肝家见此成瘫疾，肠澼拘挛身更疼。脾浮疟痢气喘急，泄泻无度不进食。肺浮喘咳大便风②，面肿生疮吐血浓。肾脉浮虚滞血多，齿牙疼痛背腰陀③。疮生足膝无多力，犹主风抟气不和。

六部沉脉主病

沉脉主气见于心，崩漏淋淋血浸精。咯血又兼留气结，夜多不寐日惺惺。怒气伤肝肝脉沉，肋痛气疼眼睛昏。沉来脾部成中满，吐泻身黄及不仁。肺沉喘咳肺痈生，呕吐兼痰与失声。肾脉若沉腰背痛，阴癀经闭腹膨膨。

六部迟脉主病

心脉来迟小便频，怔忡呕苦及心疼。肝迟七疝兼诸积，木气之伤痛在膺。冷气伤脾脾脉迟，肠中雷响泻无时。肺迟气痞寒痰盛，饮食难消气渐衰。滑精不禁小便多，腿膝酸疼梦涉河。及自觉来多有汗，都因迟脉肾家疴。

---

① 六部四脉主病：此标题及小字原无，据目录补。
② 大便风：风秘。
③ 陀（tuó 驼）：弯曲。

六部数脉主病

心家脉数发狂言，口舌生疮小便难。头晕目眩风热盛，只因数脉见于肝。脾数中消多嗜卧，胃翻口臭及龈宣。肺经脉数上焦热，咳吐痰腥大便难。水竭阴消相火生，癃闭遗溺两相侵。只因肾脉来至数，女子逢之或胎娠。

男女老少肥瘦切脉法一条

诊脉须从肥瘦求，肥人沉细瘦长浮。小儿脉疾老人涩，矮促长疏又不侔。男子关前脉必充，女人尺脉定浮洪。弦洪毛石分时序，四气平和胃气充。四脉包含万病机，何须细细定脉名。浮散沉无迟一点，数来无数命必终。

脉候十二脏部位辨

宋之高阳生著《脉诀》，后世因之。左心小肠肝胆肾，右肺大肠脾胃命，数百年来无有易其说者。以之候病，亦往往有合。其谬于理者，二肠位居极下，而候于两寸至高之地，说无伦次，然犹能准病者，以腑从脏，理可通也。然而毫厘之差，千里之谬。设腑病而脏不病，吾未见其能合矣。脏与腑犹主仆，脏不受邪，辄移于腑，故诊脏可以知腑。候二肠于两寸者，因主以知仆也。主安车而仆乘，主褴褛而仆馁，则其理也。若二肠之病，苟不至于结固而反上者，不能复还于本脏，但诊两寸，乌能吻悉。故自有《脉诀》而世人宗之，合者半，不合者亦半也。今遵《内经》本文，参之以理，酌定部位如下，幸高明择焉。[眉批] 此辨按以五行生克之理，确有见解，参以王叔和诀法，并行不悖。业医者融会贯通，思过半矣。

左寸　外以候心，内以候膻中。

右寸　外以候肺，内以候胸中。

左关　外以候肝胆藏之，内以候膈。

右关　外以候胃，内以候脾。

左尺　候肾之元阴，膀胱属水，从之。大肠属金，以金从水，亦候之，母隐子胎也。

右尺　候肾之元阳，命门属火，从之。三焦属火，为脏腑之总，肾为脏腑之本，以本从本，亦候焉。小肠属火，以火从火，亦候焉。

左尺金水相生，而上左寸复下通于右尺，此先天之本。左尺火土相生，而上右寸复通于左尺，此后天之本。	左寸心脏之火，通于右尺小肠命门之火。右寸肺脏之金，通于左尺大肠之金。
左右上下，终始无端，正合十二经流注循环之妙。	心小肠属血，肺大肠属气，左右相通，故左亦有气，右亦有血。

十二经歌①三条

十二经气血多少歌

多气多血惟阳明，少气太阳同厥阴。二少太阴常少血，六经气血须分明。

---

① 十二经歌：此标题及小字原无，据目录补。

十二经纳甲歌

甲胆乙肝丙小肠，丁心戊胃己脾乡。庚属大肠辛属肺，壬属膀胱癸肾藏。三焦阳府须归丙，包络从阴丁火旁。

十二经歌

太阳小肠足膀胱，阳明大肠足胃当。少阳三焦足胆配，太阴手肺足脾乡。少阴心经足为肾，厥阴包络足肝方。

卷之三　药性部

药性赋计二百七十六味

草类①一百二十四条

甘草　生泻心火而益胃，炙补三焦而除热。酒痢郁满不可犯，虚热短气不可缺。下焦用梢子，导毒须头节。人但知为和药通剂，不知其为肩重主帅。

黄芪　性入肺脾，功在皮肌。大凡脾气虚而肺源绝，用以温分肉而汗出。内外君佐，与参表里。疮陷汗脱不可少，火动痰壅不可入。制法：恶寒酒炒，胃虚泔治，外科用盐，嘈杂用乳，无汗煨用，有汗蜜炙。生用亦泻火，制法岂执一。

人参　土虚火旺宜生，凉薄以取其气。脾虚肺怯宜熟，甘温以资其味。面赤黑实热者无藉，色黄白青悴者最宜。痰壅感寒之喘嗽不必用，气短喜按之痛热所当入。气虚补卫，固所必选。血虚养荣，断不可遗。熟隔纸焙，并忌铁器。

沙参　体轻而寒，清热补阴有功。与人参体重而温、益肺补阳不同。参用或宜，代用欠通。

桔梗　行表达窍，开提气血。轻清主乎上升，人皆知其为舟楫。佐硝黄使不峻下，君归芍以治咽嗌。下虚怒气火炎之病不得用，咳喘痢初火郁之症不可缺。

知母　黄柏入肾经血分，润燥于下。知母入肺经气分，清热于上。若用盐制，亦能下降。多服致泄，脾虚勿妄。

---

① 草类：此标题及小字原无，据目录补。以下本卷标题同此。

肉苁蓉 峻补肾阴，最为神奇。相火旺者忌，尺脉弱者宜。能益男女精寒，兼疗虚老枯秘。若使甲膜不去，必妨上气不出。

天麻 肝胆不足，乃急劲而生风。天麻甘和，斯养肝而缓劲。眩晕者风虚内作，非此不能胜。血虚者畏其助火，用之须慎重。

白术 补脾以燥，性非中和。脾病概用，阴害实多。湿胜宜之，得燥痊可。或若脾虚无湿，妄用反致液涸。盖脾象中土，燥湿宜和，太润固泥泞，而太燥亦枯涸。脾为阴脏，奚容燥多。若夫尺脉大而水泛，用以提防斯可。其或尺脉细而无水，岂宜过用燥药。怒气伤肝，用之则引邪入土。腹中嘈杂，加之恐脾虚起火。发散妄施，滞气固邪，或结窒而不和。溃疡误投，燥肾闭气，反脓生而痛多。补中、十全生用宜，其余诸方炒用多。若煮烂成饼，补脾阴亦可。

苍术 无湿便不宜，燥症益不可。平胃用之，以治湿多。虽宽中而发汗，脾病万不可过。

巴戟 功强筋骨，亦除风邪。相火炽盛者禁用，元阳不足者允协。

远志 入心开窍，痰沃神浊者有功。入脾醒发，郁结久困者能通。若心虚无痰可豁，大辛岂宜泛用。或谓其味辛润肾，益是不通。夫此物戟喉刺舌似星半，肾脏恶燥，乌能有功。

淫羊藿 主阴痿绝阳有功，治肾虚茎痛殊效。若久服而阳数举，频御女而精实耗。故云多服无子，种子岂是正疗。

仙茅 仿佛淫藿，辛烈有毒。若信沈括、范成而藉以求效，反恣欲助淫，驱之死路。

玄参 滋少阴水，清上焦火。阴虚火炎皆效，阳毒上热均可。人知其为清肃妙品，不解其为凉补君药。蒸晒勿犯铜，犯之喉噎多。

地榆 沉寒血药，用者颇多。下稍行血无功，止血上截炒过。

黄连　连柏性冷而燥，非比苦寒多利。故专降火，又能胜湿。然味苦从火，久服化热。入心恐其偏胜，治热岂宜过剂。古方用之惟慎，取长亦能防备。或和木香、干姜，亦和吴萸酒煮。治法不一，今为条析。肝火醋炒，实则胆汁，上酒中姜，下则盐治，或朴硝炒，入下有益。食积之火用土炒，湿热之火用吴萸。若血中火，炒用干漆。服之倘犯猪肉，令人泻不数计。虽云下痢不戒口，连猪岂容并日食。不验咎药，一何其愚。

胡连　力能除热，独入血分。惊痫疳积有功，骨蒸哺热神品。能除阴汗，盖缘入肾。服之犯猪肉，令人精不禁。

黄芩　功用人所皆知。独其治疟，炒宜胆汁，使之入肝，亦以清郁。

秦艽　利湿入阳明奏功，治诸热体痛不遂有效。黄疸烦渴，必须审用。左交甚良，右交即发脚气。

柴胡　半表半里，专主胆经。太阳病不可服早，阴经病不宜复用。医家混用藏拙，其以误人不轻。气虚少用助参芪，非以退热；劳症多用退火热，惟宜肝经。心脾亦可，肺肾不用。黑柴发表，银柴疗蒸。

前胡　降气异柴胡，治外感之风痰。气虚混用，是为失传。

防风　风药燥甚，此味独润。合羌活祛肝气之风，同芪芍止表虚之汗。又头又尾，皆所宜禁。

羌活　善入气分，头踵皆行。感寒发热体痛，多用借其发泄。风热痰症瘫痪，少用取其疏通。若治周身骨节之疼，欲透关节，必借川芎。

独活　善入血分，舒筋活络。然须血药为君，此味为佐。若得细辛上领，方治头目诸疴，兼治背部诸风，亦疗下部痿弱。

升麻　用之阴中升阳有功，佐药补卫实表殊能。三分至胸中，四分升巅顶。合葛根散郁火，治胃虚之伤冷。和石膏清阳明，疗火热之齿痛。若入升阳剂内，饮酒助之效弘。

苦参　气沉纯阴，降而不升。暂服除风疹，久用致腰重。

玄胡　通行气血，管理诸痛。性极辛走，血热忌用。

贝母　治心胸气，开结散郁，导热下行，痰气自利。其与半夏，不同性味，以此代彼，何其悖戾。糯米炒黄为度，独颗无歧不取。

龙胆草　生用下降，酒炒上行。固泻肝胆，亦止蛔虫。盖虫得苦则安，此味除热有功。切忌空心服，犯之溺无终。

细辛　根直色紫，气味极辛。用散寒邪，单入阴分。若单用末，不过五分。过则伤人，须防气闷。

当归　导血归源，故名曰归，头止梢破，全和兼备。古人有言，入心肝脾。然其气香味辛，肺气受而先入。久泻病属肠滑，误用反增肺虚。肺虚泻当益甚，大肠愈无约制。一切脾虚恶食，此味不必入剂。恶其辛滑，恐其散气。制皆用酒，吐血醋治。脾虚米拌，炒防便滑，有痰姜炒，以防黏腻。

川芎　一切头痛必用，然非引使不济。太阳羌活，太阴苍术，阳明白芷，厥阴吴萸，少阳柴胡，少阴细辛。血痢痛不止，用之痛自已。感冒遍身痛，用之骨节利。大抵走散真气，若还中病即已。盖此物虽入肝经，而味辛却喜归肺。久之肺气偏盛，肝家反受刑逼。偏绝暴亡，古言有以。大抵四物虽血药，不治不足治有余。血有余兮不归经，当归引归川芎行。二味太走白芍敛，地黄用之达丹田。惟有余血血生病，四药始能救其偏。若血不足以是补，孤阴不生岂不误。兼之四君以补脾，阳长生阴阴自足。借问脾虚饮食少，补血血从何生起。

抚芎　所以升气，专主开郁，他无所用，与川芎异。

藁本　味辛气雄，上行巅顶，乃若产后血虚火炎，温病阳症头痛，非寒非湿，所宜禁用。

白芷　疏风要品，辛散良味。走阳明而治血病，排脓血而宣毒气。

白芍　肝性欲散，芍酸故敛。太散则甚，敛之使安。本非脾药，炒则性善。气散能收，胃热能敛。譬如积痛，症属脾土，极似木亢而制，此药土中能泻木，木气乘脾所必需。血虚腹痛需酒芍，佐以甘草酸甘合。甲己化土脾阴足，虚痛之症始痊可。久嗽何以能敛肺，色白味酸与金合。下痢肺气郁大肠，此药用之主收缓。纯下血痢或非宜，杂痢丹溪用数钱。惟虚寒人勿妄服，古云减芍避中寒。伐肝用生补肝炒，补脾腹痛酒炒煎。后重生用血溢醋，治用古人不一般。

赤芍　专破恶血有功，一切血虚疮溃勿用。

丹皮　心经正药，专主凉血。用之入肾，又何以说。神志水火，心肾交接，阴阳之精，互藏其宅。缘其味苦，故能泻热。因其气辛，故能疏结。古方以此治相火，今人止知用黄柏。此较黄柏为更胜，凉而能散兼理血。故夫积血与吐衄，古人用之以疏泄。惟有血崩及经过，此味忌用恐行血。

木香　火郁气滞，脾气不醒。木香开滞，上下便通。痰食气塞，磨入药中。入温补剂，煎服有功。若实大肠，面煨熟用。体枯味辣，粘牙者精。

高良姜　心脾冷痛，用之甚宜，若有热症，误投愈剧。子名红蔻，入药同治。

草豆蔻　胃寒作痛，用之温散。其或湿郁，投之亦安。若系内热，害反掌间。

白豆蔻　专主伤冷呕恶，以其性暖消烁。睛白生翳肺寒，此散肺滞要药。然宜暂用，过则损削。

砂仁　开脾胃要药，性温而不热。和中气上品，行气而不克。肾虚气不归元，用之向导功捷，缘肾恶燥喜润，此品辛润故悦。

达下同地黄蒸，殆胜桂附毒烈。漫言水谷消镕，且化骨鲠铜铁。

益智 专治下焦虚寒，能于土中益火。欲补脾胃，须同山药。

荜茇 辛热能治冷痛，多用令目昏重。

肉蔻 温中消食，厥同诸蔻。兼入大肠，力能涩兜。伤乳泄泻，非此莫救。其云下气，脾健气利。非若桔附，性偏泄快①。泄痢久寒，用此固住。惟温能固，非专涩制。若有郁火，去油入剂。

故纸 脾胃之虚，由于肾气。肾中阳衰，不能熏脾。肠鸣泄泻，痞满嗳噫，补火生土，此味神奇。腐熟水谷，运化精微。丹溪尝云，故纸治气，气不归元，舍此莫医。较附毒烈，隔悬天地。盖能交通君相二火，补益骨髓使实。若使火炽津枯，未可混用取戾。

姜黄 下气破血，与片姜黄迥别。

片姜黄 如干姜形。治风痹臂痛，血虚勿用。

郁金 调气行瘀，降火下血。喉中血腥，吐衄莫缺。

莪术 达窍利气，脾虚忌入。

三棱 下气化坚，破血中气。凡用消散，佐参芍地。克削兼补，然后无弊。盖诸积癖，由元气虚，不能运化，所以病聚。必脾气旺，以渐消制，追其平复，养正邪除。五积用参，东垣深意。

香附 辛苦主散主降，用之郁气开畅。非止女人专药，但女多郁最良。要惟气实甚宜，若或气虚益戕，便制散胸臆痞，醋炒入肝肋良。血瘀气滞用酒，炒黑淋崩堪赏。大抵气分君药，臣以参芪始当。月事先期误投，病愈增剧可伤。

藿香 叶则主散，茎则主通。能止诸邪，驱除不正。但香散气，不宜过用。

---

① 快：原作"駚"。《本草纲目》卷十四肉豆蔻条引朱震亨言，此药"非若陈皮、香附之快泄"。"駚"当为"駃"之误。駃，同"快"。据改。

泽兰 行血而不推荡，养血而无滞腻。兼治水肿癥瘕，妇人血药最宜。

香薷 治暑主药，热服反致吐多。专宜夏月解表，火甚气虚勿啜。譬如冬月麻黄，虚人岂是常药。

荆芥 上行头目，又通肝气。行血疗风，皮里膜外。生用解散风邪，炒黑专主崩漏，表虚有汗急啜。专治血中之风，血晕中风可借。最忌鱼蟹河豚，误犯为祸甚烈。本草医方未载，稗官野史有说。

薄荷 专主风热引经，缘其味辛上升。若诸伤食痞积，脚气阴虚热症。本非外感不宜，用之可谓蒙憧。

紫苏 味薄发泄，放邪出路。其味辛香，亦解气郁。寒滞腹痛，火滞泻痢，少佐一二，略为开滞。虚人感冒，必借参助。子是气药，何以治痰，气降痰降，郁结能散。梗体中通，上下宣畅，顺气诸品，惟此纯良。疏气不迅，虚满正当。大抵紫苏，终是散气，日用常食，甚为无益。胃虚致泄，时人不知。各有用法，亦宜详析。苏梗去节，安胎用只。顺气养阴，用叶无益。子宜略炒，不可隔宿。其油甚迅，消灼金石。

甘菊花 独得秋金正气，白者肺虚甚宜。眼昏翳膜掉眩，肺肝是虚堪取。黄者专主肺热，头痛鼻塞可医。赤眼肌痒背痛，诸凡风热皆宜。皆用家园大花，小者俱名苦薏。

艾叶 妇人方中用之，以为种子调经。然惟后期血少，毫无热症可用。若还先期用之，反增沸热无功。或宜妇人不孕，子宫虚寒风冷。岂知血虚无子，多由血不摄精。投以辛热益甚，久久毒发非轻。醋炒治其燥偏，酒制益其焰性。灸病亦宜虚寒，一概热病不用。灸法坏人经络，灸瘢气血不行。古人用灸针项，原非切肌受烘。俗云艾火不伤，此语误人不轻。

茵陈 利水清热，黄病主品。佐使不一，以之为君。

青蒿　能去骨热，宜于血虚。他品苦寒，与胃不利。此独无犯，全冲和气。

益母草　入肝清热疏浚，行气和血不峻。医方鲜知用者，一切血气神品。兼治血贯瞳人，与凉血药同群。瞳子散大血虚，不宜再用害深。其性专于行血，血中崩漏亦禁。

夏枯草　辛苦散结除热，瘰疬鼠瘘莫缺。专治目珠夜疼，砂糖水浸任啜。

旋覆　夏开黄花，盗窃金气，消胸上痰，结如胶漆。长于逐散，兼治惊悸。盖以惊悸，伏饮在脾。此物逐饮，肠冷切忌。

青葙子　固主明目瞳，亦治唇口青。想其性味，入厥阴经。

红花　活血润燥，散肿通经。多用则破，少用则生。血行即已，过用致崩。

续断　续筋骨外，并利关节。亦缩小便，兼止梦泄。

牛蒡　利咽去风，散气惟是。血热便闭，疮家已溃。气虚用之，反增泻利。沙疹不妨泄泻，用之不必过忌。

稀莶　虽治肝肾风气，要非急效之剂。前人张诩过当，今人屡用无济。

麻黄　过用泄真气，有汗不入剂。

木贼　治目退翳，肝经本治。兼疗血漏，肠风止痢。

灯心　质轻味淡，专入小肠。导上渗下，其力独强。若得麦冬甘草，得以引火下降。惟有虚脱不宜，一概误用殊罔。

地黄　生者色紫入肝，通彻诸经血热。性虽凉而带补，故治骨蒸劳怯。有如苦学勤政，劳神动火耗血。此同麦冬养神，清凉肝胆效捷。至若借酒蒸熟，制黑纯阴效别。苦化甘凉变温，专入肝脏补血。肝急须用甘缓，兼益肝子心血。其色纯黑走肾，封填骨髓妙诀。阴虚补之以味，此为昔人成说。生地胃弱妨食，熟地痰多泥膈。生酒熟姜各炒，兼忌勿犯铜铁。

牛膝　味厚气薄补下，入足厥阴少阴。生用则逐恶血，酒蒸则补肝肾。不得并用川芎，以其升降异用。能引诸药至膝，利便疗痛茎中。

　　紫菀　味苦入心泻火，气辛入肺散气。色紫并入肝经，劳热清凉润剂。体润并入肾水，宣通二便壅窒。肺中血药独此，阴虚肺热亦忌。若与门冬参用，方于肺热有济。

　　麦冬　色白气凉清肺，如风扇暑热失。若合地黄阿胶，润经益血良剂。滋燥清水之源，肺中伏火能去。

　　款冬花　雪消冰坚独艳，纯阳气温可参。冬生故不助火，肺病可以久餐。蕊系一阳生机，已开气氲索然。甘草水浸晒用，梗蒂外壳去焉。

　　瞿麦　凡用蕊壳，不用茎叶。猛利下逐，虚人免啜。上下全用，恐防气噎。

　　葶苈　肺中水气膹急，非此不能逐除。甘缓苦急下泄，故云泄可去闭。甘不伤胃苦伤，辅以大枣始济。

　　车前　利水而不走耗，殆与茯苓同效。

　　旱莲草　汁玄黑，味甘酸，纯阴专入肾肝。发白齿动肾蒸，兹味凉血可餐。又治脏毒下血，研末焙服二钱。

　　连翘　轻扬芳芬之气，足解热而散郁。治三焦诸经火，一切血结气聚。

　　青黛　色青属木凉肝，味甘属土清脾。

　　萹蓄　能破血淋。

　　蒺藜　沙苑蒺藜，嚼之豆气，如肾色绿，肾家补剂。菱角白色，名刺①蒺藜，肝家风药，眼疾必需。

　　谷精草　明目退翳，在菊花上。

---

　　①　刺：原作"剌"，据善成堂本改。

大黄 味厚专入阴分，所至荡除无存。一切亢甚火热，酒浸引上高岑。

大戟 受湿停水必需，脾虚土坚无济。并主控涎奇效，随气上下俱利。

甘遂 其性专主行水，并达水气结处。水结胸症需此，大陷胸汤用之。

蓖麻 其力长于收吸，能拔病气出里。大抵宜于外治，内服不可轻易。

常山 能驱山岚瘴疠，祛逐老痰饮滞。疟家往往用之，得毋大伤真气。

附子 大辛大热大毒，譬如骁勇烈夫，用之稍失其当，鲜不偾事败覆。大寒直中阴经，真阳衰竭暂服。若云温补妄投，补火必防水涸。枉杀人命惟此，仓卒下咽安赎。总之不可尝试，业医君子慎诸。乌头天雄侧子，老嫩原是一物。治病他药尚有，何必用此毒物。

白附子 取名盖以形传，功能逐风消瘀。

南星 燥痰功等半夏，辛而不守较差。黄柏引则行下，防风使则不麻。胆制非徒监制，盖借胆汁镇邪。肝胆性气之风，调和此为莫加。

半夏 祛湿分水实脾，能开寒痰气郁。若系阴虚血少，津液不足大忌。血渴汗家三禁，古人之言有以。此本脾胃经药，贝母代者大非。

射干 喉痹咽痛妙品，散气慎勿久任。

芫花 长于逐水泄湿，直达水窠囊僻。只可徐用取效，损元慎勿过剂。

菟丝子 力善补而不峻，性益阴而固阳。味甘疗脾虚泻，单治肾损劳伤。风虚明目圣品，以其善补肝脏。性锐而滑行血，有孕血崩须防。

五味子 虽备五味酸多，专拯久嗽肺疴。肺性喜敛恶寒，此遂脏性之药。黄昏嗽甚忌凉，此味敛其浮火。一切咳嗽初得，此味不可骤锉。因其色黑味厚，故又为肾经药。仲景八味代附，滋阴敛气效多。南产红而辽黑，黑补红散风疴。

使君子 味甘气温杀虫，开胃健脾有功。忌食热物热茶，犯之即泻无终。

牵牛 味辛泄气散气，血中湿热无济。虽能泄下如水，毕竟益增元虚。

瓜蒌 善能导火下行，清肺润燥解痈。子则涤除诸痰，胶浊黏韧有功。

葛根 多用至三二钱，开发腠理出汗。若少用五六分，热渴酒毒立验。鼓舞胃气上升，佐药醒脾脾健。肌热阳气郁遏，此同群药升散。

天门冬 肺于五脏司气，气盛是火反克。此味体润性寒，保肺之功为烈。且其味厚苦寒，肾正恶燥喜坚。此味苦以坚之，故能入肾助元。痰标在脾与肺，肾实痰之根蒂。若非肾火薄肺，何由煎熬黏腻。此味保肺通肾，故为清嗽神剂。然既大寒而苦，即非脾胃所宜。阴虚脾胃多弱，损胃恐致不起。盖胃元实司后天，弱则困倦恶食。病既阴虚精绝，正赖食滋精气。脾坏又绝化源，后天气生何地。药饵亦借脾运，脾虚谁为转输。除邪不知审顾，毋怪不能奏绩。此非独言天冬，用药宜识此意。

何首乌 以其涩能敛血，故疗风疹肤痒。以其涩可收脱，故治久痢甚强。

萆薢 专入胃家除湿，故治拘挛不利。浊带胃湿下流，此味渗湿兼治。

土茯苓 力能除脾湿郁，故已拘挛痈疾。初病服之不效，火盛而湿未郁。此味去火无功，必宜痛久湿郁。

威灵仙　疏人脏腑真气，中病切宜即已。

防己　虽治腿足肿痛，然必水秘方用。此乃瞑眩之味，妄服减食心忪。

木通　性利水，通心窍，胸腹热痛甚妙。

钩藤　祛肝风而不燥，久煎力减不效。

络石　功主筋骨关节，神农列之上品。

忍冬　昔称除胀解痢，后世不复知。今称消肿败毒，昔人未言及。

泽泻　味咸入肾分利，六味用去浊闭。古人用补兼泻，邪去补愈得力。肾水实出高源，此能上引肺气。苓薢同是白色，引肺水降故济。有如水闭口渴，热在上焦气里。便宜泽泻茯苓，滋水上源清肺。有如口或不渴，热在下焦血里。宜用知柏滋下，上下不得混举。今人概用泽泻，谓此专治水闭。

菖蒲　辛香透利心窍，健忘聋嗫殊效。但心喜敛恶散，远志并皆辛燥。若使久用多用，心气毋乃益耗。

蒲黄　色黄气香入脾，诸失血者炒宜。助脾摄血归源，落后收功有济。若在失血之初，用之虽多无益。生用凉血消肿，今人妄用破瘀。

浮萍　发汗力比麻黄，下水功同木通。生于水而胜水，非实不宜轻用。

海藻　瘿瘤马刀有功，咸①能软坚消肿。

昆布　较之海藻力雄，无病久服瘦生。海中菜多损人，养生之家慎用。

石斛　色黄气清象肺，性凉而清肺宜。肺虚久嗽邪热，顺气

---

① 咸：原作"碱"，据扫叶山房本改。

下行有益。性不苦寒沉下，厚益肠胃长肌。神农列之上品，泡茶顿健足力。

骨碎补 得金气并石气，以其生长阴处，得阴之气最厚，故主齿耳骨脊。研末入猪肾煨，一味即治久痢。便泄久属肾虚，故云门户不济。久痢医治不效，以其专责脾肺。

木类①四十八条

柏子仁 气香故专透心，体润故亦滋肾。油滑入肠作泻，膈间多痰宜禁。其叶苦涩之极，涩血亦清血分。

松烟墨 专止血症泛滥，墨系烧松熏烟。墨中下品入药，不借油滑香窜。

肉桂 紫厚补益命门，力能益火消阴。虽云春夏禁服，真阳虚者勿论。有如脾虚不食，肝热乘之太深。凉肝而脾愈虚，暖脾而肝愈甚。温平倍加肉桂，杀肝脾得不困。传云木得桂枯，建中汤亦有本。若夫血虚发热，误用祸不转瞬。

桂枝 淡薄轻浮上行，止烦出汗有功。领药直至病处，痰凝血滞痛风。古云汗多用此，疑为止汗涽中。不知汗因风致，用此邪无所容。汗解则汗自止，以出为止之能。大抵味辛善散，甘则实表有功。肉桂通经破瘀，此则专能横行。

辛荑 助胃清阳上行，辛香走窜慎用。

沉香 舒经祛逐邪气，活血定痛散瘀。专补右肾命门，纳气归元上剂。血虚固宜不用，水衰火炎亦去。

丁香 此治呕呃胀满，盖甚宜于胃寒。

檀香 白者入气利胸，紫者入血消肿。

降真香 肋胸痛而吐血，用此一味急啜。番舶来者色红，差

---

① 木类：此标题原无，据目录补。

胜紫者效别。

乌药　此味专以气胜，疏气散风有应。

乳香　活血止痛伸筋，彻毒不致内侵。

没药　入血散瘀治热，乳香活血较别。

血竭　入疮不宜多使，多则引脓不止。

冰片　痰涎壅因风邪，此味速效殊别。缘其辛香窜走，故能散热利结。世人误以为寒，不知辛极热烈。诸香皆属阳品，岂有极香不热。风在肌肉误用，引风入骨堪嗟。

朝脑　性同硝焰纯火，木中之火益烈。

阿魏　辛热与胃腑宜，破癥杀虫去积。

黄柏　降火自顶至踵，沦肤彻骨通行。专清阴火上炎，火清水自坚凝。盐水制则入肾，蜜拌恋膈不行。大抵阴寒伤胃，胃虚有火宜逞。

厚朴　辛散苦降泄实，郁积胀满能除。但有积滞者宜，用以补益无济。

杜仲　味苦能坚肾气，又合筋骨之离。此气牛膝属血，二者用每相须。

椿白樗白　椿皮入血性涩，樗皮入气性利。

干漆　能削坚结积滞，善破凝固瘀血，盖咸味入血分，而辛温能散结。

苦楝　导小肠膀胱热，引心包相火下。

槐花　凉血功在大肠，泄肺疏肌热疡。槐实纯阴入肝，兼理脾痰热狂。

皂荚　气味大辛主散，立能宣去顽痰。刺以发窍排脓，仁以润肠利便。

诃子　入肺降敛出声，固涩大肠有功。用须六路文者，或多或少他种。

芜荑　温能化食去积，诸虫气食寒湿。骨肤淫淫虫行，此能温化邪气。

苏木　一味主乎破血，血虚腹痛勿啜。

棕榈　失血瘀滞已和，用此涩以去脱。若血瘀滞方动，遽用涩之奈何。

巴豆　荡涤一切积滞，若非痼寒勿与。炒去烟则缓消，生去油乃应急。少擦好肤发泡，何况肠胃柔质。

桑白皮　肺中水气有余，以此燥可去湿。

楮实　性属浊阴下降，宜入壮阴诸方。

枳壳　色白专利肺气，性则宽缓不疾。枳实色黄味苦，故宜专泻胃实。性则猛酷善下，不如枳壳能除。古主中脘血分，要治血中之气。二药皆能利气，气下则痰痞除。胸痛与后重，二者各有宜。大肠肺之腑，枳壳斯为主。脾为胃之脏，脾痞寻枳实。何以治风痹，肺则皮胃则肌。风寒客入二经，所以搔痒麻痹。二味苦辛散泄，引风药入脏里。故为治风所尚，风散关节自利。枳实不去核穰，雷公取其酸味。

栀子　引火屈曲下行，清胃脘血亦有功。痞块中有火邪，非此不能导行。去胸中热用仁，表热则连皮用。

枣仁　多睡宜用枣肉，《本经》不专取仁。仁炒疗不得眠，香气入脾斯寝。胆心母子同补，故治虚热烦心。诸汗用药罔效，多用枣仁醋炒。惟其酸味主收，诸经实热未效。临用炒研使香，隔宿香走不妙。

山萸　酸润专入肝胆，故治口苦舌干。心为肝子亦入，盖能收其涣散。心虚惊悸怔忡，虚则补母自痊。肾为肝母喜润，敛水生津肾坚。何以能治腰膝，子令母实故然。火旺阳强宜禁，阴虚

血热当删。必兼小水黄赤，此味恶其收敛。用与黄柏同加，味苦①
滋肾汤丸。

郁李 其仁能下结气，燥结水症亦宜。有病张目不闭，此味
煮酒醉愈。说见《宋史》钱传②，开肝胆结有理。

女贞子 纯阴入肾除热，无热必防作泄。

五加皮 风病饮酒生痰，此味浸酒甚善。

枸杞子 体润能滋肾阴，味甘能助肾阳。每与人参相须，平
补王道堪尝。参固气则精坚，杞滋阴则火藏。地骨退骨伏火，故
治汗蒸阳光。

蔓荆子 主治头痛脑鸣，兼已目睛内痛。

密蒙花 此味独入肝经，除热和营通用。肝经血虚热甚，各
种目疾擅重。

茯苓 其味甘补淡渗，质重用补脾阴。便利与夫汗多，淡渗
所在宜禁。淡为阳而上行，何以利水下渗，气薄阳中之阴，性升
而功下沉。经云饮食入胃，游溢精气输肺。水道通调膀胱，肺为
上源下输。淡渗必先上行，然后顺下降入。总之益肺补脾，从上
顺下有济。若夫上热下寒阳少，脱阳肢冷脉迟，当用温热峻补，
夫岂淡渗所宜。痘疮起胀贯浆，渗泻益所不许。赤苓燥脾同白，
色黄不能入肺，岂如后人谬说，白补赤泻分歧。茯神中守不移，
风眩心虚自除。

琥珀 用以利水安魄，功甚茯苓有差。

猪苓 利便能开腠理，五苓用理上湿。《本经》云治痎疟，损
庵③亦治疟疾。能于阳中降阴，人苦未尝读书。

---

① 苦：原作"古"，据扫叶山房本改。
② 钱传：指《钱仲阳传》，其中有以郁李酒治目不暝案。
③ 损庵：王肯堂，号损庵，明代医家，著有《证治准绳》。

雷丸 苦寒燥脾除热，能捣诸虫巢穴。

桑寄 益血是其本能，去湿又其兼长。

淡竹 叶除风邪烦热，茹疗胆火气邪。沥则假火而成，滑痰支骸胸膈。若夫胃虚肠滑，不宜再进寒冽。

天竺黄 是即竹节黄粉，专泻心火炽甚。本与竹沥同功，但不寒滑取偿。

果类二十一条

杏仁 散肺风寒滞气，虚热热痰宜忌。外邪若非喘促，亦宜慎用此味。又其味辛带苦，大肠气秘必需。用搅浊水即清，升清降浊可取。

乌梅 冬花夏实纯木，味酸肝胆必需。入舌两窍通胆，食梅窍津漉漉。经云味过于酸，肝气以津是夫。又筋病无食酸，盖木喜散恶束。木性畅茂条达，酸敛投其所恶。若夫肺金喜敛，以治久嗽自苏。初嗽亦不宜用，邪气亦恐骤束。其能止泻固脱，大肠亦是肺腑。

桃仁 辛苦泄滞散结，又能生新破血。然使用之不当，血崩损阴可嗟。有如经闭不通，非瘀而血枯竭。亦或产后腹痛，由血虚而非留血。大便闭由津少，非关血燥闭结。粗工不辨妄用，杀人等于刀劫。留皮赤色入肝，连尖生研行血。润便去尖炒熟，去皮取其纯白。

大枣 味甘益脾不足，中满肿胀忌入。紫黑亦入肝肾，虚劳补药必需。生食损齿助疳，不可无故频食。

木瓜 性禀曲直酸化，故治筋病莫加。有如血热转筋，酸凉舒筋不差。更或湿滞筋软，以酸敛之自佳。然其性专主泻，下虚不可妄加。盖其体干不润，不如黄养肝家。《针经》戒酸致癃，盖胞得酸缩下。胞缩卷约不通，小便所以癃涩。凡便赤戒食酸，何独一味木瓜。

山楂 克脾善消肉积，儿枕血滞癥癖，若无食积误服，反克脾土生气。

柿 甘寒宜入肺脾，兼能通耳鼻气。耳鼻窍原肺肾，金水火热最忌。火盛外窍斯闭，火行窍自清利。大肠合肺于①胃，湿热伤为肠澼，甘寒以除血热，脏清腑病亦愈。柿干润肺止渴，柿蒂专治呃逆。

陈皮 理气不伤峻烈，专主脾肺疏泄。但随所配群味，以为升降补泻。

青皮 苦辛气猛性烈，醋拌炒黑入血。辛入肝经能散，并兼苦降酸泄。

枇杷叶 苦凉职司清降，火热逆上宜访。

白果 色白属金性收，能益肺气定嗽。食多令人气壅，以其性味过收。

胡桃 痰热多食有损，肺肾虚寒大益。命门外裹白膜，体像脂肉却非。在两肾之中间，有二丝著于脊。下则通于二肾，上则通乎心肺。贯脑生命之原，精府相火之主。人物皆是一样，生化胥由此出。《难经》《脉决》不察，指右肾是者非。胡桃颇类其状，外皮水汁青黑。故能直入北方，益气养血大益。命门气与肾通，藏精而恶燥炙。命门通而接肺，故为喘嗽所宜。但其性热不寒，火炽忌之须知。

龙眼 此物亦名益智，赤甘心脾二经。然甘则能作胀，膈满等病勿用。

槟榔 专入阳明二经，一谷海一传送。二经相为贯输，运化精微无穷。假如二经有病，水谷不能消镕，羁留而成痰癖，湿热

---

① 于：原作"子"，据扫叶山房本改。

久而生虫。此味辛能散结，苦能下泄杀虫。且其体重而实，能泄高气下行。性如铁石之沉，诸气后重急用。

大腹皮　疏通脾肺之郁，畅利肠胃之滞。

川椒　散除脾肺寒湿，兼主水肿泻痢。入右肾能补火，并治遗溲痿足。

吴萸　疏达肝气甚速，多用亦损脾土。

瓜蒂　上部有脉下无脉，诊得其人必当吐。此为饮食填胸中，太阴阻隔郁风木。须寻瓜蒂一下咽，吐去上焦有形物。木得舒畅天地交，行见中州泰运复。惟诸亡血理所忌，宜与不宜慎勿忽。

莲肉　去衣健脾益肺，若补脾阴带衣。味涩借其收束，统血以其色赤。藕主心脾血分，生用甚能去瘀。实心苦能清热，故治血渴必取。蕊须通肾固精，功与莲子同许。

芡实　甘平而性和缓，健脾阴而疗湿浸。

荸荠　消坚削积之品，化膈积而除渴甚。一种质小黑坚，取粉点翳如神。

谷类一十七条

胡麻　黑者专治燥症，为其黑入肾经。炒食大已风疾，妨滑白术并行。白者行气通血，兼祛头上浮风。

火麻仁　甘滑润肠去燥，虚老便结堪效。须同紫菀杏仁，肺润大肠自调。

浮麦　能止诸汗虚热，性凉与麦迥别。

麦芽　炒香开胃除烦，生用除积削满。又行上焦滞血，宿乳煎服立安。

谷芽　消食同于麦芽，温中之功较大。

粳米　《本经》以为金谷，入肺解热甚速。其穰作纸烂肉，此亦人之所忽。

薏苡　甘和健脾益胃，专疗筋骨效倍。寒胜筋则坚急，热盛筋则缩退。湿甚筋纵不收，三者相因而至。湿寒内热所召，酒火肥甘中炽。湿胜泄泻水肿，风湿筋骨不利。故湿胜而土败，乃土胜而湿去。苡仁养元治渴，盖其色白入肺。又其味厚沉下，引药下行达足。气缓倍用方效，干湿脚气皆治。为其下入甚捷，故夫孕妇切忌。

罂粟壳　峻涩甚宜泻痢，病久气散方入。然欲用之得法，乌梅加以醋制。虚劳久嗽亦用，然是收后之剂。新病若用不当，杀人如剑可虑。

赤小豆　紧小赤黯者是，大而红色者非。性能消肿利便，久服津液渗溢。

绿豆　消肿治痘同赤，压热解毒过之。益气厚肠通经，久服不致枯窒。

白扁豆　味甘气香色黄，入脾脏性最当。诸邪伤胃并治，和中益气莫尚。又其色白入肺，肺清大肠自理。善疗肠红久泻，补脏以治腑虚。

豆豉　经云肺苦气逆，急用苦以泄之。伤寒瘴气肺受，喘闷肺气有余。法以或汗或吐，兼以豆豉为主。

神曲　味甘气香醒脾，生用消谷力剧。

红曲　水谷入人胃中，中焦湿热熏蒸，游溢精气化红，散在脏腑诸经。是为人之营血，红曲白米饭蒸。湿热变而为红，即成真色耐久，直窥造化巧工。同气因之相求，治脾营血奏功。大抵消食活血，健脾燥胃可重。赤白痢疾必求，水谷不化亦用。

饴糖　味甘固能入脾，米麦皆养脾具。仲景建中用之，主补虚乏有理。肺胃有火发渴，火炎迫血血溅。甘能缓火之标，火降渴血自已。但其属土火成，湿中之热可虑。凡夫牙𪘥赤目，中满秘结吐逆，用之生痰动火，疳病尤所宜忌。肾病勿多食甘，伤肾落齿此一。

醋 大能散瘀解毒，不独取其酸敛。偏痹拘挛宜禁，筋病毋多食酸。过酸肝津脾绝，多酸肉皱唇揭。助肝是脾贼邪，凡有脾病宜节。

酒 海冰酒独不冰，热性独冠群种。制药借其疏引，酷烈不啻附雄。行表高处能到，厚肠润肌通经。走散皮肤疏宣，开散经络横行。多饮热伤脾经，湿热为害无穷。

蔬类一十一条

韭 生行血熟补中，其子坎火能动。

葱 其白冷主发散，通气于表堪羡。

蒜 走窍温中消食，但其辛能散气。

白芥子 味辣则能横行，专开皮膜痰凝。结胸咳哑皆利，炒缓生则力猛。

莱菔子 生食甘少辛多，下气耗血拯疴，熟食甘多于辛，益脾滞气奈何。其子下气尤捷，消食除胀甚烈。

生姜 豁痰利窍止呕，合葱大散表邪。合枣辛甘发散，治虚往来寒热。姜皮主肿痞胀，汁大辛以散结。竹沥梨汁①等物，非此不能开泄。

干姜 干久气则走泄，然而味则含蓄。辛热止而不行，专散里寒内入。用须配以甘草，辛甘化阳之义。炮之变为苦温，用入肝经血里。肝本温，虚则凉，以此温肝益虚。虚甚用逍遥散，生加三片有益。产后大热亦用，温肝表热自除。又能去恶养新，阳生阴长有理。炒黑止泄温肾，微炒温中和胃。吐血必用炒黑，中血得温血归。血以温行归经，非黑止血之谓。

---

① 汁：原作"汗"，据扫叶山房本改。

胡荽 辛温香辣通脾，香入脾气不滞。

茴香 小茴入肾气海，大茴厥阴肝经。俱能宽膈开胃，盐酒制使下行。

山药 生凉干则化温，味甘专补脾阴。色白兼能调肺，子母土旺生金。一切虚症必需，性缓力微倍任。

百合 止嗽安神利便，莫与中寒下陷。

血肉类三十六条

童便 治肺引火下行，仍循故道收功。热服尚含真气，冷独咸味寒性。产后少饮败瘀，多饮必致带生。劳怯常服自溺，郁热腥秽何功。

秋石 水澄火炼而成，真元之气尽失。古取中白童便，滋阴降火有益。贵人恶其不洁，设法煅炼秋石。经煅变冷为温，服之水涸火起。所以久服致渴，惟虚冷者为宜。观诸沙石火淋，便炼秋石同理。

人胞 精血之气凝结，类补专益劳怯。女人服之尤宜，为能补气益血。然凡阴虚精涸，水不制火咳血，此属阳盛阴虚，法当壮水为诀。服此阴阳并补，将来必致阴竭。昔人罕用此物，丹溪始昌其说。括苍大造一丸，药味平补可悦。中去人胞一物，亦可服饵补血。吾当观诸古书，生儿藏衣有诀。藏之吉方儿寿，弃之虫兽暴绝。铜山崩而钟应，一气感应必也。以之蒸煮炮炙，何异杀儿取血。目见有人食此，数服火动而绝。

乌骨鸡 鸡属木而乌兼水，是得水木之精。故主阴虚发热，兼治蓐劳崩中。

五灵脂 生用行血不峻，苦膻入肝最捷。黑色血见则止，炒用治诸失血。

猪肾 水畜水脏性寒，不补命门宜参。

羊肉　肉性热能补形，痿弱羸瘦必用。

牛黄　黄结心与肝胆，治病亦在此间。消痰散热疗惊，此诚神物内丹。如人淋石治淋，此理可以相参。

阿胶　专入水脏治热，瘀浊逆液可啜。黏腻宜防胃弱，呕吐食积不悦。

虎骨　属金故追风痛，左胫气力更雄。

犀角　专入阳明少阴，能除风火邪侵。口鼻阳明孔窍，二窍热病宜寻。总之凉血解毒，乌者取尖上品。粉之必借人气，怀蒸热捣碎匀。

熊胆　苦寒入心胜热，痫障疳虫莫缺。

羚羊角　木畜角专入肝，一切肝病悉安。肝之开窍于目，目暗翳障必选。肝风在合为筋，故治惊痫筋挛。魂者肝脏之神，惊狂魇寐悉安。血者肝之所藏，瘀毒疮瘰能散。相火寄于肝胆，在气为怒烦冤。气逆噎塞寒热，此能降之使全。

鹿茸　纯阳内含生气，补阴而和腠理。鹿角生用散血，熟用益肾补虚。其胶一味滋补，阴虚火炽忌啜。

麝香　芳烈通关利窍，风病在骨用效。若在肌肉妄用，引邪入骨害燥。吐衄阳虚阴乖，不宜用此窜败。亦治果积酒渴，果酒遇麝则坏。

五倍子　其味酸咸主敛，化痰止渴收汗。酿造为百药煎，咳痰热渴有验。

桑螵蛸　走肾专利膀胱。

白僵蚕　风蚕治病类应，能去皮风虫行。兼治喉痹结痰，要惟客邪始用。

原蚕蛾　至淫出茧即媾，至于枯槁乃安。强阴益精用之，然其枯槁可鉴。

斑蝥　宜于瘰疬癫犬，余症必不可选。

蝎 此乃治风之药，辛温走散效多。

水蛭 煅之设或不匀，入肠变蛭啮人。破瘀消血品多，奚必用此不驯。

蝉蜕 木土气化清虚，主治风热诸疾。然必风在皮肤，用以浮行腠理。古方用治夜啼，取其昼鸣夜息。催生盖取其脱，惟脱故去云翳。

蜣螂 阴湿能除热疾，惊痫古治第一。

蟾蜍 辛寒散热解毒，儿疳劳瘦甚良。辛能发汗治疮，金蟾脱甲酒方。眉酥疗疔发背，外拔内发通良。

蜈蚣 专治风气暴烈。

龙骨 善能镇伏心神，兼治痢漏益肾。

穿山甲 性主窜走经络，行散不可服多。

蛤蚧 能补水之上源，治嗽渴淋神验。眼毒功独在尾，神效劳热上喘。

白花蛇 透骨搜风神品，癫癣恶疮要药。头尾各有大毒，中段以酒浸过。骨刺须远弃之，伤人与生同祸。

海螵蛸 专入厥阴肝经，目翳流泪有功。

龟甲 此物阴中至阴，底甲又属纯阴。厚浊专入肾脏，方家用入补心。取义水火既济，实非补心正品。有如肾虚火动，劳热干燥骨蒸。若欲息其上炎，藉此纯阴至静。所谓动则火起，此则静能制动。至于潮热盗汗，瘫痪腰腿痿痛。久疟血枯遗精，小儿囟颅不成。皆由真脏虚衰，以致元阴不生。需此味厚纯阴，所谓寒养肾精。败版乃经灼过，自死甲枯无用。入药勿令中湿，湿则瘕积腹中。且宜研之极细，不然变瘕无功。

鳖甲 其色青，单入肝，故宜寒热癖疬。疟劳惊痫阴疮，皆主厥阴血边。用须七肋九肋，取其阴中阳含。阴虚水衰之人，暑邪中入阴分，出并于阳而热，入并于阴寒甚。气虚中焦不治，邪结疟母陷深，此味益阴除热，消散疟疾要品。其主骨蒸血瘕，固皆血病阴分。

牡蛎 合龙骨治梦遗，然亦不可执一。亦有肾虚无火，寒精自出须知。

珍珠 心热则神飞越，肝热目生翳屑。此入少阴厥阴，取其咸寒除热。

蛤蜊 此物须用紫口，盖禀水中之阴。咸能入血软坚，兼能滋润助津。痰因炎火炽上，熬煎津液作痰。此物软坚润下，火降痰消能任。疝气白浊带下，其病皆源于肾。咸为水化类从，故能除其邪侵。何以能治心痛，心虚而热故病。心欲软，急食咸，此谓其欲能中。中，去声。

金石类一十九条

自然铜 行瘀续筋接骨，其他血病不取。

朱砂 此物镇养心神，炼服为祸实深。

轻粉 此系水银升炼，古云消积下痰。吾谓性极燥烈，误服为患不浅。大病暂用开结，过服毒气蒸窜。深入筋骨不出，痰去血液枯煎。经年累月毒发，发为痈肿漏疮。炼客升炼鼎器，稍失固济迸裂。何况人之骨肉，安能当此劫剂。

雄黄 治疮散毒要药，其所主病甚多。

石膏 金水清寒正气，专入阳明奏绩。一切内蓄烈热，体重而降能戢。味淡带辛主散，故清肌表热郁。有如内热口渴，是皆肠胃热窒。内炽蒸发肌表，借此通解清肃。若或诸病不渴，又或热由不足。暑气兼湿作泻，此味不宜入剂。大抵内清里热，又能发汗解肌。只宜略煅带生，多煅性敛体腻。

滑石 石中独得冲气，荡除无克伐弊。主治暑渴浊涩，取其甘寒滑利。其效偏主石淋，以其质类相济。大都制末临加，此药无味用质。

赤石脂 经云涩可去脱，此为下焦涩药。他味性多轻浮，此则体重下堕。然其气味辛温，初病湿热宜禁。若夫崩漏概用，此尤不可为训。

礞石 专主散结软坚，古方用之滚痰，其或酒面湿热，成痰胶固稠黏，咯唾不能出口，用之除泄立安。若夫久病脾虚，又或阴虚火炎，煎熬津液痰结，误投适增败端。

花蕊石 其功专于止血，能使血化为水。血晕恶血上薄，此消恶血自止。死胎胞衣不下，此物亦能下之。

食盐 盐以水为根源，润下之味作咸。在人血脉应之，盐腥血腥皆咸。血病毋多食咸，脉凝泣而色变。煎盐收以皂角，盐味故似辛然。辛咸走肾走肺，嗽肿消渴大忌。引痰涩血助水，水肿戒之有义。何以能治结热，以北制南有说。补肾入其本脏，补心软投所悦。何以能吐痰癖，咸味主乎涌泄。软坚何以坚骨，骨消肉泥湿热。有如夏暑湿盛，肉物易于溃啮。盐性咸寒制之，乃能坚久不弊。

青盐 阴气凝结而成，不经熬炼独胜。

凝水石 小热之气凉和，大热宜以寒取。此味辛咸阴盛，故主伏热邪气。

朴硝 质浊苦涩不和，食鲙不消能削。芒硝质清性缓，用以去热软坚。朴硝止可涂傅，芒硝始入汤煎。水少火盛热淫，佐苦治以咸寒。故夫芒硝大黄，每用必以相参。若夫燥结由于津枯，虚极阴火如燃，阴甚类阳等症，误投祸踵不旋。

火硝 能消五金八石，不与朴硝同治。朴硝属水咸寒，性下故主荡除。火硝辛苦微咸，属火性升最厉。故能破积散坚，升散三焦火郁。烽机直达霄汉，则其升性可知。火焰性同硫樟，安有性寒之理。此物亦有芒牙，竟与朴硝不差。然而水火性异，古方代用可讶。今人乃混为一，是皆不读书者。

硇砂　此物大热有毒，内剂不宜轻服。

硼砂　清热上焦胸膈，白除肺分痰热。其性柔物去垢，克削慎勿多啜。

矾石　其性燥急收涩，坠浊解毒除热。吐利风热痰涎，取其酸苦涌泄。又治泄痢白带，取其收而酸涩。能除固热在骨，髓热骨痿齿浮。矾性入骨除热，故为固齿所需。然性燥急劫水，涌泄不宜阴虚。又或初痢虚带，遽用收涩可虑。

矾红　此物善消肉积，入药健脾消食。

孩儿茶　化痰生津清热，生肌定痛止血。

卷之四 论治部①

脏腑用药谱②

脏腑虚实用药法则图

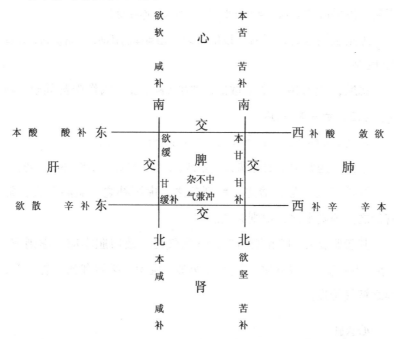

心肝常有余，以胜我补，必使上有所制。肺肾常不足，以我胜补，必使下有所滋。

---

① 论治部：此标题原无，据目录补。
② 脏腑用药谱：此标题原无，据目录补。

五脏苦欲宜恶谱

肝

苦急，太躁则催。以甘缓之。熟地、天麻皆缓解也。劲急甚。山栀味苦，清其气。左金丸。

欲散，条达升发。以辛散之。川芎、丹皮苦辛，顺性即为补。过散当制，以酸收之。白芍平其性即泻，胆草涩，亦酸类。

虚则脏性自见，思酸，以酸补之。山萸体润甘酸，入肝养血，地黄丸用之是。

恶风，以类相伤。辛平散之。柴胡等疏表邪。风伤阳甚筋热，拘挛。凉之。黄芩等清内热。

喜畅，不畅则郁。辛香散之。香附等开解，越鞠丸是。

本温，虚则凉。甘温温之。熟地、天麻、当归、川芎、柏仁、枣仁。

肝蓄相火，常宜清之。郁则疏之，虚则补之。胆亦多火，常宜清之。惊则平之，虚则温之。

其腑胆属风。风和则清凉，狂则气冷，故曰胆本凉，虚则寒。胆怯虚烦不寐。甘温养之。枣仁、天麻等。血少，必胃和畅，谷气升，胆之精气始发。

心火脏

苦散，散乱、气消、失血等。以酸收之。五味、芍药①等收其涣散。

欲软，不软则躁急，由火炽甚，如病狂等症。以咸软之。芒硝、玄粉等降火，软其坚劲，即为补。

恶热，阳亢则害，以类相伤。以苦补之。香薷、竹叶、石斛微苦清

---

① 芍药：原作"柏药"，据扫叶山房本改。

益，黄连、石莲，大苦平性。

喜静，不静则心役，血不足以养神。甘凉补之。丹参、生地、麦冬等补血。

本热，虚则寒。如火灭则冷，心虚怯弱。香甘温补之。茯神、枣仁、辰砂、肉桂。

多窍，血少生痰，碍窍中，多梦魇惊跳。辛温开之。远志、菖蒲去客痰。

心火脏，散则不制，常宜敛之。热则清之，虚则暖之。小肠阳火，常宜清之。热则导之，虚则温之。

其腑小肠火胜，心热不受邪，移热于腑，便赤。苦寒清之。导赤散，是清火。

职主传水，失职则小肠水入大肠。甘淡渗之。五苓散是导水。

外主小便。其腑属火，本热，若热甚，小便涩痛等。甘凉苦补之。紫菀、牛膝、枸杞、生地濡润通利。

本热，虚则冷。少气虚寒，小便短数，老年乳母，犯此即病。甘温补之。人参、白术、茯苓、炙草、陈皮、白芍、牛膝连进。

脾土

苦湿，土湿泥泞。又苦燥。土燥顽槁。苦辛补之。白术燥之，佐以当归润之，补中益气兼用之者是。

欲缓，运动太速则脾劳。以甘缓之，人参、黄芪、甘草、茯苓。苦散，泻类。以酸收之。白芍。

恶湿，以类相伤，有外湿内湿皆伤脾。辛温燥之。苍术、白术。

主四肢，肢倦脾虚。苦温补之。神曲、麦芽、山楂。

本湿，虚则燥。寒而燥者，秋冬则土干，物不生。温热补之。轻用肉果、故纸补火生土，重用炮附。热而燥者，火燠则土干，物皆枯。苦寒润之。轻用石膏，重用黄连。

其腑胃禀母火。本温，主消谷。虚则热。饮食所致，郁热嗳酸昏睡。

苦补之。重者黄连、山栀，轻者石膏、干葛，兼神曲、山楂醒脾，补其脏。属土，制膀胱水。若饮后脐胀即小便，是胃气不输，膀胱失约。甘温补胃，人参、黄芪、白术、山药、茯苓补中益气。苦坚膀胱。炒黄柏。

虚热，伤冷则肢热肌热。辛苦发之。升阳散火汤。

属阳明，多气血。气以凉行，血以温行。胃虚生热，气血滞为痈毒。辛苦清之散之。清胃散佐，散血行气。

伏火热于内。喜食肌肉削，是火积，清火除积。嘈杂呕水，是热积，清热除积。

气弱火上行，神短，火燎面。苦辛。酒制芩连、白芍、川芎、干葛、荆芥、薄荷、甘草。

肺金

苦逆，主气呼吸，变则气逆。以苦泄之。陈皮、枳壳、地骨、桑白。

恶寒，感风寒，伤皮毛。受生冷，伤本脏。辛热发之。麻黄、金沸、紫苏、葛根、桂枝之类。

畏热，火克金。虚烦不睡，躁热。苦寒清之。山栀、黄芩等。火甚金枯久咳。苦甘补之。天冬、麦冬、紫菀等。

体空主鸣，郁结声嘶，壅闭声哑。苦香通之润之。冬花、兜铃等。

喜清敛，若邪嗽久，热甚叶张。以酸收之，白芍。以酸敛之。五味。

本清，虚则温。虚不能制木，木生火来侮。甘苦清之。沙参、石斛、甘菊轻清诸品，合茯苓、山药、百合、扁豆。虚补母。

娇怯，依肾为宫。肺主出气，肾主纳气，肺气夜卧归藏肾水中，是谓母藏子宫，子隐母胎。畏热，肾中有火，金畏火刑，不敢归。畏寒，肾无火，寒，水冷金寒，不得归。喘胀咳哕，气从脐下逆奔而上，此肾虚不能纳气归元。肾热则壮水之主，肾寒则益火之源。故肺金生于肾水中。

华盖覆四脏，总会一身荣卫阴阳，手足曲折运动皆资。热则叶焦，发为痿躄。苦以坚肾，苦辛补肺。

其腑大肠本燥，虚则寒。湿泻久冷气虚。甘平补之。白术、茯苓、山药、芡实、苡仁、扁豆。

燥甚则热。便闭生火。有实热，治以咸寒，芒硝为君。佐以苦辛。大黄等为佐，凉膈散。脏亦受伤。有虚热，苦以润之。沙参、天冬、麦冬、杏仁、紫菀为君，麻黄、秦艽为佐。

气反，病在上，大肠久闭，则上不纳，胀满呕吐，嘈杂酸嗳，久致膈噎。下取之。用上法。肠鸣。老年、病后、产后得者，血虚不能统气，大补，鸣自已。

肾水

恶燥，有寒凝水干，如冬冰则水涸。辛以润之。炮附等。有火热成燥，火熬则水干。辛以凉之。丹皮等。

欲坚。肾藏五脏之精，热则精泄不充满，是不坚。以苦坚之。黄柏等从其性。

一阴制群阳，肾水实则火不敢起，若水衰则火炎。甘温补之。壮火之主以制阳光，六味丸是。

本寒，水体原寒。虚则热。水涸则寒失，阴虚发热咳嗽。沉甘寒补之。天冬、麦冬、生地、熟地、龟板、枸杞，重腻濡润之剂，润滋则热自止。

其经络行腰腿，虚则多寒。腰腿痠软。以温暖之。故纸、肉苁蓉、锁阳、巴戟等。

其门户司二便，虚则多寒。大便久泻泄痢。以温暖之。肉果、故纸、菟丝等。小便癃遗，以温暖之。金匮丸。

其腑膀胱，属寒水。本寒，虚则燥。小便不利，口不渴，是在下焦血分，专责膀胱。以苦利之。知母、黄柏，少佐肉桂，利水下窍。

以肺为上源，肺虚气逆而不下，则小便涩，口渴，是在上焦气分，责在肺。以淡渗之。茯苓、泽泻、车前理水上源。痰壅肺。亦致小便不利，但治痰。

与肾表里。纵欲精伤，思色火降，多致癃涩白浊。补肾不补膀胱。

天冬、麦冬、生地、熟地、枸杞、牛膝，滋肾阴，便自利。

与大肠盈虚。大肠燥结，则小便气闭不通。以苦下之。大便动而小便自行。

论曰：凡人脏病少，腑病多，脏病缓，腑病急。凡诸痛皆属腑，故曰脏病由腑病，腑通脏自安。

四季时令用药谱

正月二月初春微阳

不宜过汗，宜香苏散。冬时阳气潜九渊，人之阳深藏于肾。饮食七情之气无阳以发之，郁于胸中，故用苏、陈、附、草开其滞气，使阳气上达，主生发之令。

三月外实中虚，阳气荐上

宜四物参苏饮。此时冬令大泄，阳气上鼓，多中咽喉之毒。人参保元，半夏化痰，甘草和中，桔、前去膈上痰，枳、苏散寒下气，木香理气，四物使阴升奉阳。

春宜温。反寒为不及，香苏散正治。反热为太过，有口干舌燥之症，但发热不恶寒，谓之温病，照温病条治。

四月火热正令

病多便赤口渴，此时令正病。宜五苓、清暑益气、十味香薷之类。

宜热，反寒，是春初令未除。仍宜香苏散、参苏饮解之。

五月正令大热

遇大雨，逼热入家，即为受暑。宜清暑益气汤。

六月正令湿热

病多上咳下泻中满。宜五苓散。

四月热月，五月火月，六月湿月。热火旺则生湿，湿盛亦生火热。三者相合，肺金受克，热伤元气，痿倦疾作，故用清暑益气汤。黄芪助肺，人参补元，甘草泻火，清肺复元。湿热盛伤胃，故加苍术。湿热胸不舒，故加青、陈。湿热食不化，故加神曲。便赤加泽泻，口渴加干葛解肌。湿热克肾水，故加黄柏。湿病发热，加升麻升阳，麦冬清心，五味敛肺，皆以救肺也。

夏三个月，湿热极胜，三焦气不清，上咳下泻中满，故用五苓散。猪苓清上焦，茯苓清中焦，泽泻清下焦。恐湿盛而脾不化，故加白术以健脾。然阳气不到则湿不除，如日所不照处湿不易干，用官桂之辛升至表，引表之阳气入里，里得阳气而湿即行。

夏多渴，不宜五苓。恐津液愈竭。然大渴引饮，是湿热在上焦，宜渗泻之，仍宜五苓散。

长夏湿热，中本脏脾土，则为泻痢。宜五苓散加干姜。

入于肝则寒热似疟，五苓加柴苓①，头痛加芎蔓。

入于肺则为痰嗽，五苓加半夏、五味。有宿食加干姜、半夏。干姜温中化食，半夏醒脾。汗多，五苓加小建中。汗多甚，合黄芪建中。身热加柴葛，热甚加石膏。发表五苓热饮，利便五苓冷饮。

七月秋初阳气下归

因夏湿热之气尚留胸臆，而有痞满不宽之症，宜金不换正气散，湿去金清，则降下之令复辟。如主人久出，秽积门庭，扫除俟主人之回。藿香、厚朴、紫苏、陈皮。

秋初若湿热犹胜，便不宜五苓，宜清暑益气汤。盖夏之湿热盛，脾自作病也。若此时湿热太甚，主气衰，客气旺，壬膀胱水已绝于巳，癸肾水已绝于午，用甘、参、芪、麦、味大滋化源，令金旺生水，以救将绝之肾。黄柏清水之流，苍、白、术、泽上下分消其湿，升葛解表热，青、陈、曲消湿热之痞满而祛陈腐之气。五苓只能渗，不能滋矣。秋多痢。夏时阳气在

---

① 柴苓：锦章书局本作"柴胡、黄芩"。疑此"苓"为"芩"字之误。

表，太阴在里，纯阴无阳，生冷积而不化，积久成热，故作痢。不发于夏者，无阳则阴不运，至秋则阳气入里，邪无所容也。宜温之开之，因势而导之。

八月九月金旺

或伤风咳嗽寒热，是金未旺，不能平木。宜温肺汤。细辛、五味、肉桂、干姜，脾肾药也，皆以温下。肾水温，气熏蒸上行，化为津液，是于水中补金，所谓云从地起，水从天降。金旺则能平木矣。

十月十一月十二月

阳气下潜，里实表虚，寒邪易入，阳气难升，宜十神汤。升、葛、芷，升阳明之阳。苏、麻，升太阳之阳。川芎，升少阳之阳。阳升而寒自散。

四时治感冒法，以扶阳为主，不外乎一升一降之理。春用香苏，开豁胸中冬时郁窒之气，使阳气上升也。夏用五苓，为阳气在表，火土混杂，四苓上下通宣，肉桂辛散湿郁，接引阳气入里也。秋时阳宜降下，以湿热内郁不得降，正气散开豁胸膈，醒脾温胃，令阳气得以下潜也。昧者反欲泄阳，谬矣。

七方治病权衡谱

大方二①

有君一臣三佐九之大方。病有兼症而邪不一，不可以一二味治者宜之。

有分两大而顿服之大方。肝肾及下部病，道远者宜之。肝肾位远，数多其气缓，不能速下，大剂数少，取其迅急下走。

小方二

有君一臣二之小方。病无兼症，可一二味治者宜之。

---

① 二：本节诸方标题所附之数字原为大字，为便于阅读，今作小字处理。

有分两少而徐呷之小方。心肺及在上之病宜之。心肺位近，数少则气急下，不能升发于上，必小剂数多，取其易散上行。

缓方五

有无毒治病之缓方。无毒，性纯功缓。

有丸以缓之之方。比之汤散行迟，病不可以日月愈，治久病者宜之。

有甘以缓之之方。甘草、蜜糖之属，病在胸膈，取其留恋。治主宜缓，缓则治其本。

有品件多之缓方。品众则递相拘制，不得各骋其性。

有气味俱薄之缓方。气味薄，长于补上治上，比至下，药力已衰。经曰：补上治上，治以缓。缓则气味薄。

急方四

有毒药之急方。毒性上涌下泄，以夺病势。

有急病急攻之急方。中风、关格之类。治客宜急，急则治其标。

有汤散荡除之急方。下咽易散而行速。

有气味俱厚之急方。厚则直趋于下而力不衰。经曰：补下治下，治以急。急则气味厚。

奇方二

有独用一物之奇方。病在下而远者宜之。经曰：远而奇制，少数服之。

有合阳数一三五七九之奇方。宜下不宜汗。

偶方三

有二方相合之偶方。病在上而近者宜之。

有二味相配之偶方。病在上而近者宜之。经曰：近而偶制，多数服之。

有合阴数二四六八十之偶方。宜汗不宜下。

复方三

有本方加味之复方。如调胃承气加翘、荷、芩、栀，为凉膈散。

有二方三方数方相合之复方。桂枝二越婢一汤、五积散之属。

有分两均齐之复方。如胃风汤各等分之属。

臆加四方

重病轻方。久病元亏，如草木将枯，大其浸灌，速其毙耳。细细沾濡，庶可回生。轻病重方。邪气初感，正元未亏，急用重剂，劫而夺之。

反佐方。即从治也。如热在下，上却寒，则寒药中入热药为佐，下膈之后热散，寒性得力也。寒在下，上有浮火，则热药中入寒药为佐，下膈后寒清，热性得力也。

顾忌方。如肾病心气不足，肾药凌心，心益衰，故曰诛伐无过，命曰大惑。治上必妨下，治表必妨里。黄芩清肺必妨脾，苁蓉治肾必妨心，干姜治中必僭上，附子补火必涸水。

十剂用药规矩谱

宣可去壅剂壅者，上膈病也

有气壅破利之宣法。呕哕用姜、桔、藿、半者是。

有痰壅吐涌之宣法。膈上热痰，瓜蒂等吐者是。

有郁壅取嚏之宣法。中风口噤，用通关散者是。

通可去滞剂

有气滞通之之法。木香、槟榔之类。

有水滞通之之法。水病木通、防己之类。

有郁滞通之之法。香附、抚芎之类。

补可去弱剂

有精弱味补之法。熟地、苁蓉、羊肉之类。

有形弱气补之法。人参之属。

有五味各补其脏之法。酸补肝，辛补肺，苦补心，甘补脾，咸补肾。

有脏性所欲补之之法。肝欲辛散，肺欲酸收，心欲咸软，肾欲苦坚，脾欲甘缓。

泄可去闭剂

有阳闭泄之之法。葶苈之属，利小便。

有阴闭泄之之法。大黄之属，荡肠胃。

有痛闭泄之之法。诸痛为实，痛随利减，芒硝、大黄、牵牛、巴豆之属。

有结闭泄之之法。催生下乳，磨积逐水，破经泄气，凡下行之法皆是。

轻可去实剂虚者，亦轻类也

有风热解表之法。麻黄汤、香苏散类。

有疮毒解散之法。败毒散、活命饮类。

有诸解之法。熏洗蒸灸，熨烙刺砭，导引按摩，皆汗法。

重可去怯剂实者，亦重类也

有气怯而浮，镇神之法。丧神气不守，用朱砂、寒水石之属。

有形怯涩潮，重坠之法。久嗽涩潮，用礞石、海石之属。

滑可去着剂腻者，亦滑类也

有大肠气着，滑之之法。麻仁、郁李之属。

有小肠气着，滑之之法。葵子、滑石之属。

有两阴气俱着，名曰三焦约，滑之之法。宜以滑剂润养其燥，然后攻之。

有气虚着，滑之之法。蜜导法，后以润剂养之。

涩可去脱剂酸者，亦涩类也

有汗脱涩之之法。牡蛎、五倍、五味之属。

有肠脱涩之之法。肉果、诃皮、龙骨、粟壳之属。

有津脱涩之之法。口渴病，用五味、乌梅者是。

有水脱涩之之法。便遗用益智。

有精脱涩之之法。莲蕊之属。

有血脱涩之之法。地榆、牡蛎。

燥可去湿剂干者，亦燥类也

有湿胜燥之之法。桑皮、茯苓之属。

有寒湿燥之之法。姜、附、胡椒之属。

有气湿燥之之法。苍术、白术之属。

有湿痰燥之之法。半夏、南星、蛤粉之属。

有湿热燥之之法。黄连、黄柏、山栀之属。苦属火，亦燥剂。

湿可去枯剂润者，亦湿类也

有用辛化液之法。治津枯干枯，当归之属。

有用咸濡润之法。治皴揭，硝之属。

又添立八剂

寒可去热剂，热可去寒剂，温亦热类也。锐可下行剂，和可安中剂，缓可制急剂，主可主养剂，静可制动剂。

用药补泻治病纪纲谱

虚病

有正虚召邪之虚。如气虚发热，阴虚潮热。宜以补为泻之法，如参、芪、炙草之退劳倦虚热，地黄、黄柏之坚肾滋水除热。补即泻也。

有邪盛耗正之虚。如咳嗽伤肺，癃闭伤肾。宜以泻为补之法，如桑皮、黄芩之泻肺火，车前之利水。泻即补也。

实病

有本脏邪盛之实。如心火盛，肝怒盛，风盛，肺燥盛，脾湿盛，肾寒盛。宜直泻之，或泻其子。

有胜脏来克之实。如火热甚，肺病咳，怒气甚，脾作满之属。宜泻胜脏，兼补本脏，以绝其来侮。

有我胜反侮之实。如水肿由于脾虚，劳热由于肾虚之属。宜先补本脏，后泻来侮之脏。

总无正气有余之实。凡云泻者，泻邪气也，正气断无泻理。即用泻邪，邪去八九即当已，过者伤正。

五色所主谱

青肝胆木风。禀母水黑，青黑化紫。故木色多紫。

红心小肠火热。禀母木青，青红则黯。故火中黯红。

黄脾胃土湿。禀母火赤，故土色多赤。

白肺大肠金燥。禀母土黄，故金色多黄。

黑肾膀胱水寒。禀母金白，故水色多白。

用药升降治病关纽谱

补阳宜升。升有散之义，凡散剂皆升也。

饮食劳倦，阳下陷，升阳益气。泻利不止，升阳益胃。郁火内伏，升阳散火。滞下不休，升阳解毒。湿泄，升阳除湿。肝郁地中，小腹胀，升阳调气。

补阴宜降。降有敛之义，凡敛剂皆降也。

火盛降气，痰盛降火，热盛降湿，气盛疏①之敛之。

升药便泻肺肾。辛甘温热及气味之薄品，能助春夏之升浮，便泻秋冬之收藏。如辛温过，肺绝，甘热过，肾绝。

降药便泻肝心。酸苦咸寒及气味厚品，能助秋冬之降沉，便

---

① 疏：原作"流"，据扫叶山房本改。

泻春夏之生长。如酸寒过，肝绝，苦咸过，心绝。

淡渗药亦有升降。渗即为升，泄即为降，所以佐使诸药。

以降为升。如补中益气汤。以脉右大于左，阳陷于阴分，用之从阴引阳。

以升为降。如六味地黄丸。以脉寸旺于尺，阳亢于上，阴竭于下，用之从阳引阴。

用药温凉寒热正变谱

温性得木之正。温多成热，温之变也。温多凉少，凉不为之凉。温之正，凉之变也。

凉性得金之正。凉多成寒，凉之变也。凉多温少，温不为之温。凉之正，温之变也。

热性得火之正。热极似寒，热之变也。热多寒少，寒不为之寒。热之正，寒之变也。

寒性得水之正。寒极似热，寒之变也。寒多热少，热不为之热。寒之正，热之变也。

寒热各半而成温。又寒热之变，温之变也。

寒多热少而成凉。又寒热之变，凉之变也。

寒热各半，昼服则从热而升阳分。又热之变也。晴亦从热，热之变也。

寒热各半，夜服则从寒而降阴分。又寒之变也。阴亦从寒，寒之变也。

温性凉服。补中下无妨于上，凉先行而温后行，温之中有凉也。温之变也。

凉性热服。补上无妨于中，温先行而凉后行，且凉资热以升之。凉之变也。

寒性热服。寒不能散，资热以散经络，寒始得力也。寒之变也。

热性寒服。热攻寒，恐相攻，借以引入寒分。热之变也。

药性味宜用谱[①]

药性宜用谱

药性	所养	所主
温	养肝胆	主补
热	养心神	主浮
湿濡润	养脾阴	主润
清凉淡轻者	养肺气	主凉
寒	养肾精	主沉
燥	养脾阳	主通

药味宜用谱

批	五味	所入	所走	所养	所主	兼能
脾病禁	酸涩同	肝	筋	筋膜	收敛	收缓，收湿，收脱，敛散，敛热，敛表，敛血
肺病禁	苦	心	血	血脉	泄	坚脆，燥湿，直行，降下，涌泄，去垢，解毒开导，养血补阴
肾病禁	甘淡同	脾	肉	肌肉	缓渗	缓急，上行，发生，润肠，补气，补阳渗泄，利窍下行
肝病禁	辛	肺	气	皮毛	散	散结，驱风，横行，利窍，润燥
心病禁	咸滑同	肾	骨	骨髓	软利	软坚，凝结，治下，利窍，养窍

① 药性味宜用谱：此标题原无，据目录补。

服药法则谱

急服，有通口直饮，重剂，治下部宜之。有趁热连饮。轻剂、偶剂，发汗宜之。

缓服，有趁热徐徐小饮，治肺病宜。有不用气，随津自下。治咽喉病宜。

冷服，有寒剂冷服，治大热病宜。有热剂冷服。治假热病宜。

热服，有热剂热服，治大寒病宜。有寒剂热服。治假寒病宜。

温服，有补药温服，取温补意。有平药温服。病不犯大寒热者宜。

空心服，有五更空心服，病在肾肝宜，取其再睡一番，肾药入肝。有早起空心服，补下治下宜。有空心服后，即压以食。治肾恐妨心，治命门恐妨肺者宜。

食后服，有食后即服，病在胸膈者宜。有食远方服。病在中脘者宜，或病在胸膈，用峻下药，恐饮食方在胃口，下早致胸结者亦宜。

临卧服，有服后正卧，病在胸膈，素有积者宜。有服后左右侧卧，病在左右肋，使药直至病所。有服后去枕卧。病在肺及在膈以上者宜。

一二滚服发散，治上病者宜。

百十滚服温补，治中脘病者宜。

浓煎服治下部病者宜。

去头煎服虚怯病，恐不胜药力者宜。

巳未午初服于阴中引提阳气，宜补中益气汤、提疟汤皆是。

药性皆偏论

一药之生，其得寒热温凉之气，各有偏至，以成其体质，故曰药。药者，毒之谓。设不偏，则不可以救病之偏矣。故寒病热救，热病寒救。虚补实泻，即补亦偏至之味，非中和也。萧何约法，武侯峻纲，皆因时势之偏而救之，不得已也。设得一二方之效，遽长服以为保命之品，其初或亦投其正病，久之而味之偏胜偏归其脏，则所胜之脏受伤，而必至于偏绝。故岐伯有去六、去七、去八、去九之戒，盖慎之也。

热补为害论

六味丸加桂附，益火也。乃今之豪贵者，不问阴阳虚实概用之，此拘于阳能生阴、阴不能生阳之说也。即间知桂附不宜轻用，而又引引火归源之说以为解。夫豪贵之家，酣饮助火，恣欲亡阴，往往用此。无依之火未归源，而阴火转炽，是未受阳生之益，先贻壮火之患也。故古人云：寒药不可多，热药不可久。

治病用药宜活论

辟如内伤症，治以寒凉，此庸鄙不足言者也。间有名手，又专主甘温，除却补中、归脾、六味等汤丸，更无他技，不效则曰病剧难措也。此不明于活治者也。设使内伤，元气尚强，何妨暂投清快之剂。即本原已瘥，若久用甘温不效，倘少佐之以辛而邪火自散，所以为养正祛邪之助也。若寒病久用热药，何妨稍为凉解，热病久用寒药，何妨暂为温理。在明理者自酌之耳。

六味丸八味丸加减论

寒之不寒，责其无水。热之不热，责其无火。故宜壮水之主以制阳光，益火之元以消阴翳。仲景八味丸，益火也，钱氏六味丸，壮水也，以济人多效。然余谓真阴既虚，不宜再泄，二方俱用丹、苓、泽，渗利太过，虽曰大补之中加此无害，然未免减去补力，而奏功为难。使或阴弱未伤，或脏气微滞，而兼痰饮水邪者正宜用此。若精气大损，年力俱衰，真阴内乏，虚痰假火等症，即纯补犹嫌不足，若加渗利，如实漏卮矣。故当察微甚缓急而用随其人，斯为尽善。虚劳生火，非壮水何以救其燎原；泻痢亡阴，非补肾何以固其门户。

壮水制阳丸，治真阴肾水不足，不能滋溉营卫，渐至衰羸。或虚热往来，自汗盗汗，或神不守舍，血不归原，或遗淋不禁，或气虚昏晕，或眼花耳聋，或口燥舌干，或腰酸①腿软。凡津髓内竭，津液枯涸等，俱速宜壮水之主，以培左肾之元阴。

熟地黄八两　山药炒，四两　山萸蒸，四两　龟胶炒珠，四两　川牛膝酒洗蒸熟，三两　鹿胶炒珠，三两　菟丝子制熟，三两　枸杞子三两

炼蜜丸，白滚汤空心下百丸。

如阴虚火动者，宜用纯阴至静之剂。去枸杞、鹿胶，加女贞实三两，麦冬三两。

如火灼肺金，干枯多嗽者，加百合三两。

如夜热骨蒸，加地骨皮三两。

如小水不利，加茯苓三两。

如大便燥涩，去菟丝子，加肉苁蓉，酒洗三两。

如血虚有滞，加当归四两。

作饮：

熟地自二三钱可加至二两，随轻重用之　山药二钱　山萸一二钱，畏酸者少用之　炙草一钱，妙在此味　枸杞二钱，相火盛者去之　茯苓一钱五分

如肺热而烦，加麦冬二钱。多嗽加百合二钱。血少加当归二钱。血滞而热，加丹皮二钱。阴虚不宁，加女贞子二钱。血热妄动，加生地二三钱。脾热易饥，及多汗伤阴，加白芍二钱。心热多躁者，加元参二钱。肾热骨蒸，地骨皮加二钱。津枯热渴，加

---

① 酸：原作"胺"，据锦章书局本改。

花粉二钱。上实下虚，加牛膝二钱以导之。

益火消阴丸，治元阳不足，或先天禀衰，或劳伤过度，致命门火衰，不能生土，而为脾胃虚寒，饮食少进，或呕恶膨胀，或反胃膈塞，或怯寒畏冷，脐腹冷痛，大便不实，小水自遗，虚淋寒疝，或寒侵溪谷，肢节痹痛。总之，真阳虚者必神疲气怯，或心跳不宁，或四肢不收，或眼见邪魔，或阳衰无子等症，俱速宜益火之源，以培右肾之元阳。

熟地八两　山药炒，四两　山萸微炒，三两　枸杞微炒，四两　鹿胶炒珠，四两　杜仲姜炒，四两　菟丝子制熟，四两　当归便溏者去之，四两　附子自二两渐可加至六两，因人而用　肉桂自二两渐可加至四两，因人而用

上丸服如前。

如阳衰气虚，加人参二三两，或五六两。随人虚实以为增减。人参之功，随阳药入阳分，随阴药入阴分。若欲补命门之阳，非此不能速效。

如阳虚精滑，或带浊便溏，加补骨脂，酒炒，三两。

如飧泄肾泄不止，加肉蔻，面炒，去油，三两。

如呕恶吞酸，加干姜三两。腹痛不止，加吴萸，汤泡三次，炒，二两。

制附子，每附子一两，用粉草五钱，煎浓汤，浸二三日，剥去薄皮，切四块，又浸一日，俟极透取起，少晒，切为片，用微火徐炒，至七分熟，即可用矣。

作饮：

熟地如前　山药炒，二钱　山萸一钱五分，凡吞酸畏酸者少用之　炙草一钱　枸杞二钱　杜仲姜炒，二钱　肉桂自一钱至二钱　附子至三钱止

如气虚血脱，或厥或昏，或汗或晕，或虚狂，或短气，加人参，自一钱、二钱至一两、二两。

如火虚不能生土，或呕恶，或吞酸，加炮姜一、二、三钱。

如泄泻不止，腹痛无休，附子。自一钱至二三钱，须人参兼用，或再加肉豆蔻二钱。

如小腹疼痛，加桂附仍不止者，再加吴萸一钱佐之。

如淋遗白带，脐腹疼痛，加补骨脂一二钱，炒熟捣碎用。

如血凝血少，加当归二三钱。

四气调神论

春，夜卧早起，广步于庭，举动和缓，以应春气。逆之则伤肝，夏必火不足。［眉批］足厥阴少阳肝胆。

夏，夜卧早起，无惰于日，使志无怒，使气疏泄。逆之则伤心，秋必为疟。［眉批］手少阴太阳心小肠。

秋，早卧避初寒，早起从新爽，与鸡俱兴，使志安宁。逆之则伤肺，冬为飧泄。［眉批］手太阴阳明肺大肠。

冬，早卧晚起，必待日光，若伏若匿，自重无妄动，去寒就温，无泄皮肤。逆之则伤肾，春为痿厥。［眉批］足少阴太阳肾膀胱。

治病必求其本论

治病必求其本，本有先后天之辨。先天之本在肾。盖婴儿未成，先结胞胎，其象中空，一茎透起，形如莲蕊。一茎即脐带，莲蕊即两肾也，而命寓焉。肾应北方水，水生木而后肝成，木生火而后心成，火生土而后脾成，土生金而后肺成。五脏既成，六腑随之，四肢乃具，百骸乃全。故肾为脏腑之本，十二脉之根，人资之以为始者也。故曰先天之本在肾。

后天之本在脾。婴儿既生，一日不再食则饥，七日不食则肠胃洞绝而死。经云安谷则昌，绝谷则亡，犹兵家之有饷道也。饷道一绝，万众立散，胃气一败，百药难滋。一有此身，必资谷气。

谷入胃，洒陈于六腑而气至，和调于五脏而血生，而人资之以为生者也。故曰后天之本在脾。

上古圣人，见肾为先天之本，故著之脉曰：人之有尺，犹树之有根。见脾胃为后天之本，故著之脉曰：有胃气则生，无胃气则死。而治先天则有水火之分。水不足者用六味丸，壮水之主以制阳光。火不足者用八味丸，益火之源以消阴翳。治后天则有饮食劳倦之分。饮食伤者，枳术丸主之。劳倦伤者，补中益气汤主之。王应震曰：见痰休治痰，见血休治血。无汗不发汗，有热莫攻热。喘生无耗气，精遗无涩泄。明得个中趣，方是医中杰。真知本之言也。

用热远热用寒远寒发表不远热攻里不远寒论

远者，避忌之谓，即无犯也。凡用热者，无犯司气之热及时令之热。用寒者，无犯司气之寒及时令之寒。温凉亦然。惟发表则不远热，惟攻里则不远寒，发攻二字要看。

发者逐之于外，开①其外之固也。中表多寒邪，非温热不散，故外虽炽热，内无热症，火不在里。医者不察本寒标热之义，辄用芩连等，邪寒在表，药寒在里，内外合邪，遂不可解。春秋冬三季，土金水三气，阴盛阳微之时尤甚。亦有用柴胡、白虎、益元、冷水之类取汗而愈者，此因表里俱热，故当凉解，非发之之谓也。

攻者逐之于内，伐其内之实也。内郁多热邪，非沉寒不除，故攻里不远寒。亦有用理中、四逆、回阳之类而除痛去积者，此因阴寒留滞，故当温中，非攻之之谓也。知发与攻者不远之义，益知远热远寒之不可忽矣。

---

① 开：原作"闲"，据锦章书局本改。

卷之五　病机部①

病机赋九十三条②

暴中卒厥

经云暴中卒厥，皆由水不制火，亦因喜怒悲思，五志过极热多。卒然仆倒昏聩，痰涎壅塞潮作，若或口开手撒，声鼾遗尿眼合，此是脏绝不治，若不全现犹可。其有摇头撺目，面妆发直吐沫，汗珠面黑遗尿，眼闭口开喘多，与夫吐出紫红，此为不治之疴。

脉　浮大浮数，皆是风邪。寒则浮迟，湿则浮涩。虚大为暑，非时则虚。微而兼数，沉而且迟。其或浮紧，俱是中气。风应人迎，气应气口。洪大为火，滑为痰滞。当察时气，并其起居，参以现症，审定施治。

中风

中腑面现五色，恶寒脉浮身热。或中身前身后，亦或中于身侧。若或中脏口撒，舌硬耳聋鼻塞。中腑多兼中脏，必定二便闭结。治须少汗少下，过则损气损血。若无表热里实，此为邪中经脉。治宜静胜其躁，大秦艽汤养血。顺气活血为宜，散风破气非也。其有瘫痪偏枯，非真中风宜别。其或中腑得愈，切宜绝戒酒色。

脉　中风浮吉，滑兼痰气。其或沉滑，勿以风治。或沉或浮，

---

① 病机部：此标题原无，据目录补。
② 九十三条：此小字原无，据目录补。

而微而虚。扶元治痰，风未可疏。浮迟者吉，急疾者殂。

中寒

体虚不善调摄，故尔触冒寒邪。卒晕口禁失音，肢强恶寒发热。甚则昏迷不醒，多汗面兼赤色。何以异于伤寒，以其不甚发热。

脉　中寒之脉，迟而且紧。夹风脉浮，眩晕不仁。兼湿脉濡，疼痛肿甚。

中气

七情皆能为中，因怒而中尤多。大与中风相似，治以风药不可。中气身冷无痰，风则身温痰多。

脉　风应人迎，气应气口。微而兼数，沉而且迟。其或浮紧，俱是中气。

中暑

暑热最能伤气，勿作伤寒误治。身热头痛相类，背寒肢凉为异。甚则倒到喘满，燥渴吐泻作厌。大抵中暑闷乱，不可饮冷卧湿。若兼虚浮暑风，香薷加羌可医。

脉　暑伤于气，所以脉虚。弦细芤迟，体状无余。

中食

忽然厥逆昏迷，不言肢且不举。此因醉饱感寒，或因怒滞胃气。此为内伤至重，勿误中风中气。

脉　胸膈壅塞，气口紧盛。

中湿

湿流身体烦痛，病由内外湿成。腰坠头则如裹，声壅如瓮里鸣。肢节痛兼痿痹，四肢缓纵难行。惟宜上下分消，不可大汗火攻。其或疽肿虚浮，湿郁宜资风升。

脉　湿则濡缓，或兼涩小。入里沉缓，浮缓在表。若缓而弦，风湿相搅。

内伤劳倦

劳役喘且汗出，内外皆越耗气。气衰火乘虚旺，壮火蚀脾元气。表热四肢懒动，汗喘心烦懒语。

脉　劳伤之脉，浮大而虚。若损胃气，隐伏无迹。

发热

世间发热之症，数种绝类伤寒。冬月表邪外感，麻桂辛热发散。春温变用辛凉，夏暑用甘苦寒。其或夏寒冬温，病感时令不顺。冬温勿投温剂，夏寒勿使凉甚。又有一种热病，春夏瘟疫盛行。宜参气运施治，清热解毒有功。若夫饮食劳倦，内伤虚热阳陷。甘温补气不足，补中益气堪羡。又若劳心好色，内伤真阴亏欠。阴亏阳胜变火，是谓阴虚劳歉。血药补血不足，四物加以知柏。再若夏月伤暑，外感却是内伤。热伤元气不足，清暑益气堪尝。又有暑月食冷，大热过取风凉。治宜辛热辛温，却与伤寒相仿。

脉　实热之脉，洪盛有力。阳实阴虚，下之则愈。虚热脉虚，泻热补气。外感人迎，内伤气口。视其紧盛，以决症候。昼热气病，夜热血痾。有时发止，是在经络。邪气陷深，昼少夜多。是血室热，泻血汤可。

恶寒

阳虚恶寒汗多，由于腠理疏豁。表虚黄芪建中，阳虚四君子合。振慄恶寒非寒，火亢兼化水过。四物加以连柏，里实承气亦可。外感发热恶寒，因时解散即安。无热调中益气，加芪桂枝可痊。若还恶寒洒淅，肺受火邪失职。甘桔酒芩栀麦，五味枣仁可医。

疟疾

暑风食积与痰，肌粟频打呵欠。乃作寒慄鼓颔，身痛求饮绵绵。一日一发午前，邪在阳分易安。芩苓等味和阳，阳畅而病自安。间日三日午后，邪在阴分难救。归地川芎补阴，知柏升麻佐酒。先提病升阳分，然后截之莫骤。间日连发二日，又或日夜俱发。此为气血俱病，四物四君莫差。有汗须要扶正，无汗须要驱邪。轻试速效劫剂，必致胃伤堪嗟。又有两日一发，痎疟绵缠病大。不可误服峻剂，补药养气为佳。其余治法多端，条析本疾条下。大凡疟之初发，便宜开痰散风。兼以消食化气，其后虽发亦轻。

脉　弦数多热，宜发其汗。或弦而迟，宜温其寒。弦而紧实，下之自安。弦而虚细，补之可痊。弦短多食，弦滑多痰。实大宜吐，迟缓自痊。久疟脉虚，养正救偏。

厥病

阴厥因泄利成，身寒肢冷唇青。足踡溲利不渴，理中四逆有灵。阳厥热甚似阴，二便闭塞肢冷。承气太乙诸汤，以治此病有功。若夫痰厥清厥，治法各不相同。

脉　阴厥脉迟，阳厥脉数。气厥脉伏，气虚脉弱。血虚而厥，芤涩脉作。若因痰滞，沉滑脉多。

气病

气为一身之卫，七情伤之则滞。凡气有余皆火，诸痛悉因于气。辛香行气要品，若久任之则弊。

脉　下手脉沉，便知是气。沉极则伏，濡弱难治。其或沉滑，气兼痰郁。

郁病

气郁胸肋满壅，湿郁关节身痛。热郁昏瞀水赤，血郁能食便红。痰郁动则喘满，食郁酸嗳嘈鸣。

脉　气脉沉涩，湿脉沉细。热脉沉数，血沉无力。痰应寸口，沉滑无比。食应气口，紧盛致疾。

痞满

痞与胀满不同，胀则外鼓有形。痞但内觉满闷，外却无形可证。病脏属心与脾，病源是火与湿。或因误下亡阴，以致虚作痞气。升胃兼用血药，全恃气药者非。庸手或复下之，变为膨胀不治。实痞大便必闭，厚朴枳实汤医。虚痞大便自利，四君芍陈为主。饮食所伤消导，兀兀上逆吐宜。满而不痛为痞，满而痛者胸痹。

脉　痞满滑大，痰火作孽。弦伏中虚，微涩衰劣。

水肿

始起目窠微肿，有如新卧起状。颈脉动喘股寒，胫肿腹大而胀。以手按腹即起，有如裹水之象。治法先实脾土，土实面色纯黄。土能舍水水流，肿满自然平康。其次须温肾水，骨坚肌肉乃强。阴水得温不冰，自然泮流无恙。脾肾骨肉相保，伐北治在中央。腰以上肿发汗，腰以下肿利便。然须辨明阴阳，不可一治望痊。

阴水色多青白，不渴尿清便泄。此宜温暖之剂，实脾复元可啜。若或发渴尿赤，大腑因而多闭。宜用清平之品，五皮等药得济。然而肿势太狂，膀胱紧连阴囊。小道无一线通，分利何由得畅。必开大便逐水，随调脾土无恙。斤斤恪守旧规，闭门盗从何放。切忌面黑不治，胫股黄水自出。腘①破气喘不定，唇黑脐凸背平。缺盆与夫足心，若平皆不可治。然须戒房慎味，不守禁忌

---

① 腘（jùn 俊）：肌肉高起处。

难愈。

脉　阴脉沉迟，其色青白。不渴而泻，小便清涩。脉或沉数，色赤而黄。燥粪赤溺，兼渴为阳。沉细必死，浮大无妨。

胀满

按之不痛为虚，按之痛者是实。实者攻下随补，虚者调中益脾。时减时复为寒，温剂调之自已。大抵脾阴受伤，转输之官失职。心肺阳气不降，肝肾阴气不举。天地不交成否，隧道壅塞热积。热久生湿胃伤，胃不化谷成疾。治宜伐木补脾，伐木宜先养肺。然须滋肾制火，肺得清化始济。庸人纯用利药，暂快其病增剧。若还胸胀脐突，绝不能食不治。胀满者，医书之所谓鼓胀也。

脉　胀满脉弦，脾制于肝。洪数阳热，迟弱阴寒。浮为虚胀，紧则中实。浮大者生，虚小危急。

积聚

脏积腑聚年久，传克不行结留。古方多用峻削，佐以辛香热药。轻浅因以消化，久虚正气益削。正伤其积转甚，何以能去沉痼。养正满席君子，岂容小人在座。

脉　快紧或牢，皆是积聚。肋积脉横，胃积沉实。凡积属阴，脉必沉伏。六聚沉结，癥瘕弦坚。诸病紧脉，痛必缠绵。虚弱者死，实强可痊。

痰饮

痰生由脾不足，不能运精输肺。经道瘀浊成病，治法必先补脾。脾复健运之常，痰自化而无迹。设或停积既久，有如渠壅逆流。若不疏决沟渠，何以澄清流走。痰于人身犹水，逆上决无此理。津液随气升降，治痰必先降气。然使调理失宜，气道因而壅闭。结而为痰为饮，病状千怪不一。亦有肾寒多唾，温补肾气可已。顺气分导为是，汗下损胃不宜。

脉　偏弦为饮，或沉弦滑。或结芤伏，痰饮中节。

咳嗽

风寒暑湿外感，先自皮毛入肺。肺受外邪成嗽，此为自外而入。七情饥饱内伤，邪气因而上逆。肺司出入气道，邪蒸因而致疾。伤风恶风寒热，伤寒恶寒无汗。伤暑烦渴饮冷，伤湿骨节烦冤。伤心喉中如梗，甚则咽喉肿痛。伤肝胸满①肋痛，甚则不可转动。伤脾痛在右肋，痛引肩背相接。甚则难以动移，动则咳出不歇。伤肾腰背引痛，甚则咳涎无节。伤肺喘息有音，甚则至于唾血。小肠咳则失气，胆咳则呕苦汁。大肠咳而遗屎，膀胱咳而遗溺。三焦咳而腹满，胃咳则长虫出。此皆由脏传腑，然皆合胃关肺。甚而至于面肿，此为上气大逆。外感亦有不嗽，邪深皮毛难留。有嗽外感至轻，惟当发散立救。劳嗽久而后发，理气宜审气口。停食必兼消化，酸涩未可妄投。外感寒邪未除，未可便用补救。久咳肺热成痿，气喘不眠肺胀。治之各有法则，惟在因病酌方。

脉　咳嗽所因，浮风紧寒。数热细湿，房劳涩难。右关濡者，饮食伤脾。左关弦短，疲极肝衰。浮短肺伤，法当咳嗽。五脏之嗽，各视本部。浮紧虚寒，沉数实热。洪滑多痰，弦涩少血。形盛脉细，不足以息。沉小伏匿，皆是死脉。惟有浮大，而嗽者生。外症内脉，参考秤停。

喘

喘病气急息数，张口抬肩撷肚。病源皆本于肺，气盛逆上喘促。风寒暑湿外侵，肺气胀满喘频。七情内郁生痰，痰盛亦能发喘。外邪则祛散之，气郁调顺得安。胃虚必资温里，兼以调气始

---

① 胸满：原作"脚满"，据锦章书局本改。

痉。肺盛多是火克，药味宜用甘寒。痰喘有声絮絮，火喘得食则减。大概胃中有火，兼之膈上有痰。误以燥热治疗，以火治火大燃。呼吸急促无声，此为气短之喘。抬肩撷肚不休，明明胃虚何言。喘病不得眠卧，水逆浮肺成祸。脉浮虚涩阴虚，下之须臾有祸。更有产后喘急，此因下血过多。血竭卫气无主，独聚肺中为祸。此名孤阳绝阴，大料芎归参和。

脉　脉滑肢温者生，沉涩肢寒者死。数者亦死，为其形损。

哮

呀呷喉中作声，出入之气若壅。此因痰胶如漆①，薄味化痰有功。

呕吐

脾病中焦壅塞，或因忧思寒结。亦有中脘伏痰，兼之胃受邪热。固缘气食有积，亦有停蓄瘀血。呕属有物有声，气血病属阳明。此病慎不可下，多服生姜有功。气逆辛以散之，此为调剂神工。吐则有物无声，血病而气不病。此病专责太阳，陈皮去白有功。若夫有声无物，此为少阳气促。此病专责在气，姜治半夏为主。其有身背皆热，其气不续若歇。膈闷先呕后下，是为漏气风邪。其或下焦实热，气逆而呕便结。呕甚此为走哺，人参汤药甚得。其有食已暴吐，此为上焦气热。宜先降气和中，间或通其闭结。其或干呕恶心，大半夏汤可切。诸呕各有妙法，详见证治各节。

脉　呕吐无他，寸紧滑数。微数血虚，单浮胃薄。芤则有瘀，最忌涩数。

---

①　漆：原作"膝"，据锦章书局本改。

酸心

脾虚不能运食，肝气湿热郁积。内热为外寒束，标寒本热有殊。二陈加以连萸，佐以神曲苍术。湿热得行自痊，然必淡薄粝食。

脉　脉多弦滑，沉迟寒邪。其或数洪，胸有痰热。

翻胃

三阳之热下结，以致前后闷涩。下闭必反上行，火逆因成膈噎。有因中气不运，其脉缓而无力。或服耗气药多，法宜补气运脾。有因血槁愈结，其脉数而无力。不能荣养肠胃，法当润肠滋血。若或气血两虚，口中必多沫出。沫大出者必死，昔人付之不治。有因火逆冲上，脉必洪数有力。滋阴清膈散中，杷叶芦根加剂。有因痰多裹食，脉必滑而有力。痰行食自得下，涤痰汤丸有济。有因脾火内衰，脉必沉微而迟。辛香温气可用，益阴药品佐入。有因气滞不行，其脉沉伏可取。二陈加以枳壳，四七木香青皮。有因瘀血在膈，阻碍气道成嗝。亦或因虫致病，取下血虫将息。喉中或如有块，昆布等品最灵。其或声不能出，竹皮之饮可用。其或脉①细肢冷，沫出强治无功。

脉　膈噎之脉，寸紧尺涩。紧芤或弦，虚寒之厄。关沉有痰，浮涩脾积。浮弱气虚，涩小血弱。若涩而沉，七情所抟。沉细散乱，或沉浮有。中按则无，皆主必死。

霍乱

心腹痛而吐利，寒热头痛奔厹。盖因阳升阴降，转筋入腹则毙。外因风寒暑湿，内因九气所致。世俗止谓停食，病源不明故非。多生夏秋交际，寒月亦由伏暑。吐泻甚则转筋，逢此须兼风

---

① 脉：原作"矢"，据锦章书局本改。

治。若还肢冷唇青，此兼寒症可医。若其身热烦渴，气粗口燥兼暑。其或四肢重着，骨节烦疼兼湿。若还无此数症，此为多伤寒食。治之各有法则，慎勿乱投药剂。转筋甚而挛缩，舌卷囊缩不治。转筋分别寒热，香薷理中调理。其或入腹遍身，宜急委之勿医。其或烦渴求饮，前后各有方治。此病不可急食，食则助邪必毙。又有心腹搅痛，欲吐欲泻不能。俗名搅肠痧是，盐汤正气可用。胎产亦有专方，因时酌病细寻。

脉　霍乱吐泻，滑而不匀。或微而涩，或伏惊人。热多洪滑，弦滑食论。

关格

其上吐逆为格，不得小便为关。舌胎水浆不下，格是胸中有寒。阳气反下为关，关是热在丹田。胸寒治以热药，下热寒剂可捐。下主寒而客热，上主热而客寒。其或寒热合病，客治急而主缓。

脉　寸脉浮大，浮虚大实。头宜无汗，有汗者毙。

呃逆

病兼水气火痰，不可专指为寒。胃虚亦能致此，此在病后为然。伤寒经汗吐下，产后久痢久泻。患此多是胃虚，病后调理莫差。其余无疾患此，皆属实病宜下。诸逆上冲属火，治之要各有法。

脉　呃逆甚危，浮缓乃宜。弦急必死，结代促微。

嗳噫

病由火土气郁，良由实火痰滞。

嘈杂

肺伤不能平木，脾土冲和气沮。木挟相火化酸，肝木摇动中土。中土扰扰不宁，嘈杂如饥饿腹。发则求食自救，得食疾亦少苏。虽止少顷复作，土虚何由当木。治法务治痰饮，先须平木补土。临症务别虚实，不可一概糊涂。

脉　洪大属火，滑大痰多。弦细脾弱，肥人痰火。

血症

血脉生化于脾，滋溉一身为荣。水谷精液所化，形气赖之强盛。苟或形役阳亢，阳盛阴必衰亡。盖虽阴从阳气，无阴气何倚椿①。阳道实而有余，阴道虚常不足。阴固难成易亏。治之四物为主。然或气虚血弱，须用人参佐理。

脉　诸症见血，皆见芤涩。随其上下，以验所出。大凡失血，脉贵沉细。设见洪大，后必难治。

鼻衄

鼻窍上通于脑，血溢于脑故出。流传经络涌泄，有伤风寒暑湿。亦或七情暴动，皆能使血上溢。若夫酒炙跌打，此与内外无与。设脉细弦而涩，面色白夭不泽。此为脱血大寒，理中建中可啜。其或脉大而虚，心动面赤上热。此为少阴气盛，宜服三黄补血。实热犀角生地，尤当利其便坚。下虚上盛而衄，不宜过用寒凉。四物参芪冬味，地黄丸引沉香。其余诸症亦多，治之各有方向。

齿衄

或因风壅成病，亦或由于肾虚。牙者肾骨之余，火炎由于水虚。胃热口必有气，出多脉洪有力。大黄去其黑粪，肾虚不在此例。

---

① 椿：椿树，喻长寿。

耳衄

专责肝与肾经，清肝补肾有功。

吐血

血症下出为顺，若从上出则逆。一应血症上溢，除却虚赢另治，其他皆须劫药。大黄用醋浸煮，苄汁①丹皮桃泥。引血使血下行，转逆为顺妙剂。庸人恪守四物，日事芩连柏知。气血伤而脾败，百无一生可惜。大凡血出口鼻，皆系上盛下虚。血水从气升降，理血先须降气。亦有气虚不摄，脉必微弱虚软。精神必且疲惫，宜用人参保元。其或上膈热甚，脉大不减精神。或觉胸中满痛，血块紫黑可认。生地赤芍归阿，滑石大黄玄粉。丹皮桃仁便下，此为釜底抽薪。若用急止之法，阿胶藕汁烧发。童便刺蓟墨汁，化下一服顿瘥。其余杂症多端，治之要各有法。

咳血

肺肾二脏相连，得病故亦相参。涎唾少血散漫，此肾相火上炎。痰中红缕咳出，此是肺受热煎。若咳白血必死，似肉似肺者然。热壅嗽血凉解，久嗽损肺难捐。

咯血

咯唾同出于肾，肾火迫肺逆甚。肺为清虚之脏。何堪当此炎侵。

溲血

淋痛溲血不痛，膀胱蓄热为癃。

下血

肠风血清色鲜，脏毒血浊色黯。要皆俗设名目，不必分门另

---

① 苄汁：生地汁。

言。紫黑腹中不痛，湿毒汤用黄连。鲜色腹中若痛，热毒芍药汤捐。

畜血

三焦各有畜血，俱在左手三脉。

头痛

太阳病恶风寒，脉浮紧而病巅。顶痛及两额角，麻黄芎羌藁痊。少阳往来寒热，痛连耳根脉弦。小柴胡汤为主，肝胆得散自安。阳明发热自汗，脉长实而浮缓。葛根汤加膏芷，此经盖不恶寒。太阴病必有痰，体重腹痛为验。须知其脉沉缓，苍术星半芎蔓。少阴病脉沉细，寒厥足寒气逆。麻黄炮附细辛，以治此病洵济。厥阴痛引目系，厥冷痰沫吐出。兼之诊脉浮缓，吴茱萸汤可医。其汤麻羌各五，藁升芎蔓柴三。吴黄细辛黄连，半夏红花亦三。芩归柏苍芎十，煎之用水一盏。凡此六经头痛，皆挟外邪宜散。

若夫血虚头病，下自鱼尾上攻。若夫气虚头痛，九窍不利耳鸣。其或风湿热痛，病脑损目上壅。羌防炒连各钱，黄芩用三钱半。柴胡七分芎五，炙草五分之三。偏痛服之不愈，减羌防芎一半。柴胡一倍加上，只此便可望痊。如或发热而渴，加芷白虎可啜。痛连头旋眼黑，安神散药可撮。川芎、细辛、羌活、槐花、炙草、香附、石膏各五分，荆芥、薄荷、菊花、防风、茵陈各一钱。其或热厥头痛，严寒犹喜凉风。见暖见火复作，清上泻火有灵。冬月大寒犯脑，令人脑齿皆痛。此是伤寒之症，羌活附子汤用。余症犹有未尽，俱详本门方中。

心痛

痛极时吐清水，面清白者是虫。痛时有物阻碍，累累不下食攻。嘈痛怏怏欲吐，吐即稍宽痰停。胸臆相引闷结，得嗳稍宽郁中。欲饮热酒稍解，或欲近暖寒风。自上而下如刮，自闻唧唧有声。胸臆相连无措，积血火载非虫。

脉　心痛微急，痛甚伏入。阳微阴弦，或短又数。紧实便难，滑实痰积。心痛引背，脉微而大。寸沉而迟，关紧数锐。

腹痛

腹痛由气不行，经云通则不痛，绵绵疼无增减，喜热食者是寒。时痛时止不散，脉洪大数热煎。泻利并作脉虚，此病感伤暑天。小水不利便泄，脉细知是湿染。眩晕或下白积，溲不利而呕涩。得辛热汤暂止，脉滑是痰作愆。痛甚而利稍减，食积其脉滑弦。酒积明知是酒，气滞腹必胀满。死血常处不移，脉涩而扎可见。七情内结不散，积聚坚牢如磐。心腹绞痛发止，发则与死相连。七气汤药最妙，治之屡服自痊。或有作止吐水，往来有块耕见。此是虫积为祟，鸡汁吞下梅丸。手可重按是虚，参术姜桂补痊。手不可按是实，芒硝大黄下安。其或丸肿牵引，一条冲腹是疝。吐利或不吐利，肢冷痛极霍乱。小便数而似淋，甲错腹皮急甚。按之濡如肿状，远脐生疮有因。此是肠痈宜下，脉必滑数不禁。小腹痛亦多喘，常觉清冷虚寒。肉桂吴萸兼补，水闭用五苓散。按之愈痛是实，青皮香附温气。死血便利胀急，宜用破血之剂。

脉　沉弦细动，皆是痛症。心痛在寸，腹痛在关。下部在尺，脉象显然。

腰痛

欲过以至肾虚，七情六淫来伤。风痛牵引两足，或左或右无常。湿痛不喜天阴，久坐身体重沉。寒痛见寒则增，腰冷如冰脉紧。热痛脉必洪数，发渴便闭热甚。瘀血痛必脉涩，气滞脉必带沉。凡此外因皆标，肾脏虚弱其本。挟邪须先除邪，无邪惟宜补肾。腰弱体倦膝酸，痛亦攸攸不甚。此是肾虚之候，亦分阴阳二因。若脉细而无力，怯怯短气便利。宜用鹿茸羊肾，以补肾阳不足。若脉洪而无力，火炎小便黄赤。久之肾热骨痿，便宜补肾阴虚。肾着腰冷能食，重赘如带金石。胯痛单属湿热，腰软必用柏已。

脉　腰痛之脉，必沉而弦。沉微气滞，弦损肾元。或浮而紧，风寒所缠。湿伤濡细，实挫闪然。涩必瘀血，滑痰火煎。或引背痛，沉滑易痊。

肋痛

左肋多是留血，右肋悉是痰积。痰气亦留于左，然必血挟于气。不似右肋之痛，全然不作血治。其有各种不同，本门条分缕析。更有房劳过多，肾虚羸怯之辈，胸肋隐隐微痛，此病的属肾虚。气虚不能生血，肾虚不能约气。盖气血盛则流畅。若其少则壅滞。滞则生痛宜补，寻常治法殆非。

脉　两肋疼症，脉必双弦。紧细弦者，多怒气偏。沉涩而急，痰瘀之愆。

肩背脊痛

肩背分野属肺，痛悉责乎肺气。痛至不可回顾，肺气不行所致。汗出小便数少，风热乘肺气郁。亦有湿热痰饮，其或肾气上逆。或者看书对弈，坐久劳多所致。若夫病后初起，与夫元气素虚。必且牵引乳肋，亦或走注肩膂。此乃元气上逆，引使归元有济。不可复下疏刷，愈刷痛将愈剧。发汗患此居多，惟用温补为宜。若拘气无补法，多见误人致殂。盖汗能耗心液，痛因阳气不足。其或脊痛而强，腰折项拔头痛。此是太阳经滞，羌活胜湿最灵。其或跌打坠损，腰脊痛不可忍。此为恶血凝结，地龙汤药最任。

脉　脉必洪大，洪热大风。其或沉滑，主背臂痛。

胳臂痛

此病所因不一，专主痰治则非。其有指掌肿痛，此则谓之手气，臂痛因其经络，宜先和血行气。

身体痛

有寒有热不等，外感内伤相并。湿热背重胸塞，风湿汗出懒动，其有伤寒身痛，本门诸方择用。

脉　伤寒表症，六脉俱紧。阴毒沉紧，身如被杖。汗后体痛，血气未和，其脉弦迟。伤湿脉缓，毒流关节，肢体重痛，不可转侧。气血虚损，弦小豁大。

麻木

麻木目缩责肝，在肤肺气不行。暑天两手麻木，热伤元气为然。其余各有所因，审病制方细参。

痿病

痿病生于脏热，其伤专责脾肺。肺主气而畏火，其衰由于多欲。水衰火无所畏，热邪因而侮肺。肺衰木无所畏，逞其虐而侮脾。肺热气无管摄，脾伤四肢不举。泻南西方得清，金盛东方不实。补北南方自降，火戢西方不虚。脾肺交相为用，治痿之法第一。

脉　痿因肺燥，脉多浮弱。寸口若沉，发汗则错。足痛或软，专审于尺。滑疾而缓，或沉而弱。

脚气

此病分别干湿，以肿不肿为异。初起身痛发热，勿作伤寒误治。或有行起忽倒，或有胫肿膝细。或有小腹不仁，抑或忪悸吐逆。或有举头转筋，亦或气急恶食。风宜汗湿宜温，热宜下寒宜熨。此病速宜针灸，用汤淋洗大忌。春秋二时宜补，夏月专须汗利。入冬微加滋补，坐立勿在湿地。

脉　脚气之脉，其状有四。浮弦为风，濡弱湿气。迟涩因寒，洪数热郁。风汗湿温，热下寒熨。

破伤风

疮眼不合卫虚，风邪因之入里。亦有疮热郁结，白痂闭塞其气。气难宣通热甚，热极因生风痉。看法先辨疮口，中风口平无汗。中水边出黄水，皆欲作痉急治。此有表里阴阳，一同伤寒症医。

痉病

伤寒发汗过多，产妇溃疡皆成。其症身热足寒，头摇口噤反弓。目中必有赤脉，头热面赤是痉。有汗名曰柔痉，无汗名曰刚痉。症属太阴湿土，土极反兼化风。兼化勿作风治，燥药在所宜惩。气虚兼有火痰，如圣饮子有灵。目瞪口开昏聩，药饵不如不用。

脉　痉病脉伏，弦沉而紧。

瘛疭

诸搐皆属于火，热胜风抟经络。风主动而不宁，风火相乘搐作。治宜祛风涤热，不可妄加艾灼。

脉　心脉急甚，此为心虚。若还满大，心火热实。肝脉小急，责在肝虚。肝脉若盛，泻肝救脾。脾脉急甚，肝乘脾虚。

眩晕

丹溪专主降火，《内经》专责肝木。要皆风火兼化，两动相抟挟虚。辟如火焰得风，往来旋转晕覆。

脉　风则脉浮，有汗不仁。寒则脉紧，筋挛痛甚。暑洪大虚，自汗烦闷。湿则吐逆，脉细而沉。左手脉数，是为热侵。右手脉实，痰积者深。脉涩死血，脉大病深。或伤七情，脏气作渗①。郁而生涎，结而为饮，随气上逆，令人眩晕。棱痛眼闭，寸脉多沉。疲劳过度，金疮吐衄，崩中去血，当随所因。

癫病

有时歌笑悲泣，语乱如醉如痴。喜怒动则不常，秽洁有时不知。似狂不如狂甚，得之志大抑郁。诸癫发则仆地，强起遗屎难治。

脉　脉虚可治，实则死逼。

狂病

始发少卧不饥，自称贤智贵倨。妄笑歌乐妄行，甚至猖暴刚戾。登高弃衣逾垣，皆非素所能习。治法抑其阳盛，神昏得睡可医。

痫病

发则昏迷不知，眩仆不省高低。甚而瘛疭抽掣，口眼喎斜目直。口内有声吐沫，醒后复发作戾。大抵痰塞经窍，始由惊动脏气。

烦躁

独烦不躁属热，惊悸兼烦为寒。烦者心中不安，此惟内热故然。独躁不烦属寒，惟内火盛热兼。躁者裸体躁扰，或欲井水中眠。内热有本故热，外热无根故寒。若还身不觉热，头昏不渴咽干，更兼清清不寐，此是心虚闷烦。

惊

惊病心虚胆怯，有触辄动切切。此因惊忤心神，宁心壮胆

---

① 渗（lì利）：灾害。

斯得。

悸

悸病心血不足，无惊心自惕惕。多因富贵汲汲，抑或贫贱戚戚。思虑触事拂意，以致真血耗虚。舌强恍惚善悲，补血滋其心帝。

恐

不能独自坐卧，必须人为伴侣。有如人将捕之，夜间无烛亦惧。此由肾热肝虚，补其精血自除。

健忘

药固安心养血，不如息心静摄。

脉　惊悸怔忡，寸动而弱。寸紧关浮，悸病乃作。饮食痰火，伏动滑搏。浮微弦濡，忧惊过却。健忘神亏，心虚浮薄。

汗

表虚血弱汗流，湿症淋漓不休。痰症津津浃背，亡阳气脱如油。阴虚盗汗无血，熟睡沾衾醒收。心汗盖缘思虑，一片常在心头。

脉　汗脉浮虚，或濡或涩。自汗在寸，盗汗在尺。

不卧

有因病后虚弱，老人阳衰者多。或因痰在胆经，或因思虑之过。挟喘治以喘法，厥逆照脚气药。

多卧

多卧皆属内热，或因湿胜脾泻。食入困卧因虚，补脾燥湿可悦。

身重

身重多属于湿，四苓补中益气。或兼起卧不能，小柴胡汤可入。身重汗出恶风，防己黄芪为主。腹痛再加白芍，佐以甘草白术。夏月身重难转，除风去热胜湿。脾胃虚弱身重，参术之汤为主。黄芪二钱，人参、陈皮各五分，升麻、柴胡、酒柏各三分，神曲七分，当归二分，苍术一钱，炙草四分，青皮五分，热服。

不能食

不食多属脾虚，切宜兼补肾脾。一切克伐之药，慎勿多服权宜。若或饥不嗜食，此属脾肾寒湿。若夫恶闻食臭，此须导痰补脾。

喑病

中风舌不转运，痰涎闭塞舌本。体虚兼之有痰，参芪术归陈饮。若还消烁亡血，四物竹沥姜浸。舌强舌卷而喑，半身不遂方论。喉喑声哑不鸣，诃子汤药补金。

消病

渴而多饮上消，消谷善饥中消。下消自是不同，渴而便数有膏。病愈须善调养，不然病将复浩。勿论愈与未愈，皆防痈疾堪悼。

脉　心脉微小，是为消瘅。滑甚阳盛，故为善渴。肺肝脾肾，微小渴多。若心软散，自愈不药。实大可治，悬小难医。

黄疸

色黄身痛湿病，身不痛者是疸。身肿发热汗渴，柏汁染衣黄汗。此因热汗入水，脉沉黄芪汤捐。食已即饥身黄，卧时身体赤青。兼之憎寒壮热，脾胃热气熏蒸。此是真正黄疸，脉浮腹和宜汗。桂枝加黄芪汤热服，汗为度。若还腹满欲吐，直宜吐之为便。其或腹满溲赤，宜直下之自安。诸疸同是湿热，俱宜利水为先。又有阴黄血黄，治之各不一般。大率脾土受伤，湿热内郁不宣。抑郁多生此病，淡黄易深黄难。焦黄益不可治，药饵勿纯用寒。宜以渗泄为君，佐以甘温自痊。用凉重伤脾土，变为腹胀迁延。

脉　五疸实热，脉必洪数。其或微涩，证属虚弱。

泄泻

泄泻原非一治，古人辨之甚详。治之勿问标本，皆宜利便为当。止有停食作泻，不可固止致殃。滑泄最忌五虚，脉细皮寒少气，兼之饮食不入，参术早救可望。

脉　泻脉自沉，沉迟寒侵。沉数火热，沉虚滑脱。暑湿缓弱，多在夏月。

痢疾

诸痢皆属于热，五色原属五脏。行血便脓自愈，调气后重自亡。治之须辛苦寒，佐以辛热为当。黑是热兼火化，淤血若漆黑光。初痢自宜下积，积下气自升降。既下仍复不愈，止宜调阴顺阳。若其荣卫本虚，亦勿遽下致殃。先补荣卫充溢，然后下之为当。世人止知攻涩，拘拘守乎数方。安知攻药耗损，甚至气败血亡。固涩又增郁满，肿胀喘呼可伤。

脉　涩则无血，厥寒为甚。尺微无阴，下痢逆冷。又曰无积不痢，脉宜滑大。浮弦急死，沉细不差。

大便不通

便秘原非一概，胃气虚实有差。实者能食便赤，麻仁等味自瘥。虚者溲利不食，厚朴一汤可解。又有风冷气热，老人津液干结。亦有发汗利水，妇人分产亡血。硝黄巴丑皆禁，治之宜有樽节。

脉　阳结能食，脉浮而数。阴结不食，脉沉而迟。阳结宜下，阴结宜热。血虚津枯，大便努责。面无精光，脉必小涩。脉洪而数，血少有热。峻利妄用，恐走津液。

小便不通

溲秘须分气血，渴与不渴分别。渴而不利肺热，水之化源枯绝。不渴溲自不通，此是下焦热邪。甚者吐法提气，气升水自降泄。亦或通其大便，盖以疏通闭塞。

脉　鼻头色黄，小便必难。脉浮弦涩，为不小便。

淋病

小腹急痛引脐，小便出少不利。劳淋劳倦即发，血淋伤心血溅。或下液如脂膏，气淋数溲余沥。冷淋寒战后淋，皆缘热甚生湿。淋症切忌发汗，发汗则必血溺。又有小腹按痛，溲涩上为清涕。此是胞痹之症，肾着汤药可治。

脉　淋病之脉，细数何妨。少阴微者，气闭膀胱。女人见之，阴中生疮。大实易愈，虚涩者亡。

小便数黄赤

遍数出少非淋，不涩不痛有分。亦有小便已毕，少顷又出不尽。此是行房忍尿，加减八味可任。加五味子、肉桂者，以五苓减泽泻下。盛喜致小便多，此是喜极伤心。其或溲数便硬，脾约之丸宜寻。若单小便黄赤，责在小腹热侵。若为中气不足，补中益气最任。

小便不禁

小便遗失肺虚，节劳安卧养气。黄芪人参类补，不愈当责下虚。去热黄柏生地，亦或不治自愈。

遗精

勿论梦遗精滑，治之总无二理。责在心肝肾火，先治心火为主。寡欲之人患此，古方专主脾湿。

脉　心脉短小，两尺洪数。便浊遗精，其脉同科。

赤白浊

赤者心虚有热，白者肾虚有寒。大率御女穷欲，致伤肾气故然。便时茎中如割，窍端膏糊澄漩。小便却自清洁，河中济水分辨。此是败精腐化，湿热流注亦然。大抵精败者多，湿热十中一见。时医治以淋法，五苓八正病添。

疝病

绕脐小腹刺痛，此谓之小肠气。膀胱气痛小腹，作痛止上毛际。与疝有形有声，上腹下囊自异。寒疝囊冷结硬，凡痛阴茎不举，此是伤湿伤冷，宜以温剂下治。水疝肾囊肿痛，阴汗状如水晶，或痒搔而出水，小腹按作水声，此宜逐去其水，使湿不结囊中。筋疝阴茎肿胀，或溃或脓痛痒，亦或里急筋缩，或茎挺纵作殃，白物随溲而下，得之房室劳伤。此宜大降心火，不然病深可伤。血疝状如黄瓜，横在小腹两旁。此为大热劳役，血流溢渗胅囊。痈肿脓少血多，和血下之可康。气疝上连肾区，下而及于阴囊。或因号哭忿怒，气即郁乏而胀。过则气散复旧，此宜散气可望。小儿胎中有此，不治妄药徒枉。狐疝卧则入腹，行立出腹入囊。此与气病略同，逐气流经自康。㿉疝阴囊肿坠，如升斗不痛痒。此是湿气所生，去湿之药宜详。

脉　疝脉弦急，积聚在里。牢急者生，弱急者死。沉迟浮涩，疝瘕寒痛。痛甚则伏，或细或动。

目病

火盛百脉沸腾，邪害由血逆行。亦由脾胃虚弱，天明日月不明。脾为诸阴之首，脾虚五脏失精。治须养血安神，徒治标者无功。病目切忌风日，喜怒房劳酒横。惟当宽缓情性，谨慎调护始通。

目部总统于肝，白睛属肺脏中。白睛变赤暴发，是为肺金火乘。肉轮单属脾土，赤肿脾为火乘。黑睛肾水为主，肾虚花翳遮睛。神光属之肝部，青睛被翳肝盛。赤脉属之心脏，血贯痛涩火盛。

暴病皆火为害，经云热甚则肿。审其经络部位，泻之立刻有功。久病皆属血虚，壮水滋阴为正。亦有寒过阳虚，火甚温剂从治。经云益水制阳，壮火以消阴翳。人知以寒伐火，不知壮水之主。专以辛香搽点，岂知辛香散气。

脉　眼赤火病，心肝数洪。右寸关见，相火上冲。

耳病

耳为肾家寄窍，肾和五音通妙。精脱肾惫则聋，外邪乘虚闭窍。其或气厥致聋，必时有眩晕症。若或风邪外乘，气否时有头痛。劳聋因伤劳役，全在将息得宜。仍复劳役不止，必成久聋不治。虚鸣有声嘈嘈，目或见火风气。聚热耳中脓出，结核耳底塞窒。数者皆是聋候，颧颊色必黑漆。风则肾脉必浮，热则肾脉洪实。虚则肾脉涩弱，气则肾脉沉滞。散风清利其热，补虚开导其郁。

脉　耳病肾虚，迟濡其脉。浮大为风，洪动火贼。沉涩气凝，数实热塞。此久聋者，专于肾责。暴病浮洪，两尺相同。或两尺数，阴火上冲。

鼻病

鼻为肺窍司嗅，诸病皆是肺候。鼻中突生肉赘，湿热蒸肺作臭。白矾少和硇砂，吹之化水而流。胜湿合泻白散，化后二服立救。其或鼻色紫黑，酒气熏蒸于鼻。四物加以酒芩，合之陈皮生草。灵脂红花酒浸，气弱加以酒芪，生姜煎下立任。总之温清通散，临症详察酌运。[眉批]胜湿汤、泻白散方见本门。

脉　右寸洪数，鼻衄鼻齇。左寸浮缓，鼻涕风邪。

口病

五味内应五脏，口臭专是热伤。其或脾滞风热，心火炎上生疮。

咽喉

诸经邪皆能病，统之君相二火。一时火郁上焦，痰涎气血聚里。治法视火微甚，正治反治均可。撩痰出血甚便，少商出血立错。止也。甚者蛾上刺血，苦泻辛发妙药。

脉　咽喉之脉，两寸洪溢。上盛下虚，脉忌微伏。

齿病

齿为骨余髓标，其病皆主阳明。齿痛风冷湿热，热涎拥盛则肿。血因风热故出，虫由湿热而生。臭烂亦是风热，齿蚀至龈虫盛。根露专责气热，动摇是血不荣。

脉　齿痛肾虚，迟虚而大。火盛尺洪，疏摇豁坏。右寸关数，或洪而弦。此属肠胃，风热多涎。

唇病

唇专属乎脾胃，唇肿白皮皱裂。此是茧唇因火，大宜补血养气。大凡唇见诸症，惟先生血补脾。久用清热解毒，恐成翻花败溃。

舌病

心脾虚而不和，风寒中之卷缩。壅热攻之心脾，舌强裂而疮多。郁气舌斯肿满，舌出心经热过。珍珠、冰片等分，敷之即收。或用巴豆一个去油，纸卷纳鼻亦收。舌纵涎下多唾，方中益智加药。

面病

面部统属诸阳，五色内候五脏。面肿是风邪盛，面热多由火狂。面寒只是胃虚，脾肺风热面疮。

四肢

两肘责之肺心，两股责之肝气。四梢责之脾胃，肾气专主两膝。四肢肿满阳盛，四肢不举属湿。

筋病

转筋皆属血热，亦或感乎寒邪。

病机总论

诸风掉眩，皆属于肝。诸寒收引，皆属于肾。诸气膹郁，皆属于肺。诸湿肿满，皆属于脾。诸热瞀瘛，皆属于火。诸疮痛痒，皆属于心。诸厥固泄，皆属于下。诸痿喘呕，皆属于上。诸病鼓慄，如丧神守，皆属于火。诸痓项强，皆属于湿。诸逆冲上，皆属于火。诸胀腹大，皆属于热。诸躁狂越，皆属于火。诸暴强直，皆属于风。诸病有声，鼓之如鼓，皆属于热。诸病胕肿，疼酸惊骇，皆属于火。诸转反戾，水液浑浊，皆属于热。诸病水液，澄澈清冷，皆属于寒。诸呕吐酸，暴注下迫，皆属于热。

卷之六　上身部①

头分

巅　足厥阴肝脉与督脉会于巅，足太阳膀胱脉交巅，足少阳胆脉交巅。巅病，藁本、蔓荆子可到。

脑　足太阳膀胱脉络脑，足少阴肾筋属髓海。脑为髓海，髓海足，头轻多力。不足，脑转耳鸣目眩，胫瘦怠卧。治在填精益髓，熟地、牛膝、何首乌、山萸、菟丝子、补骨脂、沙苑蒺藜等分为丸，甚妙。人乳尤益，每一口，纸塞鼻孔，嗽乳与口津相和，使鼻吸气入脑，方徐咽下。若不嗽而吸，无异饮酪，止入肠胃，与脑无与。脑冷髓不固，多遗精。山茱萸治脑骨痛，脑痛有虫食髓者，桃叶作枕，虫自鼻出。

角　足少阳胆筋脉皆上头角，柴胡治头角痛。

额颅　足阳明胃脉至额颅，手阳明大肠筋上额左角，手少阳三焦筋结额上角，足太阳膀胱筋下额。前额曰天庭，又曰颜色，应首面疾。

发　足少阴肾主发，发白发落皆补肾。

头分诸病论

头痛

经云：头痛耳鸣，九窍不利，肠胃之所生也。盖脾胃一虚，耳目九窍皆病。故治头痛者，凡见脉杂乱，病症不一，只宜补胃，补中益气汤加减最妙。然症类亦不可不知。头痛多属风，高巅惟

---

① 上身部：此标题原无，据目录补。

风可到，即气虚、血虚必兼风，无风入只作眩，不作痛。痛分衰甚，诸阳聚于头，风势外攻，两不肯伏，则交战痛甚，此气血盛也。若气血虚，无力拒风，痛亦不甚。故头痛多用风药，川芎、升麻、薄荷为主。痛如破，不能忍，用蔓荆子。

风入太阳，巅顶连颈项强痛，脉浮紧，君羌活，加葱姜。风入阳明，两额痛，目痛鼻干，脉浮缓长，君白芷，加葱姜。风入少阳，头角痛，口苦耳聋，脉弦细，君柴胡，加葱姜。三阴无头痛，阴脉至胸颈而还也。惟厥阴脉会巅顶，故巅顶痛，君藁本。如脉沉足冷，干呕吐沫，加吴萸、附子。凡此皆伤风寒头痛。

至杂症亦有头痛。眉尖后近发际为鱼尾，终日星星，如细筋抽引，痛不甚，脉芤或数，此血虚也，主四物少加风药。若耳鸣目眩，觉空虚，恶劳动，必重绵包裹方少宁，脉大而缓，此气虚也，主四君子少加风药。至于湿痰作痛，必昏重欲吐，兼眉棱骨痛，脉滑，主二陈少加风药，又必审治其发痰之源。又宿食不消，饱则浊气熏蒸，头胀作痛，平胃散加枳实为主。又阴虚作痛，发热汗出，两太阳穴痛甚，此相火自下冲上，忌辛热发散，六味丸最佳。又诸经气滞亦头痛，分经理气治之。

治头痛有此十一法。若真头痛，手足寒至节，全脑皆痛，不治。

偏头痛

俗云半片头痛。昔人谓右属热痰，热用芩，痰用苍术。左属风及血虚，风用荆芥、薄荷，血虚四物加甘菊。夫所谓左属风血者，以少阳主风居左，又左主血也，然少阳脉何尝不行右角？所谓右属热痰者，以阳明居右多热，又胃脘多痰也，然阳明脉何尝不行左额？还宜察脉审症，不可执风血热痰分定左右。大约此症风邪客少阳居多。肝胆相表里，故痛久必至害眼，治以柴胡、川芎为主，蔓荆子、苍耳叶、升麻、甘草、葱姜佐之。大便秘，大黄下之。外用蓖麻子五钱，大枣十五枚，捣泥涂绵纸上，用筋一只卷之，去筋，纳鼻中良久，下涕即止。又法，用生莱菔汁，仰卧入鼻中，左痛注右，右痛注左，效。又石膏二钱，牛蒡子二钱，为末酒下，饮大醉立愈。

头风

头痛多风，何又分头风？新而暴为头痛，深而久即名头风。头风之状，头面汗，恶风。先风一日，头痛不可出，至风日则稍愈，或略感风寒便发，寒月须重绵包裹。由内有郁热或痰火，毛窍常疏，风易入，外寒束内热，闭逆为痛。女人无巾帻御寒多患此。世医用辛温之药散其标寒，虽暂效，以热济热，病益深。泻火凉血，佐以辛温散表之剂，病可愈，根可除。亦有偏有正，治法不外上偏正二条，南星、苍耳子、石菖蒲、天麻最当。风病在肝，肝风动，邪害空窍，势必害眼。

眩晕

眩言其黑，晕言其转。其状目闭眼黑，身转耳聋，虽无痛苦，精神眩动，上下反覆，如立舟车之上，起则欲倒，饮食即吐，最人所不堪。眩晕未有不出于虚者，即伤寒诸眩晕，非汗吐下后，元阳亏损不作。或云下实上虚，上实下虚，实者痰涎风火也，虚者血与气也。

气虚有二。一者肾虚不能纳气，致虚火上炎，迷乱清气而作眩，淫欲过度致此，八味丸引火归源最当。一者中气不足，不能上升，外邪乘袭而作眩，补中益气汤加天麻、蔓荆最当。若吐衄崩漏后作眩，是肝虚不摄血，川芎散可用。川芎、山药、茯神、甘菊、人参各五钱，山萸一两，六味丸尤稳。外则审其兼带何症。古云无痰不作晕，脉弦滑，寸或沉。痰胜用半夏、橘红、旋覆花、姜汁。风痰，南星、僵蚕。风必有汗脉浮，用天麻、防风、荆芥穗、苍耳子、钩藤。寒则掣痛，脉紧，用干姜、肉桂、附子。火则热闭，脉数，用栀子、黄芩、甘菊。湿则重滞，脉沉细，用二术、白茯。总之，眩晕非天麻不治，不可缺。

头重

头面如裹，其重如山，湿气在头也。多中于气虚之人。气虚则天地郁蒸之气升腾于上，笼结不开，虽寒天值之亦觉温暖，故头重为湿热。治法宜微汗，勿大汗，恐汗去湿留，变成他症，故麻黄、葛根勿用。宜渐补不宜骤补，恐腠理固密，湿无由散。故参芪无太早，早用勿多。惟苍术、白术、川芎、升麻、防风、薄荷、半夏、炙草、白茯，再审其所兼何症，参酌用之最当。

头摇

头摇多属风，风主动摇，脉必弦或伏紧。羌活神术汤，羌活、川芎、白芷、藁本、苍术、细辛、甘草七味，加天麻。若头振动摇，脉沉缓或散软无力，即是肝肾二经血亏之症。血亏则心火暴盛而无制，养血顺气自愈。又内有痛则头摇，宜察痛而治之。又心绝则头摇，状如烟煤，直视者死。

头汗

头汗出，至颈而还，额上偏多，血症也。三焦之火涸其肾水，沟渠之余迫而上入阳分，发为头额汗。饮酒、饮食头汗出者亦血症，头汗出而心下痞亦血症。庸医不知，用气药导之，痞愈甚。治头汗者，独益中州脾土，以血药佐之，不易之法。其有瘀血在内，小便利，小腹满硬，头汗出者，为畜血，桃仁承气汤。若伤寒阳明症，脉洪数，渴饮水，小便不利，头汗出，此因热不得越，必发黄，茵陈五苓散。若阳明病烦渴饮水，胸满怔忡头汗者，为水结胸，五苓散利之。凡治头汗，小便不利者多死。

头响

头响乃气挟肝火，加味逍遥散最当。亦有头内如虫蛀响者，名天白蚁，用茶子细末吹鼻中。

雷头风

头痛而起核块，或头中如雷鸣者是也。治法不过川芎、白芷、防风、羌活、天麻、甘菊、薄荷、甘草之类。诸药不效，必用清震汤，苍术、升麻各四钱，青荷叶一大张，煎服。或不省人事，用地肤子同生姜捣烂，热酒冲服，取汗即愈。

大头毒

俗所云大头伤寒也，感天行疫毒之气而发。头面赤肿，咽嗌填塞，或发疙瘩。先发鼻额，属阳明。先发耳之前后，属少阳。先发项上下及脑后，属太阳。若三阳俱受邪，有并发于头面耳鼻者，头面空虚之地，治法不宜太峻，当先缓后急，退热消毒。虚人兼扶元气，食少兼助胃气，此先缓之法也。候其大便热结，以大黄下之，拔其毒根，此后急之法也。此毒若结块不散，必成脓，外用柏叶和蚯蚓粪泥，捣敷。退热解毒用黄芩、黄连、连翘、生甘草、牛蒡、桔梗、薄荷，扶元助胃用人参，阳明加升麻，少阳加柴胡、川芎，太阳加羌活。

对口疮方　妇人篦下净头垢三钱，活鲫鱼一尾，重二两三两俱可，白色者佳。将头垢合同鱼捣烂敷患处，外用油纸贴带系紧，未破即消，已破即收口。若疮毒盛，隔三四日，再如前法换贴自效。

头分备用诸方

正头痛

清震汤　黄芩八分　防风六分　羌活四分　甘草二分　川芎六分　蔓荆子六分　当归　荆芥各八分　半夏　柴胡　天麻各七分　细辛　独活　白芷　藁本各三分　石膏二钱

又方，卒然痛，皂解末吹鼻，嚏即止。

偏头痛

羌活　独活　川芎　白芷　藁本　防风　酒芩　细辛各一钱热

服。又方：

硫黄一钱　川椒皮三分

为末，镕饼，塞痛边之眼孔，流尽清涕愈。

四物茶调散　左　薄荷　川芎　羌活　甘草　荆芥　白芷
细辛　防风合四物汤

苍术半夏汤　右　苍术　半夏　酒芩　川芎　细辛

又方：

奇效方　何首乌三钱　土茯苓一两　天麻　当归　防风各二钱
煎服立愈。

雷头风头痛赤肿，起核块，有痰火兼风

下毒汤　半夏一钱　大黄酒煨，二钱　僵蚕　连翘　橘红　桔
梗　天麻各五分　酒芩七分　薄荷三分　白芷　甘草各一分　礞石一
分，另入半夏　大黄　僵蚕　连翘　橘红　桔梗　天麻　酒芩　薄
荷　白芷　甘草　礞石

痰利后用清痰降火：

清痰汤　升麻　苍术　陈皮　半夏　茯苓　黄芩　栀子　甘
草　天麻

一切头痛

何首乌三钱　土茯苓一两　天麻二钱　当归二钱　防风二钱（［眉
批］一服立愈方。）

大头头肿也，是天行，最染人

黑白散　乌黑蛇酒浸　白花蛇去头尾，酒浸　雄黄二钱　大黄五
钱，煨

为末，每服二钱，白汤下。

眉棱痛

选奇汤　防风　羌活各三钱　酒黄芩一钱，冬不用，如能食热痛加
之　甘草三钱，夏生冬炙

又方：

祛风清上散 酒芩二钱 白芷一钱五分 羌活 防风 柴胡各一钱 川芎一钱二分 荆芥八分 甘草五分

有热者宜之。

风屑雪皮多者是

人参消风散 川芎 羌活 防风 人参 茯苓 僵蚕各七分半 藿叶 荆芥穗 炙草 蝉蜕各七分半 厚朴 陈皮各三分

此方治肤痒肉眴亦效。又方，风屑壮人用：

泻青汤 当归 酒胆草 川芎 栀子 大黄 羌活 防风

头重属阴湿挟痰

搐鼻散 麻黄根五分 苦丁香五分 红豆十粒 羌活 连翘各三钱

为末，鼻吸之。又方：

芎术汤 川芎 半夏 白术 炙草各一钱 炙草五分

头痛耳鸣此症属气虚

顺气和中汤 黄芪一钱半 人参一钱 白术 陈皮 当归各五分 白芍五分 炙草 升麻 柴胡各三分 蔓荆子 川芎各二分 细辛二分

自鱼尾上攻头痛眉尖后近发际曰鱼尾，此症属血虚

四物汤 当归 川芎 连翘各三钱 熟地三钱 薄荷二钱

水煎，乘沸吸其气，候温即服，安卧即效。

虚弱头痛

调中益气汤 黄芪一钱 人参 炙草 当归 白术各五分 白芍柴胡 升麻各三分 陈皮二分 五味子十五粒 川芎 蔓荆子 细辛各四分

痰厥痛眩晕呕恶者是

半夏天麻汤 白术 神曲各七分 陈皮 半夏 麦芽各一钱

茯苓　天麻　黄芪　人参　苍术　泽泻各二分　黑姜二分

眉眶疼，羞明畏日肝虚也

二地黄丸　生地　熟地　玄参　石斛

用蜜为丸。

伤食头痛发热，身不痛

治中汤　苍术　厚朴　半夏　白术　青皮　陈皮　人参　砂仁　炙草

伤酒头痛

葛花解酲汤　青皮一钱　木香二分　橘红　人参　猪苓　茯苓各五分　神曲　泽泻　干姜　白术各七分　白蔻　藿香　砂仁　葛花各八分

怒气头痛

苏子降气汤　紫苏子　半夏各二钱五分　前胡　炙草　厚朴各一钱　陈皮一钱　当归一钱五分　沉香七分

上热头目赤肿痛

既济汤　大黄酒煨　黄连　黄芩　炙草各二钱　桔梗二钱　柴胡　升麻　连翘　归身各一钱

头痛连目睛痛

石膏　牛蒡子　茶叶各一钱（［眉批］洁古方。）

脑痛连齿痛

羌活附子汤　黄芪　麻黄各一钱　羌活　苍术各五分　防风　升麻　甘草各二分　黑附一分　白芷　僵蚕　黄柏各三分

风痰头晕痛

白附汤　全蝎五分　白附　南星　半夏　旋覆花各一钱　菊花　天麻　川芎　橘红　僵蚕　生姜各一钱

头内如虫蛀响

茶子为末，吹鼻中效。

头晕

解晕汤 当归 川芎 白芍 生地黄 茯苓 陈皮各一钱 半夏一钱 白芷 羌活 防风 天麻各五分 枳壳六分 白附四分 甘草三分 蔓荆子三分 黄芩八分

气虚加参、术，瘦人血虚加炒栀子。劳倦饥馁得者：

补中益气汤 黄芪 人参 白术 当归 炙草 陈皮 半夏 白芍 熟地黄各等分 升麻三分 柴胡三分 天麻五分

痰火盛者：

清火化痰汤 黄连 黄芩各六分，酒炒 石膏一钱 半夏 陈皮 茯苓各一钱二分 川芎 黄柏各四分 知母四分 甘草 天麻 薄荷各三分

头目不清

钩藤饮 钩藤 陈皮 半夏 麦冬 茯苓 石膏各一钱 人参 菊花 防风各一钱 甘草五分

眼恶头眩恶心，见风起寒慄

补肝汤 柴胡 苍术各一钱五分 半夏二钱五分 茯苓二钱 神曲 藁本各一钱 升麻五分

头发脱落成片

养真丸 当归 川芎 白芍 天麻 羌活 熟地 木瓜 菟丝

蜜丸盐汤下。外以艾、菊花、薄荷、防风、藁本、藿香、甘松、蔓荆、荆芥煎汤洗之。

发落，脐下痛

四君子汤 人参 白术 茯苓 炙草 熟地

发落，皮槁

黄芪建中汤 肉桂七分 甘草一钱五分 白芍三钱 黄芪七分

饴糖少许

姜枣煎。

黄水疮

蛤粉散 蛤粉 石膏各五钱 轻粉 黄柏各二钱五分

为末，凉水调搽，冬月油调。

白秃疮

麦饯散 小麦一升炒枯黄色，趁热搅硫黄末四两，白砒末一两，搅匀，冷了加烟胶半斤，川椒三两，生矾、枯矾各二两，共为末。临用葱汤洗净，麻油调搽，纸盖，三日一换，三次愈。

面 分

肺气通鼻，心气通舌，脾气通口，肝气通目，肾气通耳，五气之精液皆上熏于面。故面白应肺，脱气、脱血、脱津液，面皆白。面赤应心，面黄应脾，面青应肝，面黑应肾。故黑者阴气，阳气去，面黑。黄芪、人参、白芷、白茯、白及、半夏、葳蕤、天冬、冬瓜仁、瓜蒌实、土瓜根、艮杏①、蜜陀僧煎饮捣涂，皆能光白。

颧骨之下，迎香穴之外，为面中央，应手阳明大肠。两颧之内，面王之上，应手少阳小肠。小肠脉循颊上䪼，斜络于颧。小肠气血盛，面多肉而平。血气少，面疲色恶。

颧 颧为骨本。两颧发赤，主肾败。膀胱、胆、大肠筋皆结颧。胃筋合颧。小肠经颧髎穴，在頄下锐骨端陷中。

人中 人中下应膀胱、子宫，平浅无髭，多无子。大肠脉交人中。督脉水沟穴在人中。

颊 大肠经脉俱上颊，小肠脉上颊，胃经循颊而上，胆筋脉俱过颊，肝脉下颊。三焦筋当曲颊，脉亦交颊。胃颊车穴在耳下分。

---

① 艮杏：锦章书局本作"银杏"。

颔　小肠筋结颔，胆筋脉俱过颔。

颏　颐下为颏。

面分诸病论

面有尘气

胆经气郁，疏胆气，兼清肺。

颊骨紧痛

风入少阴，用细辛、独活、防风。

两腮热肿

膈壅之病，用桔梗、苏梗、薄荷、黄芩、黄连。

面焦

胃脉衰，用人参、黄芪、甘草、白芍，佐以升麻、葛根、白芷。

面热

胃经郁火。先用调胃承气汤彻其本热，次用升麻、葛根、白芷、白芍、黄连、薄荷、甘草去经络中风热。

面寒

胃虚不耐风寒，先用附子理中汤温其中气，次用升麻、葛根、白芷、黄芪、附子、人参、炙草、草蔻、益智通其经络。

面肿

属风热。用白芷、升麻、葛根、薄荷、防风、荆芥、黄芩、羌活、苍术、石膏，外杵杏仁膏涂之。肿如蛇状，青苔水调涂之。

面有紫泡

属肝火。小柴胡合四物，加龙胆、山栀，外用牛舌菜根四两取汁，生姜四两取汁，穿山甲十片烧存性，川椒末五钱，和研，绢包擦，干用醋润。

面疮

肺家风热。地榆、枇杷叶、山栀、紫草煎服，或用胡麻嚼涂，或杏仁和鸡子白涂，或银杏和糟嚼涂，或密陀僧涂，柳叶洗面。恶疮，土瓜根涂痞瘤。

面分备用诸方

面生疮

清凉饮加味　大黄　连翘　赤芍　羌活　当归　防风　栀子　荆芥　白芷　黄芩　甘草

面寒

升麻附子汤　升麻　葛根　白芷　黄芪　川附各七分　人参　草蔻各五分　益智三分　炙草五分

面热

升麻黄连汤　升麻　干葛各一钱五分　白芍七分　川芎四分　薄荷　荆芥各三分　苍术八分　黄连五分，酒炒　酒芩六分　犀角四分　白芷二分　甘草五分

生粉刺

清肺饮　连翘　川芎　白芷　黄连　黄芩　荆芥　桑皮　苦参　山栀　贝母　甘草

面痛是心经郁火，久任风日者不例

越鞠汤　苍术　神曲　香附　抚芎　山栀　连翘　贝母　橘红

面起白皮作痒

祛风换肌汤　威灵仙　石菖蒲　何首乌　苦参各等分　牛膝　苍术　胡麻　花粉各等分　甘草　川芎　当归三味减半

水酒煎。作痒出脂水者：

翠云散　铜绿　胆矾各五分　轻粉　石膏各一钱

擦之。如干，猪胆汁调之，三日三次愈。

面上黑子

水狮散 田螺一个，去壳晒干 白砒二分四厘，面裹煨熟 冰片二厘 硇砂四厘

为末，将痣挑损点之，糊纸盖之，三日自脱。又方，生石灰碱水调稠，江米插入灰内，留半米在外，片时，候米熟，用米点痣上，即落。

面上黧黑斑女人为多，水虚也

肾气丸 熟地八两 山萸 山药各四两 茯苓 泽泻 丹皮各三两

炼蜜为丸服。

玉容丸 外以甘松、山柰、细辛、白芷、白蔹、白及、防风、荆芥、僵蚕、山栀、藁本、天麻、羌活、密陀僧、枯矾、檀香、川椒、菊花、独活各一钱，枣肉七个，肥皂肉一斤，入药末为丸。秋冬加生蜜五钱，皮粗槁加牛骨髓三钱，早晚洗之。

痄腮

鸡子清调赤小豆末，加蜗牛，飞面贴患处。

眉　分

眉属肝，肝脉从目系上额。肝胆相表里，足少阳风热与痰，则眉棱骨痛。此症多伤目，至两耳出脓则危。眉又应膀胱，太阳血气盛，眉佳有毫毛。眉心曰阙，应肺。眉心上应咽喉症。

眉分诸病论

眉棱骨痛

确属风热与痰，选奇汤。羌活、防风、黄芩、甘草合逍遥散，再加天麻、白芷、山栀、半夏治之。不治恐伤目也。

眼不可开

昼静夜甚，是湿痰。二陈加苍术、枳壳、苏子。

见明即眼眶骨痛

此肝虚血少，四物加甘菊。挟风加羌活、防风、白芷，有热加黄芩。

眉分备用诸方

眉毛摇动目不能视

蒜三两，取汁，酒调下愈。

眉间生核

初如豆，渐如桃。清肝火，养肝血，益元气，即愈。

眉毛不生

脂麻花阴干为末，用秸灰、麻油调涂。

目　分

睛窠　眼珠也，脏腑精气皆上注目而为精。血之精为目窠之总络。夏枯草治目珠疼，至夜甚，或过用寒凉者尤效。此药性纯阳，却能补肝血，缓肝火。用香附、甘草为末，清茶调服。风泪加蔓荆子。

瞳神　骨之精为瞳神，属肾。肾水亏不能养肝，英华不敛，瞳神散大无光。五味子收摄瞳神，六味丸君五味最效。若两瞳痛，为肾火上冲，当泻肾火，泽泻、黄柏、玄参、生地、归尾、白芍、甘草。

黑珠　即瞳外黑轮，属肝，为筋之精，内连目系，目内廉深处为目系。肝火上冲，两轮红痛，治宜黄连、龙胆、柴胡、青皮、连翘、升麻合四物汤。

白珠　气之精为白眼，黑轮外四围白处皆属肺。肺火上腾，白有红筋，宜黄芩、生地、山栀、甘菊、生甘草、白芍、当归等泻肺。白珠有膜，鹅不食草生捼，嗅鼻塞耳，翳自落。白豆蔻利肺气，必用。

两眦　外决面者为锐眦，内近鼻者为内眦，皆属心。小肠三焦筋脉俱至目锐眦。胆脉起目锐眦，筋亦结锐眦。小肠支脉至目内眦出，膀胱脉起目内眦。眦肉红绽，君黄连，佐石莲、麦冬、连翘，四物同煎。

眼皮　上下皆属脾，肌肉之精主约束。胃细筋散于目下，为目下纲。膀胱细筋为目上纲。皮红湿烂，君石膏，佐大黄、白芷、连翘，同四物煎。若脾气陷下，不能裹血，两目紧涩，补中益气倍当归。

睫毛　属脾。脾胃气虚，目紧皮缩，眼楞急小，睫毛倒入眼中，谓之倒睫拳毛。补中益气加石斛、川芎最妙，禁用芍药、五味等酸收之剂。亦或伏热在内，攻阴气外行所致，去其伏热，使眼皮宽则毛立出，用连翘、黄芩、生地、蔓荆、升麻、归身、羌活、柴胡、防风、甘草。又法，用虱血点入眼内，数次愈。又法，用木鳖子塞鼻愈。

目泪　泪为肝液，风行水流，肝风动则泪出。又肝热多泪，如烧竹沥，遇火沥出。迎风出泪，风火合也，火发风冲，相抟致泪，疏风散火是正治。亦当审肝经之虚实，不可印定。方用四物加黄连、柴胡、甘菊、防风、荆芥、细辛二分，虚加人参。

目眵　眵属肺。结硬肺实，四物加黄连、甘菊、防风、桑皮。不结肺虚，去桑皮、黄连，加阿胶。

目分诸病论

目有专科，诸书多略之。然有他症兼患目者，治目之道，安可不明。夫五脏六腑之精气虽皆上注于目，大要则在心肝脾三经。

肝窍在目，故论目必首肝。然有心神散乱，卒见非常之怪，或精散视歧，则心又为目之大关，盖诸脉皆属目，心主脉者也。而脾又为诸阴之首，五脏六腑皆禀脾气，上贯于目而为明。脾胃亏损，脏腑之精气皆失所司，不能归明于目矣。治目者，养肝血，安心神，尤必先理脾胃。崇此三要，细辨虚实，再辨虚实之在气在血。暴发在表为实，久病在里为虚。虚者，昏暗内障，黑花瞳散。在气则多涩，视物不明。在血则多痠，干枯少润。气血两虚，羞明怕日。

若稍见四肢倦怠等症，即用补中益气汤加茯神、枣仁、山药、五味，神效。黄芪汤亦妙，黄芪、人参、甘草、白芍、蔓荆、陈皮。若是肝血虚，六味丸、补中益气间服，益阴肾气丸亦可。六味丸去丹皮，加生地、当归、柴胡、五味。实者赤肿胀痛，翳目眵泪，治当除风散热，凉血平肝。除风用防风、荆芥、蔓荆，散热用黄连、山栀、龙胆，凉血用生地、丹皮，平肝用赤芍、青皮、川芎、当归。再加柴胡、升麻引经，密蒙、木贼去翳，薄荷、甘菊清头目，夏枯草止痛，治实之品备矣。治实热用汤散，宜苦寒辛凉，亦不可过用伤脾，脾伤目反不治。若点洗，亦宜辛热辛平。用苦寒沮逆之，火内攻，永不散。如点药，莫要于冰片，久用积热入目，昏暗翳障。又妄将冷水、冷物、冷药挹洗，致昏瞎者有之，不可不慎。

目赤肿痛

目赤作肝实血热治。肝为相火，痛属火，又必外有风寒闭之，火热不得外泄则痛。治宜散其风寒，火热泻而痛自止。防风、荆芥、蔓荆必用。红属火，大眦红，心实热。小眦红，心虚热。实用黄连，虚用生地、麦冬。但赤不痛，肝热，必用龙胆草。肿属肝实，热盛则胀。肝气盛，眼眶胀痛，宜分阴阳。连白珠痛属阳，宜苦寒，加味逍遥散去白术，加防风、荆芥、黄连、甘菊、生地、川芎。黑珠痛属阴，夜痛甚，用苦寒反剧，以阳治阴则效。夏枯草有补养厥阴血脉之功，禀纯阳之气，用五钱，加香附、川芎、当归、秦皮煎服。

一方用生地、当归、赤芍、茯苓、甘菊、甘草、陈皮、防风、荆芥、黄芩、黄连、白芷、桔梗、木贼、刺蒺藜、草决明、贝母、枸杞、蝉蜕、青皮、防己、知母、枳壳共廿三味，时行加苍术，食后服。煎好时，先以药气熏眼，温服四剂，终身不发。

点方　黄连一分，当归二分，胆矾一厘，绵包，水一小盏，连包煮，洗眼。[眉批]点方。

外障内障

外障者，眼生翳膜，或班①入眼，或弩肉攀睛，皆是肾水亏乏，风痰乘肝则有之。治宜发散，不宜疏利。疏利则邪气内搐，为翳益深。又要知邪气未定，谓之热翳而浮，用防风、羌活、柴胡、升麻、木贼、刺蒺藜、密蒙、蝉蜕、甘菊、羚羊角、生地可愈。邪气已定，谓之水翳而沉。更牢而深，谓之陷翳。沉与陷均用烣发之物，使邪动翳浮，佐以退翳，方能自去。然亦不能速效。烣发用升麻、细辛、柴胡、川芎、白蔻、白芷，去翳用木贼、羚羊角、刺蒺藜、蝉蜕、密蒙，外障之药具矣。

内障与不病之眼相似，惟睛里昏暗，或瞳神内有隐隐青白者。此由血少神劳，肝肾两虚，精竭眼昏，神竭眼黑，或热与风乘虚而停留肝脏。又目系属脑，脑虚遇惊，脑脂流入黑睛，亦成内障。治法，气虚多涩，四君子为主。血虚多痠，四物为主。气血两虚，羞明怕日，八物为主，加以甘菊、牛膝、谷精、夏枯、山药、枸杞、五味、天冬、麦冬。又凡翳障，鹅不食草塞鼻塞耳，贴目，为神药。覆盆子叶汁滴目大妙。

---

① 班：通"斑"。《楚辞·离骚》："纷总总其離合兮，班陆离其上下。"

目痒连眨

凡目连眨多泪，痒不可忍者，风也。风动肝木，吹嘘鼓舞，故连眨不止。无火故不痛，治宜疏风为主，防风、荆芥、薄荷、苏叶与四物同煎，痒极加蝉蜕、僵蚕。

烂眼

湿胜眼烂，内服去湿热，二术、茯苓、黄连、防风、荆芥、萆薢。湿热必生虫，外用猪肝上筋膜，掺白糖，候腌气，覆眼上，睡一觉，取开有细虫出，立愈。一方，甘菊一朵，胆矾一厘，当归三分，黄连五分。入绵纸，加丝线扎紧，如团圆大，入人乳中，饭锅顿热，将绵包拭眼。覆盆子叶汁滴眼中亦妙。

能远视不能近视

能远视，责其有火。不能近视，责其无水。无水则火盛，六味丸最当。

能近视不能远视

能近视，责其血盛。血盛者，血中有火故盛，非血有余也。不能远视者，气虚也，气虚则阴火有余。故血盛须以四君子为主，加枸杞、生地、甘菊、沙苑蒺藜、谷精、五味、决明子、二冬服之。

眼前常见禽虫飞走，捉之即无

此肝胆病。枣仁、羌活、玄明粉、青葙子各一两，为末，水一盏，煎二钱，和渣服，日三次。

眼珠垂下至鼻，大便血出，此名肝胀。羌活水煎，数服愈。

眼内白眦忽黑，见物如旧，毛发劲直，不语如醉

此名血溃，五灵脂，酒调下二钱。

眼中血如射

此阴虚相火之病。用当归、生地、白芍、黄柏、知母、黄芩、

侧柏、红花、桃仁、柴胡、木通煎服。

眼漏

柿饼捣烂涂之。

目分备用诸方

暴赤肿痛

洗肝散 归梢　川芎　羌活　防风　胆草　生栀等分　薄荷
大黄　黄芩　连翘各等分

水酒煎，服一二服。再用：

胜风汤 白术五分　枳壳　羌活　防风　川芎　白芷　独活
前胡　桔梗　薄荷各四分　荆芥　甘草各三分　柴胡七分　黄芩六分
杏仁三分

外洗方 铜青五分　明矾二分　朴硝三分　归尾七分　防风　荆
芥各八分　杏仁七个　黄连五分

水煎，时时温洗。[眉批] 外洗方。

睛痛不赤或见黑花，得之饥饱劳役

止痛散 柴胡一钱五分　炙草七分半　花粉二钱　当归一钱　黄
芩二钱　生地一钱

小便不利，加茯苓、泽泻。

目常欲闭是阳虚

助阳活血汤 黄芪　炙草　当归　防风各五分　白芷　蔓荆子
各四分　升麻　柴胡各七分

羞明酸涩病是血虚

当归补血汤 当归　熟地各六分　川芎　牛膝　白芍　炙草
白术　防风各五分　生地　天冬各四分

又方，生地、熟地、石斛、玄参各等分，为丸效。

青盲翳障

救睛汤 苍术　枳实　甘草　川芎　荆芥　蝉蜕　薄荷　当

归　木贼　草决明　谷精

晴珠突出眼眶或赤血不散

分珠散　槐花　白芷　生地　栀子　荆芥　甘草　黄芩　当归　胆草　赤芍　春加大黄，夏加黄连。

目痒

驱风散　川乌炮　川芎　荆芥各五分　羌活　防风各二分半　薄荷一分

流涎如脓

五花丸　沸草四两　巴戟三两　川椒皮　枸杞　白菊花各二两
蜜丸，盐酒下。

眼皮赤烂

蝉花丸　茯苓四两　炙草四两　防风四两　石决明二两　川芎二两羌活　当归　赤芍　蝉蜕　苍术各二两　蒺藜　蛇蜕各一两
蜜为丸。

内障虚兼劳伤

冲和养胃汤　黄芪　人参　炙草　当归　羌活　干葛　升麻各一钱　柴胡　黄连　黄芩各七分　白术　防风各五分　白芍六分　茯苓三分　五味二分　炮姜一分

眼毛倒睫

青黛散　猬刺　棘针　白芷　青黛
看患左右，口噙水，其边鼻内搐之。
又方，摘去拳毛，用虮子血点入眼内，数次即愈。

睡起目赤，良久如常血热也

粳米粥　生地汁，浸粳米，三浸三晒，每晚食粥一盏，数日愈。

一切翳障

神仙退云丸　川芎　当归各一两五钱　犀角　枳实　川楝子各

五钱蝉蜕　薄荷　甘菊各五钱　瓜蒌六钱　蛇蜕　密蒙各二钱　荆芥二钱，各同甘草焙干，去甘草不用　地骨皮　白蒺藜　生地黄　羌活各一钱　木贼一两五钱，去节，童便浸，焙干

　　蜜丸，每丸重一钱，日服三丸，木香汤下。

见风出泪内热当风也

当归饮　当归　大黄　柴胡　人参　黄芩　甘草　白芍　滑石

雀盲

蛤粉丸　蛤粉　黄蜡等分

　　镕蜡合丸如枣大，每用猪肝二两，裹药一丸，缠定，入砂锅煮熟，乘热熏目，待温吃肝，以愈为度。又方：

苍术散　苍术四两，为末，每三钱入肝内，法同上。

久病目

清心明目丸　枸杞二两　当归　生地　麦冬　黄连　石菖蒲甘草　甘菊　远志各一两五钱

　　蜜丸，灯心汤下。

目生萝卜花

　　大莱菔一个，剜空，入鸡子白一个，种土内。待开花结子后，取出鸡子白研细，加煅炉甘石一钱，熊胆五分，冰片一分五厘，为末，蜜和点眼，一日一次，七日全好。[眉批] 秘方。

诸种目疾点药

鹅翎丹　炉甘石三两，用黄连、龙胆各二两煎汁，将炉甘石煅赤，淬汁内，以酥为度，细研末，仍入前汁内晒干　硼砂二钱　细珠一钱　冰片五分熊胆五分

　　各细研，入前汁内和成，捻如细线，晒干，鹅管贮之。用时取一条，夹眼角，自化沁入。余再收之，治数人。欲去翳膜：

去翳散 甘石三钱　珠子　硼砂各七分，口含吐去涩水　朱砂五分　麝香二分　琥珀五分　蟾酥烘去油，一分　儿茶烘去油，三分　冰片一分　磁粉五分，人乳、黄连汁煅淬七次

为细末，和匀点之。又方：

杏仁膏 杏仁一个，去皮尖研细，滴热乳二三滴，浸片刻，绞去渣，点眼角内，数次效。

眼丹脾胃风热

清胃散 升麻二钱　黄连　生地　丹皮　当归各一钱

有表症加荆芥、防风、羌活、独活散之。

眼胞内生毒如菌，渐长垂出脾经蕴热

防风　荆芥　黄芩各一钱　石膏　栀子　薄荷　赤芍　连翘生地各一钱　甘草五分

耳分附鬓

耳中　肾气通耳，肾元足则耳聪，有病当于肾脉推之。濡迟为虚，浮大为风，洪动火贼，沉涩气凝，数实热壅。小肠脉、胆脉、三焦脉俱入耳中，三经之邪俱令耳病。

耳前　胃脉上耳前，筋结耳前。胆脉、三焦脉俱走耳前，三焦筋从耳前属目。

耳后　小肠筋、膀胱筋俱结耳后完骨。胃脉之支、胆脉、三焦脉俱过耳后。

耳分诸病论

耳聋

闭塞无闻也，肾气虚败则有之。亦或三焦气逆气郁使然，亦或胆肝风热上攻。大约肾虚耳聋，颊颧必带黑色。三焦气逆气郁，耳内浑浑焞焞，胆肝风热，必兼头痛。虚则用补，火热用泻，风

用风药，气逆理气，有郁开郁。又有卒时耳聋曰暴聋，亦是肾虚，风邪下中，逆气上抟于耳而聋，俱宜审症施治。

耳鸣

半属肾元亏损，虚火上炎所致。气虚有火，四君子加山栀、柴胡。血虚有火，八珍加山栀、柴胡。因怒者，小柴胡加芎、归、山栀。午前甚，八物去参、甘。午后甚，六味丸。久则补中益气。盖脾胃一虚，耳目九窍皆不利，故治脾为耳症第一义，概作肾虚不是。

要知肾虚而鸣，哄哄然，响不甚。响之甚，若蝉鸣，若钟鸣，若火熻熻然，若流水声，若簸米声，睡着如打战鼓，如风入耳，或时闭塞，皆痰火上升郁于耳中，郁甚则闭塞。或先有痰火，又或恼怒，怒则气上，少阳之火客于耳中，治以清痰降火为主。再审其声之所属，各加本经药。如钟鼓声属肺，火声属心，米声属脾，风声属肝，水声属肾。五火大炽，则为蝉鸣，蝉非盛暑不鸣也。如是治耳鸣，无不验者。

耳疹

疮也，内外肿痛皆是，属三焦、肝经血虚风热，或怒动肝火所致。若发热焮痛，属二经风热，柴胡清肝散，小柴胡去半夏，加山栀、川芎、连翘、桔梗。若内热痒痛，或胀痛，属肝火伤血，气滞血凝，栀子清肝散，八物去参、地，加山栀、柴胡、丹皮、牛蒡。若耳痛作呕吐，属肝火伤脾，益脾清肝散，八物去芍、地，加黄芪、柴胡、丹皮。若耳痛兼口干足热，属肝肾阴虚，益阴肾气丸，六味去丹皮，加生地、当归、柴胡、五味。若耳痛兼食少体倦，为郁火，加味归脾汤，归脾加山栀、丹皮。若因郁怒或暴怒，先用小柴胡加山栀、丹皮、川芎，随用加味逍遥散。

脓耳溃烂或内湿结块

皆内火攻冲，聚热不散。用生地、当归、赤芍、山栀、柴胡、甘草、木通、玄参、蔓荆、甘菊、升麻煎服，仍用外治法。

耳分备用诸方颧颊色黑者耳必聋

气厥聋鸣必有时眩晕

清神散 菊花 僵蚕各一钱二分 羌活一钱 荆芥一钱 木通一钱 川芎 防风各一钱 木香三分 菖蒲 甘草各四分

加枳壳、青皮、陈皮各五分，槟榔四分。

气虚鸣聋

气虚散 石菖蒲 人参 甘草各一钱 当归 木通 骨碎各一钱

外用牙皂、石菖蒲末塞耳。

风入聋鸣必有时头痛

桂香散 官桂三分 川芎五分 当归六分 细辛三分 石菖蒲八分 木香三分 木通五分 麻黄 甘草 南星各三分 蒺藜三分 白芷四分 紫苏五分

风热鸣聋

犀角饮 犀角 木通 石菖蒲 菊花 玄参 赤芍药 赤小豆 甘草

内热：

蔓荆散 甘草 升麻 木通 赤芍 蔓荆子 桑皮 生地 前胡 赤茯苓 菊花

气虚耳聋

参蒲散 菖蒲 人参 甘草 当归 木通 骨碎去毛, 各三钱

为末，每服一钱。外用牙皂、菖蒲末塞耳中。

病后鸣聋

调中益气汤 黄芪一钱 人参 苍术 陈皮各五分 升麻 炙草 柴胡 黄柏 木香各三分 当归 白术 白芍各五分

气闭耳聋因大气得之

疏气汤 茴香 木香 全蝎 玄胡 陈皮 石菖蒲各一钱 羌活 僵蚕 川芎 蝉蜕各五分 穿山甲一钱 甘草一钱五分

酒煎。久聋：

蓖麻丸 蓖麻肉二十一个 皂角肉半个 生地龙一个 全蝎二个 远志 磁石醋煅 乳香各二钱

黄蜡熔为丸，塞耳中。

肾虚耳聋

八味地黄丸 丹皮 茯苓 泽泻各三两 山萸 山药各四两 熟地黄八两 川附 桂心各二两

蜜丸，全蝎炒黄，末三钱，下百丸，三服效。相火盛，去桂附，加黄柏、知母各二两，远志、菖蒲各二两，去知柏亦可。

虚损：

羊肾丸 山萸 干姜 巴戟 白芍 泽泻 细辛 菟丝 远志 桂心 黄芪 石斛 熟地 川附子 当归 丹皮 蛇床子 炙草 肉苁蓉 人参各一两 菖蒲五钱 防风七钱 茯苓三钱 羊肾一只

酒煮，面糊丸，盐酒下五十丸，立效。

耳鸣虚火妄动

四物汤 当归 川芎 白芍 生地 丹皮 菖蒲

又方：

芎芷散 白芷 菖蒲 苍术 陈皮 细辛 厚朴 半夏 官桂 木通 苏梗叶 炙草各一分 川芎二分

姜葱煎。

根窍肿痛

柴胡清肝汤 川芎 当归 白芍 生地 柴胡 黄芩 山栀 花粉 防风 牛蒡 连翘 甘草

作痒亦可服。

出脓

生地黄，鲜者绞汁灌之，三次愈。如不肿痛，但脓不止者：

红棉散　枯矾三分　干胭脂二分　麝香二厘

绵裹沾脓尽，再滚药入耳底，自愈。

耳中出血

龙骨屑吹入即止。内服柴胡清肝汤，虚人服地黄丸。

痛出脓血

解热饮　赤芍　白芍各一钱　当归　川芎　甘草　熟大黄　木鳖肉各二钱

虚弱耳聋或疮

加味地黄丸　山药　山萸　丹皮　泽泻　茯苓　熟地　生地柴胡　五味各等分

蜜为丸。

耳出脓

发灰吹入。

耳脓溃烂，矾灰、铅丹吹入。又方，陈皮烧灰一钱，轻粉三分，麝香五厘，研匀吹入即干。

耳内湿结块

生猪脂、地龙粪、釜下墨，研末，葱汁和，捏如枣核，绵裹入耳，润则换。耳干痛亦用此方。

耳痛如虫在内奔走

蛇蜕灰吹入立愈。

虫入耳

一用香油滴入，一用蓝汁灌入，一用葱汁灌入，一用人乳滴入，其虫自出。米醋滴入，不出必死，细芦管入耳吸之，虫随出。

蚁入耳，韭汁灌。蜈蚣入耳，香鸡肉置耳边，猪肉炙香亦妙。飞蛾入耳，鹅管极气吸之，或击铜器于耳边。蜓蚰入耳，盐擦耳内即化水。

凡虫毒入腹作胀

饮好酪二升，即化水，毒亦消。

附：鬓病

鬓痛_{肝火}

柴胡清肝汤 照前柴胡清肝汤。

鬓生疮

栀子清肝汤 牛蒡 柴胡 川芎 白芍 石膏 当归 山栀 丹皮各一钱 黄芩 黄连 甘草各五分

鼻　分

山根　山根曰下极，下极应心。足阳明胃脉交山根。

鼻柱　在山根下，相家曰年寿，应肝。年寿左右应胆。

面王　在鼻柱下，相家曰准头，亦曰明堂，属土应脾。明堂两旁为方上，在迎香上，曰鼻隧，相家曰兰台廷尉，应胃。胃脉起鼻两旁，筋亦结鼻旁即此。

鼻孔　大肠脉挟鼻孔，小肠脉抵鼻，膀胱筋结鼻下两旁。

鼻分诸病论

鼻塞

肺脏位高体脆，性恶寒，又畏热。鼻为肺窍，感寒热，气即不利，为鼻塞。若一时偶感窒塞，声重，清涕流，自作风寒治，宜辛温解表。如平日不闻香臭，或遇寒月多塞，或略感风寒便塞，勿作寒治，是肺经素有火郁，喜热恶寒，故遇寒便塞，有感即发。久之气壅不舒，热郁于脑，清浊混乱，鼽渊息痔皆由此生。清金降火，佐以通气，似为正治。要知此症非心血亏则肾水少，养血火自降，补水金自清，六味丸对症药也。设或不效，必是胃气不和，补中益气加麦冬、山栀调养脾胃，使阳气上升，允为妙法。外用瓜蒂合细辛、麝香，绵裹塞鼻。或蓖麻子仁和枣捣烂塞鼻，日易。

鼻鼽

流清涕，经年累月不止是也。亦分寒热。胃家郁火伤肺，用桔梗、山栀、薄荷、麦冬、玄参、辛夷、甘草。或因脑冷所致，必用苍耳子、川芎、肉桂、干姜、升麻、藁本、辛夷。

鼻渊

流浊涕，经年累月不止，即脑漏也。当别寒热。涕臭属热，胆移热于脑，六味丸加甘菊、薄荷、玄参、苍耳子。涕清不臭，觉腥者，属虚寒，八味丸加川芎、升麻、苍耳子。所以用肾药者，脑属肾也。又有脑痛，鼻出臭黄水，俗名控脑砂，有虫食脑中，用丝①瓜藤近根三五寸烧存性，酒调二钱，立愈。外用桃叶作枕。

息肉痔痈

鼻生息肉，气息不通，香臭莫辨，痔痈亦然，皆胃家湿热熏蒸所致。治宜清气去热，疏邪利窍。白茯、桔梗、山栀、黄芩、辛夷、白芷、木通、升麻、柴胡、防风、苍术、薄荷。

鼻干无涕

脑热也。苍耳子、桑白皮、玄参、甘菊、薄荷、川芎、丝瓜根煎服。

鼻痛

是阳明风热，宜葛根、竹叶、青黛、薄荷、防风、石膏、升

---

① 丝：原作"系"，据扫叶山房本改。

麻、石斛煎服。

鼻痠

肺气空虚，所不胜者乘之。肝火内攻，两鼻痠疼，壅塞不利，治宜疏肝清火，加味逍遥散加杏仁、桔梗。

鼻衄

阴虚火动，气逆于肺，血随鼻出曰衄。阴指胃中之阴，不甚不久不足虑。甚而久，与吐血无异，治宜凉血行血。黄芩二两，白及二两，水丸服神效。不甚，只用外治。一用水纸搭鼻，责其火在胃也。一用凉水拊颈后，责其火在膀胱也。一左衄用线扎左中指，右扎右，两衄两扎，责其火在心包络也。皆治捷法。

鼻齄

阳明血热，大①半得之好酒，肺受热郁，得热愈红。亦或热血遇寒，污浊凝结，见紫黑色。治宜化滞血，生新血，兼去风热，丹参、生地、当归、红花、山栀、桑皮、防风、荷叶煎服。若素不饮酒，肺风也，加荆芥。亦或脏中有虫，用去虫药。

鼻疮

是脾家湿火侵淫于肺。黄连、大黄、麝香为末，擦鼻中，犬牛骨灰、紫荆花，皆治鼻疮。

鼻分备用诸方

鼻流浊涕

防风汤 防风一钱五分 黄芩 沙参 炙草 川芎 麦冬各一钱

又方：

奇效汤 藿香枝叶五钱，水煎，入公猪胆汁一枚，通口服，三服愈。

---

① 大：原作"火"，据扫叶山房本改。

鼻内肉赘臭痛

吹鼻散　白矾末、硇砂少许吹之，少顷即化。内服：

胜湿汤　羌活　防风　苍术　茯苓　猪苓　泽泻　茵陈　甘草　桑白　地骨

又方：

辛夷膏　辛夷叶　细辛　木通　木香　白芷　杏仁各五分　白羊髓一钱　猪脂一钱

砂锅慢火熬膏，冷入冰片、麝香各一分，为丸，塞鼻中，数日即脱。内服：

清肺饮　辛夷六分　黄芩　山栀　麦冬　百合　石膏　知母各一钱　甘草五分　枇杷叶三片　升麻三分

鼻生疮

乌犀散　犀角　羚羊角　牛黄各另入　天冬　贝母　胡连　麦冬　知母　黄芩　甘草

或用清肺饮亦可。

一方用杏仁去皮尖，研烂，乳汁和，搽即愈。

鼻干痛

白鲜汤　白鲜皮　麦冬　茯苓　杏仁　细辛　白芷各七分　桑白　石膏各一钱

用黑豆水煎。又方：

泻肺汤　黄芩　连翘　白芍　麦冬　桑白　桔梗　栀子　荆芥　薄荷　甘草

赤鼻

四物汤　当归　川芎　白芍　生地　酒芩　酒柏　五灵脂

白矾散　外以白矾、硫黄、乳香等分，抓患处擦之。

鼻出血壮人热盛

犀角地黄汤　犀角　丹皮各五钱　芍药　生地各二钱

若血弱虚热：

三黄补血汤 熟地二钱　生地三钱　当归　柴胡各一钱半　白芍
川芎各二钱　丹皮　升麻　黄芪各一钱

水喷法　外治，卒然以水喷其面，使惊则血止，五窍出血
皆治。

大衄血后

宜服十全大补汤，恐生晕。

肺风齄鼻

杏仁二十个，去皮油　胡桃二个，连皮

二味在瓦上焙，不可焦，大枫肉二个，水银三分，唾津在手，
研成黑水，上共研搽之，二三次即愈。

鼻血不止

茅花汤 茅花一钱　辛夷五分　当归　生地各三钱　白芍二钱
木通六分　荆穗酒炒黑存性，一钱

服后即卧，立止。

冰炭散 外用栀仁、白芷为未，吹于鼻中。

感冒鼻塞必兼咳嚏，作感冒治

解寒汤 羌活　前胡　紫苏　桔梗　旋覆花　甘草　枳壳
陈皮　升麻　干葛

无感鼻塞

辛夷散 辛夷　川芎　木通　细辛　羌活　藁本　升麻　白
芷　炙草　苍耳

鼻流清涕

川椒散 川椒　诃肉　肉桂　生姜　干姜　川芎　细辛
白术

酒煎服。又方：

归头五钱　辛夷仁三钱　羚羊角三钱　川芎二钱　石青二分

为末，酒调服，服后即睡。

鼻流浊涕

一方用桑黄①二钱，炒，雄黄、丝瓜干各二钱，炒，酒下立愈。

一方用苍耳子炒，三两，时即嗅，用水三碗，煎一碗，乘热再嗅，服下立愈。

一方用烧酒半壶，煎极滚，鼻吸热气入脑，即愈。

鼻息肉

瓜蒂、细辛、麝香，为末，绵裹塞鼻，即化黄水。桃叶嫩心亦可塞。

治鼻痔痈

雄黄、白矾、苦丁香，为末，霜梅肉捣膏，作条入鼻内，化水愈。

齆鼻不闻香臭

将铁锁磨石上取末，猪脂调，绵裹塞鼻，肉出愈。

又方，干姜为末，蜜调塞鼻。

鼻嚏诸论

时常一二嚏，阳气满溢上达。

感风多嚏，皮毛实，阳不得泄，宜散表。

欲嚏不能，阳虚肚中寒，理中汤加升麻。

久病阳虚，无嚏忽有，此阳气渐回，为吉。

口　分

口　脾气通口，胃筋脉挟口，胃经血气少，两吻多纹画。大肠

---

① 桑黄：扫叶山房本作"桑叶"。

脉出两吻。

唇　脾之荣在唇四白，胃脉环唇，肝脉环唇内。唇者脾胃肝三经所主，验脏腑之寒热最便，不可不知。

齿牙　内床曰齿，外板曰牙，皆骨之余，故齿牙属肾。胃脉入上齿缝中，故上床属胃。大肠脉入下齿缝中，故下床属大肠。

舌　为心苗，属火。心气和，舌音嘹亮。脾脉连舌本，散舌下，主舌强。肾脉挟舌本，主舌干。膀胱筋结舌本，三焦筋系舌本。

涎　脾主涎，脾虚不能约制，涎自出。脾损发热，涎泛滥，六君子加益智最妙。

髭　在口上曰髭，大肠主之。血气盛髭美，衰则无髭。

须　在颐曰须，胆主之。血气盛须美，血气少无须。

髯　在颊曰髯，胃主之。血气盛髯美，血少髯短，气少髯少，血气皆少无髯。

口分诸病论

口　属脾胃，大肠脉交口，毕竟脾为主。盖味入口，藏于胃，脾乃运化精液以养五脏，故五脏之气皆统于脾，五脏偏盛皆验于口。

口辛

肺热。桔梗、山栀、黄芩、桑皮、二冬、沙参必用。

口苦

心热。黄连、生地、麦冬、牡丹皮必用。胆汁能令口苦，胆热则见。必用柴胡、龙胆草、枣仁、茯神、生地、生甘。

口甘

脾热。白芍、花粉、山栀、陈皮、兰草。

口淡

胃热。青黛、石斛、石膏、竹叶。

口臭

胃火郁积。竹叶石膏汤。

口燥

血所生病，饮食劳倦，脾液虚竭使然。大忌五苓及星半，五味为君，加二冬、白芍、生草、人参、乌梅，妙。

口常流水不干胃热肾热

清胃散加益智，六味丸加知柏。

口酸

肝热。银柴胡、黄芩、胆草、青皮。脾虚木乘土位，口亦酸，补中益气加白芍。

口咸

肾热。六味汤加玄参、知母。

口疮口糜

口舌状如无皮曰疮，口舌糜烂曰糜。先用丝绵蘸水轻搅，痛者可治，不痛难愈，无血出者不治。搅过，随用口疳药吹之。服药宜仔细分别，此症虽是膈肠之热，实统于脾，切不可概用寒凉，损伤生气。脉必数，须审有力无力。如有力，发热作渴为实热，重则加味逍遥散，轻则补中益气，加玄参、竹叶、花粉，五苓、导赤合用佳。西瓜绝妙，冬天西瓜皮烧灰噙之。如饮食少，大便溏，为中气虚，理中汤。晡热内热则血虚，八物加丹皮、五味、麦冬。兼小便频数，肾水亏，加减八味丸。热来倏去，或从脚起，无根之火也，八味或十全大补。急用附子烧灰，或用末，唾调搽涌泉穴。

口疳

名脾瘅，素食肥甘所致。食肥多热，食甘中满，其气上溢生疳。兰草为君，加黄柏、黄连、雄黄为末，掺口内，糜疮皆妙。

走马疳

牙龈腐烂成疳，或胎毒，或痘毒，杀人最速。色如干酱，一日烂一分，两日烂一寸，走马喻①其速。鼻梁上发红点如珠，不治。上唇龙门牙落者死。用口疳药加牛黄。又方，绿矾一块，安铁锈器上烧干。先用青绢蘸浓茶搅口，然后敷药。

连珠疳

舌下生水泡，初起一，渐至七八枚，吹疳药。

悬痈

生于上腭，发紫泡者是。银针挑破，吹口疳药，碧丹亦可。

口菌

生牙龈肉上，隆起，形如菌，或如木耳，紫黑色。火盛血热气滞，多食烧酒烟火而生。若心郁火炽，则生舌上，色红紫，俱用口疳药吹。又方，用醋嗽口，茄母蒂烧灰，盐拌醋调，时擦。

鹅口

一名雪口，初生月内满口满舌生白屑，先用绵蘸水徼②去白屑，用口疳药频吹。内服犀角汁。

口分备用诸方

口甘是热

三黄汤 黄连 黄芩 大黄各一钱

口干

本事黄芪汤 黄芪 熟地 白芍 五味 麦冬各一钱 甘草四分 人参 天冬各四分 茯苓五分 乌梅一个

---

① 喻：原作"瑜"，据扫叶山房本改。
② 徼：通"缴"。清·朱骏声《说文通训定声·小部》："徼，假借为缴。"

口苦

泻肝汤 柴胡一钱 黄芩七分 生甘草 人参 天冬 黄连 胆草 山栀 麦冬 知母各五分 五味子七个

口臭

甘露饮 熟地 生地 天冬 黄芩 枇杷叶 茵陈各一钱 枳壳 石斛各一钱 甘草 犀角各五分 香薷一钱

口疮

绿袍散 黄柏 青黛等分 细辛少许

为末掺之。内服：

升麻饮 升麻 玄参 黄连 羚羊角 黄芩 干葛 大黄 麦冬 羌活 防风 甘菊花 牛蒡 知母 甘草

口燥热干喜冷

乌梅木瓜汤 木瓜 乌梅连仁 麦芽 草果 甘草各八分

姜煎服。

口若无皮中气虚热

清热补气汤 人参 白术 茯苓 当归 白芍各一钱 升麻 五味 麦冬 玄参 炙草各五分

如不应，加姜附。

鹅口疮满口白疮，心脾极热，小儿为多

冰硼散 冰片五分 朱砂六分 玄明粉 硼砂各五钱

为末擦之。内服：

凉膈散 连翘 山栀 黄芩 薄荷各一钱 甘草五分 大黄二钱 朴硝一钱半 石膏一钱半 竹叶三十片

入蜜煎服。

饮酒多口干或渴

乌梅木瓜汤 木瓜 乌梅连仁 麦芽 甘草 草果各一钱

煎服。

风热口干舌裂

花粉散 花粉 胡连 黄芩各八分 僵蚕 鲜皮各五分 大黄五分 牛黄 滑石各二分五厘

为末，竹叶汤服二钱。

上焦热头昏口干

含化丸 石膏、寒水石、蜜各八钱，同熬成膏，为丸含化。

觉内热口干

本事黄芪汤 黄芪 熟地 白芍 五味 麦冬各三钱 人参五分 茯苓一钱 乌梅二个 甘草五分

姜枣煎服。

暑天口干渴

六一散 滑石六钱 甘草一钱

分二服，香薷一钱煎，待冷，调白沙糖服。

虚泄口干

七味白术散 黄芪 人参 白术 藿香 茯苓各二钱 木香八分 干葛三分 乌梅二个

姜枣煎服。

心血虚常烦热口干

天王补心丹 熟地 人参 茯苓 远志 石菖蒲 玄参 柏仁 桔梗 天冬 丹参 枣仁 炙草 麦冬 百部 杜仲 茯神 当归 五味各等分

蜜丸。

口干渴或淡或甘或苦或吐衄

薄荷丸 薄荷一两六钱 麦冬二钱 生草钱半 黄连一钱 黄芪 蒲黄 阿胶 人参各二钱半 生地六钱 木通 柴胡各二钱

取汁炼蜜化，先入生地末，须臾入木通、柴胡汁，炼成合药丸，麦冬汤下。

生津液方

兜铃 水芹 旋覆花 酱瓣草俱鲜者取汁 薄荷叶 五倍子各四两

捣作饼盒，七日出白毛，又采前四种取汁，拌捣待干，又拌汁捣，不拘遍数。每用五厘，入口津液涌溢。[眉批] 神方。

口破色淡，白斑细点，不渴由思烦，多醒少睡，虚火动而发之

滋阴四物汤 四物汤加黄柏、知母、丹皮、肉桂。外用：

柳花散 黄柏一钱 青黛二钱 肉桂一钱 冰片二分

为末敷之。

口破色红，满口烂斑，腮舌肿，干渴

由积热火动，凉膈散。

赴筵散 外以黄连、黄柏、黄芩、栀子、干姜、细辛等分，为末搽之。

唇 分①

唇 脾胃肝三经所主。热则红甚，寒则淡红，实则红活，虚则黄白。

唇分诸病论②

唇干

脾燥。生地、麦冬、山药、当归、白芍、人参、蜜。

唇裂

脾热。石膏、黄连、生地、石斛、竹茹、生甘。

---

① 唇分：此标题原无，据目录补。
② 唇分诸病论：此标题原无，据本卷体例补。

唇瞤

唇动不止也，属肝风。柴胡、防风、荆芥、山栀、薏苡、赤小豆、生甘草、当归。

唇青或揭

脾寒，理中汤。

蚕唇

唇肿，白皮皱裂如蚕茧，或唇下肿如黑枣。皆七情动火伤血，或心火传脾，或厚味积热伤脾。要审本症，察兼症，补脾气，生脾血，则燥自润，火自除，肿自消。补中益气加山栀、芍药、丹皮最妙，归脾、加味逍遥可参用。若误用清热消毒之药，多变为翻花败症。

唇疮

虫食肛，上唇疮，声哑。食脏，下唇疮，咽干。皆因腹热食少，肠胃空，三虫求食之故。黄连、犀角、乌梅、木香、雄黄、桃仁煎服。亦有气郁生疮，甑上滴下汗，傅之如神，白荷花瓣贴之亦效。小儿咽口疮，燕窠土搽，发灰搽并效。

唇分备用诸方①

唇红赤

内热宜清火。

唇淡红

血稍虚，宜补血。

唇黄白

气血两虚，宜大补气血。

---

① 唇分备用诸方：此标题原无，据本卷体例补。标题下诸方原列于"舌分"之后，今依本卷体例移于此处。

唇紫黑胃不足也

升麻白芷汤　升麻　防风　白芷各一钱　白芍　苍术各三分
黄芪　人参各七分　葛根一钱半　甘草四分

早饭后服。

唇肿硬痛是蚕唇

清凉甘露饮　犀角　柴胡　茵陈　石斛　枳壳　麦冬　甘草
生地　黄芩　知母　枇杷叶　竹叶　灯心

或加酒大黄。

唇焦干

地黄煎　生地　天冬　麦冬　葳蕤各二钱　黄芪　升麻各一钱
半　细辛　甘草　川芎　白术各一钱

唇燥裂

有阴虚：

济阴地黄丸　五味　熟地　麦冬　当归　苁蓉　山萸　山药
枸杞　甘菊　巴戟各等分

炼蜜为丸。

有风热：

泻黄饮　白芷　升麻　枳壳　黄芩　防风各一钱五分　半夏一
钱二分　甘草七分

齿　分①

齿　内床曰齿，外板曰牙，牙齿肾之标，齿病宜归肾。而治
齿先分病在牙床、病在牙齿。上床属胃，喜寒恶热。下床属大肠，
喜热恶寒。床病治齿，齿病治床，俱不应。

---

① 齿分：此标题原无，据目录补。

齿分诸病论①

齿痛

齿痛多在内床，内床主嚼，劳而易伤。若是肾虚，摇动不痛，痛则必是风火虫。风从外入，火自内出，虫又火之所化，而风痛居多。风胜牙肿，火胜牙燥，湿胜牙烂。牙疼饮，石膏、生地、山栀、升麻、防风、荆芥、知母、玄参、甘草、地骨皮。外用石膏、胡椒为末，擦痛处立愈。虫蛀牙黑，虫之生有物留牙根，火煅炼，借血气而成。啮齿齿碎，啮肉肉痛，不啮微动肉痒。又或痒或痛，忽然而止，皆虫蠹，名曰龋齿，与风火大异。用五灵脂如米大，咬在痛齿上，少顷温水嗽出，必有虫。又雄黄、蟾酥、花椒、麝香、槟榔为末，枣肉打膏，丸如米，塞痛处，虫化黄水而出。又有升药最妙，樟脑五分，川椒一撮，约等分，研碎，放铜杓内，茶盅盖，稠面封四围，勿令走气，放风炉上微火升之，少顷觉樟脑气透出，即取起，安地上，候冷揭开，药俱在茶盅底，入磁器收贮，遇痛，用少许塞痛处，立愈。

齿痛连脑

肾经犯风寒，此症不问冬夏，肾虚人常有。缓则不救，急用羌活附子汤，一服愈。羌活、附子、麻黄、苍术、黄芪、防风、甘草、升麻、僵蚕、白芷、黄柏。白芷散亦妙，白芷、麻黄、草蔻、黄芪、升麻、吴萸、当归、熟地、藁本、桂枝、羌活。

虫疳

龈肿出血痛秽，恶寒恶热，皆肠胃湿热为患，兼风，开口呷风则痛甚，积热则臭秽难近。又风热则肿，湿热则烂，清胃散佳，生地、升麻、丹皮、归身、黄连。风加防风，臭加山栀。又要知

---

① 齿分诸病论：此标题原无，据本卷体例补。

喜寒恶热，胃血伤，清胃散。恶寒喜热，胃气伤，必用补中益气。

牙槽风

齿痛不已，龈肉浮肿，紫黑色而出血，久则腐烂，属肾虚，兼胃火。口疳药内加牛黄，倍珍珠、儿茶，频吹。

牙漏

即前症久不愈，齿缝出脓，甚则齿落，如上边龙门牙落不治。外吹疳药，内用滋阴降火之剂。

牙痈

一名牙蜞风，初起有小块生于牙龈肉上，或上或下，或内或外，其状高硬，用口疳药吹之。

牙咬

生于牙尽咬中，牙关紧闭，初起势盛，夜尤甚，然不难愈。先用金碧二丹吹牙龈，外用黄熟香削钉，渐渐搋①进，牙门渐开，即将金碧丹吹患处。

牙疳

属胃火，如豆大，或内或外无定处。先用金丹，后用口疳药，前药内多加石膏。

牙宣

根肉赤，齿缝血，味酸，实火上攻所致。清胃散加侧柏。亦有胃虚火动，淡血常渗不已。内消风清火、滋阴凉血之剂。生地三钱，石膏、白芍各二钱，麦冬一钱五分，丹皮、山栀、荆芥、知母、归头、赤茯各一钱。外用珍珠散，龙骨二钱，珍珠三厘，海螵蛸各一钱，儿茶、朱砂、象皮、乳香、没药、冰片各五分，为细末，绵花团指大，蘸水蘸药擦患处，以指抵实，一二次即止。

---

① 搋（sà 飒）：持。

若血虚则龈痒，补血药加白芷。

穿牙疔

先二日牙痛寒热，后痛更甚，龈上发一紫块，龈肉皆紫黑者是，已破曰毒。色红可治，青者不治。主金丹加碧丹吹，内服凉血清火解毒之剂。破者，口疳药加牛黄。

齿龂

牙床不痛，齿缝疏龂，动摇脱落，系肾虚。六味地黄丸。

齿缝胀

不能啮，元气虚也。补中益气、十全大补酌用。

齿长

渐至难食，名髓溢。白术煎汤漱服。

小儿马牙

龈上有白色，如脆骨者是。将发此毒即打嚏，日日以针挑之。

齿分备用诸方①

牙疼面热者是胃热

清胃散 丹皮一钱 青皮六分 甘草五分 石膏一钱 生地 防风 荆芥各一钱

上四正，加黄连八分，麦冬一钱二分。下四正，加黄柏八分，知母一钱。左上板，加羌活一钱，胆草八分。左下板，加柴胡一钱，栀子一钱。右上板，加大黄一钱，枳壳一钱。右下板，加黄芩一钱，桔梗一钱。上两边，加川芎、白芷。下两边，加白芍、白术。头疼加藁本，恶心加厚朴。牙龈烂，用生姜、黄连捣烂贴上。

---

① 齿分备用诸方：此标题原无，据本卷体例补。标题下诸方原列于"舌分"之后，今依本卷体例移于此处。

牙疼连头项

立效散 防风一钱 升麻七分 炙草三分 细辛叶二分 胆草四分，如恶热倍加

如恶风，加草蔻五分，黄连五分，去胆草。

牙根尽处肿

清阳散火汤 升麻 白芷 黄芩 牛蒡 连翘 石膏 防风 当归 荆芥 蒺藜各一钱 甘草五分

煎服。

牙痛连脑寒所犯也，是恶症

羌活附子汤 麻黄去节 川附炮，各三分 羌活 苍术各五分 黄芪一分 防风 甘草 升麻 僵蚕 黄柏 白芷各三分

好饮之人齿蚀久不愈者

是阳明畜血。见畜血门。

牙不固密责之肾虚

六味地黄丸 六味地黄丸加黄柏、知母，少加肉桂。

贴牙

贴牙方 山栀 黄柏各五钱，煎汁去渣 杭粉五钱 麝香五分 龙骨五钱，入栀柏汁内，煮干研细 黄蜡一两

和药镕化，摊绢上，贴牙，一夜取下。凡黑处是毒，甚效。又：

羊胫散 地骨五钱 羊胫烧灰，五钱 石膏五钱 升麻五钱

为末，擦牙立效。

牙根出臭汗

桃仁承气汤 桃仁十五个 桂枝 芒硝 炙草各一钱 大黄二钱

牙肿痒动摇

玉池散 地骨 白芷各八分 升麻 防风 细辛 川芎 藁本

各七分　甘草六分　当归　槐花各一钱

牙楚因食酸味致此

胡桃肉解之。

欲取牙

凤仙子为末，掺牙根自脱。干玉簪花根亦效。

牙疳牙根烂黑，防穿腮破唇

芦荟消疳饮　芦荟　柴胡　胡连　黄连　牛蒡　玄参　桔梗
栀子　石膏　薄荷　羚角各五分　甘草　升麻各三分　竹叶十片

外用：

人中白散　人中白二钱　儿茶一钱　黄柏　薄荷　青黛各六分
冰片五厘

擦之使涎流出。又方：

硼砂五分　蒲黄一分　青黛　黄柏　人中白煅　马勃各一分　僵
蚕五厘　儿茶一分　甘草节八厘　冰片　麝香各少许

水嗽口净，以末吹之，数次即愈。［眉批］仙方。

牙疼腮颊肿

凉膈散　连翘　栀子　黄芩　薄荷各一钱　甘草五分　大黄二
钱　朴硝一钱半　石膏一钱半　竹叶三十片

入蜜煎。

牙床烂出血

犀角地黄汤　犀角　生地　白芍　丹皮

外擦人中白散。

牙黄

糯稻糠烧灰擦之。

牙缝出血

清胃散　黄芩　黄连　生地　丹皮　升麻　石膏各一钱

外以草乌、青盐、皂角入瓦器内烧存性，揩之。

满口牙出血

枸杞为末，煎汤嗽之，然后吞下立止。又，马粪烧灰存性，擦之立愈。

口疮连牙根烂痛

玄参散 玄参 升麻 独活 麦冬 黄芩 黄柏 大黄 栀仁 前胡 犀角 炙草

舌　分①

舌　为心苗，亦脾、肾、膀胱、三焦筋脉所系。病有十五种，用药不禁寒凉，必带辛散乃效。

舌胎　伤寒症则有。邪在表无胎，半表半里白滑胎。传里热深则黄，或生芒刺黑色，二种皆死症。有火极似水，脉症必热极，宜下。有水来克火，脉症必寒极，宜温。大抵苔宜湿滑，忌燥涩，宜鲜红，忌青黑。青紫阴寒，赤紫阳热。黑者冬月不治，盛夏邪火挟时火，不在必死之例。一切舌胎俱用薄荷水浸青布拭舌，后用生姜薄片时时刮之自退。若生芒刺刮不去，热毒入深，十有九死。

舌分诸病论②

舌卷

亦是伤寒见症，系足厥阴肝经。烦满消渴谵妄，邪热传脏，宜下。无身热口渴，四肢厥冷过肘膝，为直中真寒病，急温。直中少阴，亦有舌卷囊缩者，急温补。

---

① 舌分：此标题原无，据目录补。

② 舌分诸病论：此标题原无，据本卷体例补。

舌强

脾经壅热，或心脾受风，皆令舌强不语。黄连、石膏、半夏、防风等酌用。

舌纵

火与痰也。黄芩、僵蚕、胆星、乌药、竹沥。

舌麻

血虚亦舌麻，火痰居多，审因施治。

子舌

舌下生小舌，即重舌。痰也，热也。桑皮、僵蚕、发灰，醋调敷舌下，金丹吹更妙。

木舌

即舌肿，色如猪肝，不能转动，或满口胀塞，粥药不入，是心脾壅热。先于舌尖或舌两旁刺出紫血，次用筋卷绵，蘸甘草汤润其唇舌，用蒲黄、干姜、冰片末四面频吹，杜其蔓延。唇干难吹，用蜜润。蒲黄用生，出血用炒，多加冰片，煎用玄参、升麻、犀角、枳壳、甘草、胆星。大便闭加大黄，小便闭加六一散。

又一种生舌下，状如白枣，有青紫筋，初起不痛不寒热，渐渐肿大，忧郁所致。舌下青紫筋名舌系，通肾，色白肿不治。初用金碧各半，后用金丹煎。

舌燥

三焦蕴热，咽必干。黄芩、山栀、薄荷、连翘、玄参、麦冬、花粉。

舌粗

心脾热动。黄连、石膏、生地、木通、滑石、生甘草。

舌根痛

红而肿，属心火。吹用金碧各半，煎用黄连、犀角、山栀，丹皮、生地、木通、赤芍、麦冬、生甘、连翘。

舌吐不收

名阳强。宜补阳，用蒲黄、冰片末掺。若舌出数寸，有伤寒、产后、中毒、大惊四种。伤寒用冰片掺之，或纸卷巴豆一粒，纳鼻中自收。产后用朱砂敷舌。余者雄鸡血浸之，或冬青浓汁浸之。

舌缩不言

名阴强，宜补阴。

舌衄

舌忽出血，心火郁，槐花末掺之。若但破不出血，是心火盛，服黄连、犀角、童便。

舌涩

风火痰，用黄芩、葛根、防风、薄荷、半夏、茯苓。

舌分备用诸方①

舌疮心热故也

甘露饮 枇杷叶 石斛 黄芩 麦冬 生地 炙草

积热口舌生疮

碧雪散 芒硝 青黛 寒水石 石膏 马牙硝 朴硝 硝石

用甘草煎汤，入二石四硝，火熬令镕，再入青黛和匀，顷出令冷，即成霜。研末，每用少许噙化。如喉痹，以竹管吹之。

口舌生疮，体倦少食

清热补血汤 当归 川芎 白芍 熟地各一钱 玄参七分 知母 五味 黄柏 麦冬 柴胡 丹皮各五分

如不应，用补中益气汤加五味子。

---

① 舌分备用诸方：此标题原无，据本卷体例补。

舌肿裂

泻心汤 当归 白芍 生地 麦冬 犀角 山栀 黄连各一钱 甘草 薄荷各五分

思虑之过，血伤火动，口舌生疮

加味归脾汤 归脾汤加柴胡、栀子、丹皮。

木舌舌肿

玄参升麻汤 玄参 升麻 犀角 赤芍 桔梗 贯众 黄芩 甘草

又，玄参、升麻、大黄、犀角、甘草。

痰盛口舌肿

清热化痰汤 贝母 花粉 枳实 桔梗各一钱 黄连 黄芩各一钱二分 玄参 升麻各七分 甘草五分

重舌木舌紫舌胀满坚硬

泻心汤 黄连 山栀 荆芥 黄芩各一钱 连翘 木通 薄荷 牛蒡各一钱 甘草五分

灯心煎。外用针在患处刺出血，以冰硼散擦之。内服凉膈散，或四顺清凉饮。

舌强不能言

小续命汤 麻黄 人参 黄芩 白芍 甘草 川芎 杏仁 防己 官桂各一钱 防风一钱半 川附五分

详中风。

舌裂

花粉散 花粉 胡连 黄芩各七分半 僵蚕 白鲜皮 大黄各五分 牛黄 滑石各二分五厘

为末，竹叶汤下。

舌青黑有刺热甚

麦冬黄连汤 赤茯 枣仁 麦冬 黄连 胡麻各一钱 远志五

分　枳壳　木通各八分　甘草三分

宜数服。

舌出不收热甚

龙珠散　珍珠末　冰片等分

敷之即收。或用巴豆一个去油，用纸捻卷之，纳入鼻中即收。

舌纵流涎手足软弱，属水虚

神龟滋阴丸　龟板炙，四两　知母　黄柏酒炒，各二两　枸杞一

两　五味一两　炮姜五钱

为丸，盐汤下。又流涎喜笑舌暗者属热：

黄连　黄芩　黄柏　山栀　白术　苍术　半夏　姜汁　竹沥各

少许

舌胀出口外

雄鸡冠血，小盏浸之，即缩入。

舌出血如线

槐花研末掺之。内服：

妙香散　山药　茯苓　茯神　远志　黄芪各一钱　人参　桔梗

炙草各五分　木香二分　辰砂　麝香各少许　麦冬二钱

酒水煎服。又：

发灰散　用发灰醋调，敷出血处。

舌黑有大孔出血

戎盐汤　青盐　黄芩　黄柏　大黄各一钱　人参四分　桂心

甘草各四分

外烧热铁，烙孔上。

口症良方

口疳药　薄荷末三分　儿茶一分半　黄柏一厘　龙骨醋煅，二厘

白芷二厘半，肿痛倍用　生甘草五厘　珍珠五厘　冰片三厘

研细末，遇口疳吹之即愈。初起热甚，倍薄荷。久病，多加儿茶、珍珠、龙骨，即长肉。痧痘后，去黄柏、龙骨，加牛黄。疳重，加滴乳石、朱砂各少许。

诸口疳

黄袍散　薄荷一两　甘草　黄柏　黄连各三钱　冰片不拘

为末吹之。若疳腐烂：

绿袍散　用铜青一钱，甘草五分，白芷一钱，为末，同黄袍散吹之。

诸疳口闭

玉钥匙　巴豆油纸条，点火吹灭，以烟熏鼻。又皂角末吹鼻，喷嚏亦开。[眉批]开关。

金丹　碧丹方见咽喉。

咽　喉　分

喉　在咽前，通肺，主出气，故曰肺系，又曰喉气通天。肺热甚，喉哑，胃肾二脉循喉。

咽　在喉后，通胃，主纳食。胃口在膈膜下，咽至胃长一尺六寸，通谓之咽门。咽门下有膈膜，咽气通地，咽之低处曰嗌。心脾二脉挟咽，令咽干。小肠脉循咽，令嗌痛。肝脉循喉后，令咽干。三焦脉由喉，令嗌肿。

会厌　音声之户，当咽上，司开合，掩喉。食下咽，不掩则错，必舌抵上腭，则会厌能掩喉。喉、咽、嗌、会厌，四者缺一，则饮食废而死。

咽喉诸病论

凡喉症，过四日五日为重，三日前可消。若非急症，一二日不发寒热，三日始发热。若头痛则兼伤寒，须疏风散寒。必问二便，便利者乃浮游之火上攻，宜消风热、降气解毒之剂。

喉症无痰不治，有痰声如锯者危。用吹药出痰，三次可全愈，吹时多用金丹。喉碎者，先吹长肉药，后用碧丹。痰不出，用金丹加制皂角少许。倘至穿烂，多用口疳药，加龙骨、珍珠。

喉痛连胸，红肿而痛，肺脉浮洪而数者，系肺痈，必用蜜调药，加百草霜、桔梗为要。凡喉中无形红肿者，灯草灰多用。喉症脉沉细不治，洪大有力，攻下任施，易治。妇人喉症，先问经水通闭，经闭者用通经药，一服愈。

喉症皆属火，少阴、少阳君相二火脉络并系咽喉。君火势缓，热结为疼为肿。相火势速，肿则为痹，痹甚则痰塞以死。火有虚实。实火因过食煎炒，蕴热积毒，其症烦渴，二便闭。将发喉痹，先三日胸膈不利，脉弦而数，宜用重剂润下去其积热，大便去后，方用去风痰、解热毒之药清利上焦。若大便闭结不通难愈。然元气有余可用硝黄，微弱者用滋燥润肠之剂，再虚者蜜导。

虚火或过饮，或善怒，或好色，痰火上攻，喉舌干燥，便涩，心脉虚数，肾脉微，此水不胜火。宜滋阴降火，不宜纯用寒凉，致上喘下泻，亦最忌发汗、针砭出血。内伤虚损，咽痛失音者，误针则不救。

喉症初发寒战，后即身凉，口不碎，无重舌，二便利，即非热症。虚寒亦能发痰。此痰不可去尽，乃身内精液，与乳蛾舓①舌之痰吐尽而肿消者不同。当先用吹药，喉一通即服煎药。第一剂发散和解，二剂即温补导火纳气。设三四日后再发寒战或心肋痛等症，难治。

有寒伤肾，致蒂中肿者，禁针。蒂中即喉花，关乎性命。发时牙关紧，喉舌肿，口碎腥臭，重舌，或舌有黄刺，便闭，是热

---

① 舓：锦章书局本作"舔"。

症，石膏败毒散。若症不减，牙关反开，唇不肿纹，如无病人，不治。舌肿满口，色如胡桃、茄子、朱砂纸，不治。最忌口渴气喘，痰如桃胶，一颈皆肿，面带红紫，或青，或纯白无神，不治。咽喉症最忌半夏、生姜，最喜梨汁、柿子。

喉痹

痹者闭也。肿甚，咽喉闭塞，为天气不通，属痰风与热，郁火兼热毒之症。火有微甚，症即有轻重。其总络系于肺胃，宜清肺胃之热。然虽属火热，内外、表里、虚实不可不辨。如恶寒，寸脉小，乡里所患相同，属天行邪气。治表先表散，大忌酸药点、寒药下，恐郁其邪于内不得出也。

其病有二。一者少阳司天，三之气，民病喉痹，仲景桔梗汤。桔梗、甘草、连翘、山栀、薄荷、黄芩，加羌活。或面赤发斑，依阳毒治。一者太阴湿胜，火气内郁，民喉痹。又太阴在泉，湿淫所胜，病咽肿喉痹，仲景半夏桂枝甘草汤加苍术。或面青黑，依阴毒治。若不恶寒，寸脉大滑实，为阳盛阴虚，下之则愈。亦可用胆矾等酸剂收之。

外微而轻者用药缓治，喉痹饮，桔梗、玄参、牛蒡、贝母、荆芥、薄荷、僵蚕、甘草、前胡、忍冬花、花粉。徐徐频与，不可骤用寒凉。痰实结胸，遇寒不运，渐至喘塞，不治。其有中气急，闭塞欲死者，僵蚕为末，姜汁调下立愈。或马兰根苗捣汁，和醋含嗽立愈。或将鹅翎蘸马兰汁入喉探吐，拔尽顽痰愈。痰盛饮汁亦妙。此缓症用药之法。

若甚而急，则用针法、吹法、吐法，用砭针于肿处刺血，最是上策。若口噤，刀针不能入，则刺少商穴，穴在大指甲内边，去甲韭叶许，左右皆刺二分，出血立愈。若畏针，急分开两边头发，揪住头发一把，尽力拔之，其喉自宽。吐法，用皂角揉水灌入，或新汲水磨雄黄灌入，一用巴豆油浸纸燃着，灭火吸烟。牙关紧，即以鼻吸亦可，蓖麻子油亦佳。吹法，用硼砂、胆矾吹患处，或用皂角末吹鼻，喷嚏亦开。有阴虚阳气飞越，痰结在上，脉必浮大，重取必涩，此症最危，作实症治必死，加减八味丸治之。

缠喉风

喉肿而大，连项肿痛。喉内红丝缠紧，势如绞转，且麻且痒。手指甲青，手心壮热，痰气涌盛如锯，手足厥冷，或两颐及项赤色缠绕，发寒热亦是。皆由平日多怒，先两日必胸膈气滞，痰塞气促，最为急症。过一日夜，目直视，牙噤，喉响如雷，灯火近口即灭。此气已离根，有升无降，不治。喘急额汗不治。治法不外喉痹斟酌，内服喉痹饮，外用金碧二丹频吹效，药内加牛黄效速。

乳蛾

有单有双，有连珠。单轻易治，双重难治，连珠尤重。一日痛，二日红肿，三日有形。会厌一边肿曰单，两边曰双，如白星上下相连曰连珠。酒色过度，郁火结成。治法不外喉痹，内服喉痹饮，外先用碧五金一，后用金二碧三。

喉癣

喉间生红丝，如戈窑纹，又如秋海棠叶背纹，干燥而痒，阻碍饮食，是虚火上炎，痰壅肺燥所致。要戒盐酱及助火之物，至喉哑则不救。痨症多生此。治用碧丹频吹，青灵膏不时噙化，再服喉痹饮。

喉菌

状如浮萍，色紫，生喉旁。忧郁气滞血热使然，妇人多患之。轻则半月，重则月余，宜守戒忌口，次要得法。吹药，初用碧五金一，后用碧三金二，噙清灵膏，服喉痹饮不断。

喉痛

喉间红肿而痛，无别形状，过食辛辣炙煿火酒，热极而发。症在胃与大肠，重者寒热头疼，四五日可愈，用金十碧一频吹，煎用犀角地黄汤加减。

喉疮

层层如叠，不痛，日久有窍出臭气，废饮食。用枸橘叶，烧酒频服。

咽嗌痛

不能纳唾与食，为地气闭塞。病喉痹必兼咽嗌痛，病咽嗌不兼喉痹。此系阴虚火炎，喉痹饮倍加荆芥、玄参。

咽燥痛

水涸火炎，金受克，难治。忌辛热收涩，用养金汤，生地、阿胶、杏仁、知母、沙参、麦冬、桑皮、蜜。

喉中腥臭

此肺胃热毒，黄芩、射干煎服。

咽中结块

此危症，饮食不通。射干、牛舌叶汁、海藻俱治此症，不若百灵丸佳。百草霜，蜜丸芡子大，新汲水化服，甚者不过两丸。

咽喉分备用诸方

喉痹

喉痹饮 桔梗 玄参 牛蒡 贝母 荆芥 薄荷 僵蚕 甘草 前胡 忍冬花 花粉 灯心

清灵膏 薄荷三钱 贝母一钱 甘草六分 百草霜六分 冰片三分 玉丹二钱 玄丹八分

上为末，研细，蜜调噙化，随津唾入。

吹药上等金丹 枪硝一钱八分 蒲黄四分，生 僵蚕一钱 牙皂

一分半　冰片一分

研细，共为末。消肿出痰。

碧丹　玉丹三分　百草霜半茶匙　玄丹一厘　甘草灰三茶匙　冰片五厘　薄荷去筋

共为末，研细。

春夏，薄荷多，玉丹少。秋冬，玉丹多，薄荷少。欲出痰，加制牙皂少许。

喉痹初起，金丹不宜多用，性善走，功能达内，轻症则不能胜药矣。碧丹消痰消热，祛风解毒，开喉痹，出痰涎最效，不比金丹迅利。凡喉痛单蛾轻症止用碧丹，重症金碧合用。初起碧九金一，吹过五管后碧七金三，症重金碧各半，痰涎上壅时金六碧四。因病之轻重定药之多寡，最宜斟酌，无痰莫浪用。

吹方　碧丹二分　玄丹一厘　百草霜五厘　甘草一分　薄荷二分　冰片一分　牙硝三分　硼砂五厘（〔眉批〕又方。）

蛾碎

治蛾碎方　牡蛎粉四茶匙　陈米醋一茶盏

调匀，砂锅内煎数沸，待冷，不时噙漱，止痛平肿效甚。

玉丹　明矾碎如豆大，入倾银罐内，以木炭火煅，不住手搅，无块为度，再用好硝打碎，徐徐投下十分之三，再用官硼打碎，亦投下十分之三，少顷，再投入生矾，俟烊，再如前投硝、硼，如是渐增，直待铺起罐口高发如馒头样方止。然后架生炭火，烧至干枯，用净瓦一片覆罐上，片时取出。将牛黄末少许，再用水五六匙和之，即以匙抄滴丹上，将罐仍入火烘干，取下，连罐并瓦覆在净地上，用纸盖之，再用瓦覆之，过七日收用，留轻松无竖纹者用。

玄丹　肥白灯草用水润之，湿透为度。将笔竹套完固者用水湿之，以湿纸塞紧一头，将灯草纳管内，以筋筑实，渐次塞满口，用湿纸封塞，入炭火煅，烟绝，管通红取出，先湿一砖，将管放砖上，以碗覆之，待冷取起，剥去外管灰、两头纸灰，内灯草灰黑色成团者佳。

雪梅丹　大青梅破开去核，将明矾入内，竹签钉住，武火煅，梅烬勿用，止用白矾，轻白如腻粉，用出涎清痰甚捷。此秘方也。

喉病气闭不通，死在须臾

桐油钱　即用温汤半碗，入桐油三四茶匙，搂匀，用硬鸡翎蘸油探入喉中，连探四五次，其痰壅出，再探再吐，以人苏声高为度，后服下药。

咽肿痰盛

清心利咽汤　防风　荆芥　薄荷　桔梗　黄芩　黄连各一钱半　山栀　连翘　玄参　大黄　朴硝　牛蒡　甘草各七分

外以：

玉匙散　火硝一钱五分　硼砂五分　冰片五厘　僵蚕二分五厘

吹之。

咽痛不肿

甘桔射干汤　桔梗二钱　甘草　射干　连翘　豆根　牛蒡　玄参　荆芥　防风各一钱

竹叶煎。

缠喉风水浆不入

解毒雄黄丸　雄黄　郁金各一两　巴豆十四个

醋煮，面糊丸，绿豆大，醋磨下七丸，吐出痰即愈。未吐再服，或以刀就肿处刺血，以牙硝吹点之，或刺手大指之少商穴。在手掌外侧，去大指甲角二分是穴。

喉中一切热毒

清上丸　熊胆一分　雄黄五分　硼砂一钱　薄荷叶五钱　青盐五

钱　胆矾少许

蜜丸，压舌下化入，神效。

急切无药

牙皂一个，蜜调，和水煎服。

喉痹连头项肿

黄连消毒饮　柴胡　黄连　黄芩　连翘　防风　荆芥　羌活
川芎　白芷　桔梗倍　枳壳　牛蒡　射干　甘草　大黄各等分

已汗下，余肿不消

玄参解毒汤　玄参　栀子　甘草　黄芩　桔梗　干葛　生地
黄　荆芥

单双乳蛾

罗青散　蒲黄五分　罗青　盆硝各三分　甘草二分
冷蜜水调，细咽之。如吞不下，以鸡翎蘸药，入喉扫之。

喉杵肿痛

烧盐散　烧盐、枯矾，研细和匀，以筋头点之即消。内服甘
桔射干汤。

喉中生疮

牛蒡汤　牛蒡一钱　升麻　黄药子　浮萍　玄参　桔梗　甘草
花粉各八分

外用：

通隘散　硼砂二分　儿茶　青黛　滑石　寒水石各一分　蒲黄
枯矾　黄连　黄柏各五厘　冰片二厘
吹之。

久嗽喉痛

梅柿饼　乌梅肉五分　柿霜二钱　天冬　麦冬各二钱　玄参一钱
硼砂二钱

蜜丸噙化。

喉痛，凉药不愈责在相火

以六味地黄汤加桔梗、玄参，知母、黄柏二味蜜炒，甘草。

[眉批] 六味地黄汤。

咽肿如丸

含化龙脑丸　冰片　麝香各二分五厘　升麻　牙硝　钟乳粉各
一钱　黄芪一钱　大黄　甘草各五分　生地五钱

蜜丸噙化。

喉中如有物不能吞吐

木香四七丸　木香五分　射干　羚羊角　犀角　槟榔各一钱
玄参　桑白　升麻各一钱五分　半夏　厚朴　陈皮各一钱　赤茯二钱

生姜煎服。

喉痹口紧

急救验方　马兰根或叶，捣汁，入醋少许，滴鼻孔中，或灌
喉中，痰自开。

喉中食噎如有物

杏仁五钱　官桂　枇杷叶　人参各一两

蜜丸弹子大，每一丸含化，以愈为度。

喉中痰涎壅塞

苏子降气汤　苏子一钱五分　厚朴　陈皮　半夏　前胡各一钱
官桂一钱　甘草五分

喉中梅核气

噙化丸　胆矾、硼砂、明矾、牙皂、雄黄，枣肉丸，芡实大，
噙化，温黄酒一杯过口。内服苏子降气汤。

喉音哑，久嗽声哑

清音汤　诃肉　阿胶　天冬　知母各五分，盐炒　麦冬　茯苓

黄柏蜜炙　当归　生地　熟地各一钱　人参三分　乌梅两个　人乳
牛乳　梨汁各一盏

蜜丸，每服一钱噙化。

治失音

油蜜膏　公猪油一斤，炼去渣，入蜜一斤再炼，冷成膏，不
时挑服一茶匙，效。

音　声　分①

音声病论

肺热甚则喉哑，亦有寒包热而哑者。宜郁金、生地、阿胶、
知母、童便、杏仁、桔梗、沙参、蝉蜕、牛蒡子。

失音

有风毒入肺，有舌强，有痰迷，宜防己、僵蚕、木通、菖蒲、
竹沥、山栀、南星、半夏、陈皮、荆芥。

惊喑

用密陀僧水一匕，茶调服。初感风邪，骤用参、芪、五味则
喉哑，细辛、半夏、生姜散之，邪去仍嗽，肺管开也，乌梅、五
味一敛即愈。

音声诸病分方

忽然不能言

邪入阴部。

喉音如故但舌本不能转运言语体虚有痰

补虚汤　黄芪　白术　当归　陈皮各一钱　竹沥　姜汁各一盏
服效。

---

① 音声分：此标题原无，据目录补。

舌强舌卷不能言中风有此

秦艽汤 秦艽　石膏各一钱　甘草　川芎各五分　当归　白芍　羌活　独活　防风　黄芩　白术　白芷　茯苓　生地　熟地各五分　细辛二分半

若天热则加知母五分。

劳嗽失音但喉声不清

诃子汤 诃子二个，一炙一生　桔梗五钱，炙半生半　甘草二钱，炙半生半

童便、水各半煎，三服愈。

痰结喉中语不出

玉粉丸 半夏五钱　草乌二钱半，炒　桂二分半

姜汁糊丸芡实大，每夜含化一丸。

久咳失音

蛤蚧丸 蛤蚧一对，去口足，温水浸去膜，刮了血脉，醋炙　诃子　阿胶　生地　麦冬　细辛　炙草各五钱

蜜丸枣大，化下。

暴咳失音

杏仁煎 杏仁　姜汁　砂糖　白蜜各一两　五味子　紫菀各三钱　通草　贝母各四钱　桑皮五钱

水煎时服。

梅核气方

喉中有物不能吐咽，常如毛刺

噙化丸 胆矾、硼砂、明矾、牙皂、雄黄，为末，枣肉丸，芡实大，空心噙化，温酒一杯过口。内服：

苏子降气汤 苏子一钱半　厚朴　陈皮　半夏　前胡　官桂各一钱　甘草五分

姜煎服。

颈 项 分

颈前有缺盆穴,属胃,在横骨上,左右各一,为十二经道路。大小肠、胃、胆、三焦脉俱入缺盆,肺、胃、胆、膀胱筋俱结缺盆。缺盆之中即任脉之天突穴,为颈前居中第一行脉。缺盆之上有人迎穴,喉间开一寸五分,属胃,即前第二行脉。人迎后一寸五分名扶突穴,属大肠,即颈中第三行脉。扶突后名天窗穴,属小肠,即颈中第四行脉。天窗后为胆脉,颈中无穴,乃第五行脉。颈侧腋肋生疮,发于少阳,名马刀侠瘿。足少阳后名天牖穴,属三焦,即颈中第六行脉。天牖后名天柱穴,属膀胱,颈中第七行脉。膀胱后居颈之中央者,督脉也。穴名风府,自前中一行至此为第八行。

颈项分病论

项强

项乃肾与膀胱所主,二经感风寒湿气则项强急,肝血虚,肝火旺,筋燥强急,首乌五钱,牛膝三钱,萆薢、泽泻、甘菊各一钱,最妙。风热胜,加味小柴胡汤。湿郁,加味逍遥散。

项下卒肿坚硬

病在肝肾,海藻、海带、昆布必用。外则于风热湿三者参之。

瘰疬

生于耳前后项侧胸肋间,人但知为少阳经病,不知属肝脾肾三家,而肝经血燥为多。《外台秘要》云:肝肾虚热则生瘰。病机云:瘰疬非膏粱丹石之毒,因虚劳气郁所致。虚劳气郁,伤损肝脾,恚怒风热,肝胆水涸,或妇人胎产血崩,亏损肾肝,则累累如贯珠,切不可轻用散坚追毒之剂。

若寒热肿痛，乃肝气动，用柴胡栀子散清肝火，佐以逍遥散养肝血。若寒热止，核不消，乃肝血虚，加味四物汤，四物加丹皮、柴胡、山栀。若初生如豆，附着于筋，肉色不变，内热口干，精神倦怠，久不消溃，乃肝脾亏损，用逍遥散、归脾汤、六味丸健脾土，培肝木，当自消散。

凡风木病先壮脾土，脾王则金王，而木自不能克。若伐肝则脾土①先伤，决不获效。此症以气血为主，气血克实，不用追蚀之剂亦能自腐。若有赤脉贯瞳子，有几条几年死，无则可治。此症能杀人，宜急治，非外科能治。余得一治法，外用隔蒜灸，内用生何首乌四钱，夏枯草四钱，人参二钱，荆芥一钱，海藻、僵蚕各一钱，煎服，为散为丸皆可。一方，用活鲫鱼破腹去杂，将肥皂核塞满，泥裹埋，盛火中成灰，服一两，无不愈者。

颈项分备用诸方

闪挫或久坐及失枕致项痛

和气饮 干姜一分 干葛 升麻 苍术 桔梗各五分 大黄二分 枳壳一分 芍药四分 陈皮 甘草各七分 半夏 白芷 茯苓 当归各三分

姜煎服。

常惯项痛

服六味地黄丸，间服和气饮。

感冒项强或痛

驱邪汤 升麻 桂枝 杏仁 甘草 防风 羌活 独活 川芎 藁本 柴胡 干葛 白芷 生姜

痰盛项痛

消风豁痰汤 酒芩 羌活 红花 半夏 陈皮 茯苓 甘草

---

① 土：原作"上"，据扫叶山房本改。

独活　防风　白芷　干葛　柴胡　升麻　生姜

湿盛项痛

加味胜湿汤　羌活　独活　藁本　防风　蔓荆　川芎　苍术
黄柏炒　荆芥　甘草

项筋急不得转侧

木瓜煎　木瓜一个，去瓤　没药一两，研　乳香一钱二分半，研

纳木瓜中，两半合紧扎定，饭上蒸三四次，研成膏，每服三
五茶匙，地黄汁酒下。

项筋连背痛不可转侧

椒附散　附子六钱以上者制过，每服二钱　椒二十粒

水一盅半，姜七片，煎至七分，去椒，入盐少许服。

腮项肿痛，发热便秘

防风通圣散　防风　白芍　薄荷　川芎　桔梗　山栀　黄芩
白术　当归　连翘　荆芥　麻黄　滑石　石膏各一钱　甘草五分
芒硝一钱半　大黄二钱，酒炒

若无便秘：

荆防败毒散　荆芥、防风、羌活、独活、前胡、柴胡、川芎、
桔梗、茯苓、枳壳、甘草，加连翘、黄芩、栀子。

兼便秘，加大黄、芒硝、升麻。

项面肿，众人一般是疫疠

普济消毒散　黄芩　黄连各二钱　陈皮　玄参　甘草　柴胡
桔梗各一钱五分　连翘　牛蒡　升麻　僵蚕各五分　酒大黄一钱或
二钱

脑后肿恐是疽

黄连救苦汤　黄连、升麻、干葛、柴胡、赤芍、川芎、当归
尾、连翘、桔梗、黄芩、羌活、防风、忍冬、甘草节，酒水煎服。

若兼坚肿木硬，口燥舌干，恶心烦渴，便闭者：

解毒天浆散 石决生研 僵蚕 川甲 防风 连翘 羌活各一钱 乳香 甘草 忍冬 黄连 归尾各一钱 大黄三钱 花粉四两，用鲜者绞汁煎药更妙

煎一盅，入酒一杯，空心热服，行过三次，方用饮食。

颈项结核浮肿，先寒后热此风寒所抟

防风解毒汤 防风 荆芥 桔梗 牛蒡 连翘 甘草 石膏 薄荷 枳壳 川芎 苍术 知母 灯心

结核坚肿，色红微热是热毒

连翘消毒饮 连翘 陈皮 桔梗 玄参 黄芩 赤芍 当归 栀子 葛根 射干 花粉 红花各一钱 甘草五分

便秘，加大黄。

肿痛寒热头眩是气毒

加味藿香饮 藿香 甘草 桔梗 青皮 陈皮 柴胡 紫苏 半夏 白术 茯苓 白芷 厚朴 川芎 香附 夏枯草

结核累累，先小后大初不疼是瘰疬

滋荣散坚汤 川芎 当归 白芍 熟地 陈皮 茯苓 桔梗 白术 香附各一钱 甘草 海粉各五分 贝母 人参 昆布各五分 升麻 红花各三分

又方：

夏枯草膏调加味归脾汤 夏枯草煎膏，加归脾汤，加香附、青皮、山栀、贝母。

结核如棋子坚硬，大小不一，或陷或突是筋疬，忧怒所致

柴胡清肝汤。方见耳症。

结核形长，或在上或在下是痰疬

芩连二陈汤 黄芩 黄连 陈皮 茯苓 半夏 甘草 桔梗

连翘　牛蒡各一钱　木香三分　夏枯二钱

瘰疬马刀

夏枯汤　夏枯草二钱　当归三钱　白术　茯苓　桔梗各一钱　陈皮　生地　柴胡　甘草　贝母　香附　白芍各一钱　白芷　红花各三分

煎成入酒半盏。壮盛者：

散肿溃坚汤　黄芩八分　白芍　当归　胆草　桔梗　知母　黄柏　昆布　花粉各五分　连翘　干葛　炙草　黄连　三棱　莪术各三分　柴胡四分　升麻三分

入酒半盅。虚者服夏枯汤。间服：

当归养荣汤　归身二钱　人参　黄芪　熟地　白术　川芎　白芍各一钱　五味子五分　麦冬五分　远志　甘草　茯苓各五分　丹皮　砂仁各三分

姜枣煎。

瘰疬日久，服上药不效

冰狮散　田螺五个，去壳晒干研　白砒一钱二分，用面裹，火煨存性　冰片一分　硇砂二分

为末，先用艾柱灸核上七状，起泡挑破，将前药少许津调成饼贴上，厚纸封固，勿令泄气。七日后四边裂缝，再七日其核自落，换擦玉红膏，内服补药完口。马刀忌用。

结核不论新久

大红膏　南星二两　银朱　血竭　硝石　朝脑各三钱　轻粉　乳香各二钱　猫头骨一具　煅石灰一两

用大黄三钱切片，同炒石灰红色，去大黄，为末，陈米醋熬稠，调药敷上，三日一换。敷后皮嫩微损，另换紫霞膏贴，以消为度。

紫霞膏　松香一斤，铜绿二两，用麻油四两，先熬至滴水不

散，方下松香化尽，次下铜绿，熬至白烟将尽则成矣。汤内顿化贴之。

瘰疬秘方

核桃壳一个　生蝎二个　生蜘蛛五个

入壳①内，线缠定，湿纸裹，火煨存性为末，黄酒下，至重不过五服即消。

瘿瘤初起

海藻玉壶汤　海藻　贝母　陈皮　昆布　青皮　甘草节　川芎　当归　半夏　连翘　独活各一钱　海带五分

宜忌厚味、大荤②、房事。

对口疽

初起寒热发肿

黄连救苦汤　黄连、升麻、葛根、柴胡、赤芍、川芎、归尾、连翘、桔梗、黄芩、羌活、防风、忍冬、甘草节，水二盅，酒一盅，煎服。

坚肿呕恶，口干便闭，脉实

解毒天浆散　石决　僵蚕　山甲　防风　连翘　羌活　乳香　草节　忍冬　黄连　归尾各一钱　大黄三钱　花粉二两，用鲜者绞汁更妙

酒煎服。

已成不消

内托千金散。

阴毒不起

回毒银花散。

---

① 壳：原脱，据锦章书局本补。
② 荤：原作"晕"，据文义改。

初起骨疼

梅花五气丹。

伤寒后项前后肿

身热肿硬作痛

柴胡葛根汤 柴胡 花粉 干葛 黄芩 桔梗 连翘 牛蒡
石膏各一钱 甘草五分 升麻三分

身不热不红肿痛

牛蒡甘桔汤 牛蒡 桔梗 陈皮 花粉 黄连各一钱 川芎
赤芍 甘草 苏木各一钱

卷之七　中身部①

肩　臂　分

肩下曰膊，膊下对腋处曰臑，臑尽处为肘，肘当臂脘②，肘以下为臂，臂掌交接处为腕，腕以上大指节后肥鱼隆起处，统谓之鱼。

手大指　属肺。肺脉自腋入臑，至大指，出其端。肺筋即起于大指端少商穴之次，穴在大指内侧，去爪甲如韭叶。循手掌直上大指本节后有鱼际穴，为肺荥。掌后横纹头有太渊穴，为肺腧。太渊后有经渠穴，为肺经。手腕后一寸五分有列缺穴，为肺络。臂腕曲中有尺泽穴，为肺合。循内侧上臑入腋，其散筋复自腋上肩，结于肩端骨鳞，名髃骨之前，曰前髃。其筋脉所到，邪气盛亦痛，正气虚亦痛。

食指　属大肠。大肠筋脉皆起于食指端商阳穴之次，穴去爪如韭叶，为大肠井。溜于本节前内侧，名二间穴，为大肠荥。注于本节后三间穴，为大肠腧。过于合谷穴，为大肠原。上侧腕中有阳溪穴，为大肠经。腕后三寸有偏历穴，为大肠络。肘曲纹头尽处有曲池穴，为大肠合。由是历三里、肘髎、五里三穴，直上结于肩之前髃。

中指　属包络。包络之脉自腋循臑，入肘臂，至中指，出其端，其筋即起于中指内廉之末，中冲穴之次，穴去爪甲如韭叶，为心井。心为天君，其井腧等俱在包络。屈中指、无名指两者之

---

① 中身部：此标题原无，据目录补。

② 脘：诸本同，疑"弯"之误。

间取劳宫穴，为心荥。掌后两筋之间有大陵穴，为心腧。去腕二寸两筋间有内关穴，为心主之络。去腕三寸有间使穴，为心经。上至肘曲中央陷中有曲泽穴，为心合。上循天泉穴之次，结腋下。

无名指　属三焦。三焦筋脉俱起无名指外廉，关冲穴之次，穴去爪甲如韭叶，为三焦井。溜于小指次指本节前陷中，名液门穴，为三焦荥。注于液下一寸，名中渚穴，为三焦腧。结于手腕陷中之阳池穴，为三焦原。直上腕后二寸，名外关穴，为三焦络。腕后三寸名支沟穴，为三焦经。结于肘后大骨上陷中，名天井穴，为三焦合。上臑至肩髎穴，包络脉之支别掌中，循无名指，出其端。

小指　内侧属心，外侧属小肠。心脉循臑下肘，出小指之端。心筋起小指之端内侧少冲穴之次，穴去爪甲如韭叶。直上入掌内后廉，历神门穴，在掌后兑骨中。又历通里穴，为心络，在腕后一寸陷中。又历少海穴，在肘后大骨外，去肘端五分，曲肘向头得之。又历极泉穴，在臂内腋下筋间。小肠筋脉俱起小指外侧少泽穴之次，穴去爪甲一分，为小肠井。溜于小指外侧本节前陷中，名前谷穴，为小肠荥。注于小指外侧本节后，名后溪穴，为小肠腧。直上至于腕起骨陷中，有腕骨穴，为小肠原。踝下有阳谷穴，为小肠经。腕后五寸有支正穴，为小肠络。肘下兑骨之后有小海穴，为小肠合。从是上臑，历肩解肩胛，交肩上。

肩　大小肠、三焦筋脉俱至肩。肺筋结前髃。胆脉至肩上，肩井穴属胆。膀胱筋结肩髎。

肩臂分病论

手病掌中热

属心与包络。

手热赤痒

两掌皮厚皱裂，皆肝脾血燥。加味逍遥散加钩藤、熟地。

手足心肿

风也。花椒、盐、醋和敷之。

手足抽掣动摇

弄舌吐沫，不可遽作风火痰治。其脉沉弱，即是脾虚生风之症，宜大补，归脾汤最妙。

手足麻木

脾肺气虚。补中益气汤加茯苓、半夏、桑条，外用桑枝叶汤洗。

臂痛

人谓风寒袭臂则痛，不知邪之所凑，其气必虚，分别宜细。果系风寒，蠲痹汤可用，当归、赤芍、黄芪、姜黄、羌活、防风、甘草，生姜煎。

血燥筋挛

遇寒则剧，肝气虚弱，风寒客经络，脉必紧细。舒筋汤，姜黄、甘草、羌活、白术、海桐皮、当归、赤芍，然必以加味逍遥散为主。

臂发热

秦艽地黄汤，四物加秦艽、丹皮、白术、茯苓、钩藤、甘草、柴胡。亦有怒动肝火，小柴胡加川芎、当归，亦可用加味逍遥散。

臂痛不能举

或痛无定处，由脾虚，邪气相抟，脉必沉细。补中益气加桂枝、桑枝、姜黄、威灵仙。

臂连肩背酸痛

两手软痹，由痰饮流入四肢。二陈加南星、木香、姜黄、生姜。若肾水亏，筋骨失养，以致痿痹，六味丸。

肩痛在肩前

属大肠。盖肩端两骨及前臑皆大肠脉所经，风热乘肺，肺气郁甚，腑先病。当泻风热，通肺气。羌活、防风、陈皮、白蔻、柴胡、升麻、桑皮、贝母。若面白气短，必用参芪。

痛在肩后

属小肠中风热，气郁不行。羌活、防风、藁本、蔓荆、木通。心血虚养血。

肩臂分备用诸方

手指肿痛

乌梅、鱼鲊，二味捣烂封之。

臂痠痛，手软麻是痰

导痰汤见肋痛，加木香、白姜黄各五分。[眉批] 导痰汤。

因提重物伤痛

劫劳汤 人参 甘草 黄芪 当归 白芍 熟地 阿胶 紫菀各六分 姜黄五分

血虚瘦弱臂痛是血不荣筋

蠲痹四物汤 当归一钱半 赤芍七分 黄芪七分 白姜黄 羌活各七分 甘草三分 白芍七分 川芎六分 熟地七分

臂痛不能举是气血凝滞

舒经汤 姜黄二钱 赤芍 当归 海桐 白术各一钱五分 羌活 甘草各一钱 沉香磨，少许

坐卧伤湿痛是湿，睡手在被外是寒：

五积散 白芷 茯苓 半夏各六分 当归 川芎 甘草 肉桂 白芍各六分 枳壳 麻黄 陈皮各一钱 桔梗四分 厚朴 干姜各八分 苍术四钱 姜黄五分

手肿痛或指掌连臂膊痛谓之手气

蠲痹汤 当归 赤芍 黄芪 姜黄 羌活各一钱五分 甘草 薄荷 桂枝各五分

手足生紫斑白点枯厚破裂

二矾汤 白矾 皂矾各四两 儿茶五钱 柏叶半斤，水煎

先用桐油搽患处，以桐油蘸纸捻点着，以烟向患处熏之。方将前汤乘滚注盆内，用布盖手，入内汤熏之，勿令泄气。俟温，洗之良久，一次愈。七日忌下汤水。轻者不宜，重者神效。

手足忽如火燃起紫白黄泡

治法用针挑破，太乙膏盖之。挑破又生：

防风牛蒡汤 防风 牛蒡 山栀 石膏 黄芩 苍术 甘草木通

水煎服。一切手搐病不可艾灼及发表。搐则有时。挛者筋挛常病。

搐，内外热属肝心火，脉必盛

泻青赤汤 胆草、青黛、羌活、防风、栀子、生地、黄芩、黄连、木通，加大黄、甘草。

素弱者：

抑肝导赤汤 柴胡 钩藤 当归 川芎 羌活 防风 白术茯苓 栀子炒 生地 木通 生草 炙草

搐，目动口𪖻面肿此胃中有风

胃风汤 白芷一钱二分 升麻二钱 干葛一钱 苍术一钱 蔓荆归身各一钱 炙草 柴胡 藁本 羌活 黄柏各五分 草蔻 麻黄各五分

姜枣煎。

搐，臂筋痛属伤于寒

舒经汤 姜黄二钱 赤芍 当归 海桐 白术各一钱五分 羌活 甘草各一钱 沉香少许

搐，觉虚弱或见虚症

续命煮散 防风 独活 当归 人参 细辛 干葛 白芍

川芎　甘草　熟地　远志　荆芥　半夏各七分　肉桂一钱

汗多，加牡蛎。

搐愈，欲绝其根

六味地黄丸加当归、川芎、白芍各二两，栀子炒，丹皮、钩藤各二两。〔眉批〕六味地黄丸。间服：

加味逍遥散　炙草　当归　白芍　茯苓　白术　柴胡　丹皮栀子炒　钩藤

手足厥诸病论

手足冷曰厥，因气血两虚而成，有阳厥、阴厥、尸厥、痰厥、气厥、食厥、暴厥七种。

阳厥

即热厥。四肢厥逆，身热面赤，烦渴，小便短涩，大便燥结，不省人事，脉滑数。此阴气衰于下，大忌升发燥热，宜补阴。黄芩、黄连、山栀、知母、石膏、童便，亦可用大黄、芒硝下之。如妇人热入血室，因而厥者，童便为君，加赤芍、生地、生膝①、丹皮、桃仁。亦有阳厥身冷反见阴症者，正为热极而然。俗医妄谓变成阴症，急用热药助其阳气，十无一生。

阴厥

即寒厥。四肢厥逆，身冷面青，腹痛不渴，小便自利，大便溏，不省人事，脉迟微。此阳气衰于下，急补阳。附子、肉桂、干姜、吴萸酌用。

尸厥

手足冷，肌肤粟起，头面青黑，错言妄语，不知人事。此因吊死登冢、飞尸鬼击，至阴气上盛，下部空虚使然。

---

① 生膝：即生牛膝。

痰厥

寒痰迷心，四肢厥冷，咽作声，口吐沫，气喘脉弦。

气厥

暴怒阴伤，四肢冰冷，口出冷气，卒然而仆，伤血为薄厥。

食厥

醉饱后感风寒，或着恼，饮食填塞，胃气不行，变为异常急暴之症。

治四厥宜降痰顺气温中。二陈、枳壳、桔梗。尸厥加苍术、木香、檀香、沉香、乳香、雄黄、菖蒲、远志，一味金银花叶煎膏绝妙。痰厥加南星、姜汁。气厥加乌药、木香、香附、青皮、砂仁。食厥宜吐，不吐加厚朴、枳实、山楂、麦芽、苍术。薄厥，蒲黄一两炒褐色，清酒十杯沃之，温服。然卒遇厥症，先用姜汁调苏合丸灌醒，然后察脉用药。冷过臂膝，唇指甲青黑，皆不治。

一切厥病诸方

脉沉微不数是寒，沉伏数是热，细是气虚，大如葱管是血虚，浮是外感，浮数是痰，脉至如喘是气。

手足寒者为寒厥有气虚者

参芪益气汤　人参　黄芪　白术各一钱五分　五味子　麦冬陈皮　炙草　炮附各一钱

姜枣煎服。若表热里寒，下利清，食入即吐，手足冷，脉沉伏：

四逆汤　炙草二钱　炮姜一钱五分　生附一钱

寒厥手足冷甚：

附子理中汤　人参　炙草等分　白术　炮姜　炮附各等分

独指尖冷是清厥

理中汤　人参　白术　炮姜　炙草各等分

手足独热者为热厥如手足热而游赤

升阳散火汤 柴胡 升麻 葛根 独活 羌活各一钱 防风五分 生草 炙草各四分 人参 白芍各一钱

如热厥，大便秘

大柴胡汤 柴胡一钱六分 黄芩 白芍各六分 半夏一钱六分 生姜一钱 枳实八分 大黄六分 枣三个

热厥谵语，身冷遗溺，自汗

白虎汤 知母一钱二分 石膏三钱二分 甘草四分 粳米一撮

暴不知人，类于卒中，但未卒仆非诸中，喉中痰潮如曳锯声，是痰厥

先用：

瓜蒂散 瓜蒂炒 赤小豆煮，等分

温浆下，探吐其痰。随用：

导痰汤 半夏四钱 南星一钱 枳实 赤苓 橘红各一钱 炙草五分 竹沥一盏 姜汁三茶匙治之

若热症烦渴，燥妄失下而手足冷甚，但不过肘者是阳极似阴

宜服白虎汤。

暴怒气逆，昏晕是气厥

八味顺气散 白术 茯苓 青皮 白芷 陈皮各一钱 乌药一钱 人参一钱 炙草五分

手足搐为风厥

续命汤 麻黄 人参 黄芩 白芍 甘草 川芎各一钱半 杏仁 防己 官桂各一钱 防风一钱半 炮附五分

姜煎。

因酒而得是酒厥

二陈汤 半夏 陈皮 茯苓 甘草 干葛 青皮

骨枯爪痛是骨厥

四七汤 半夏一钱半 茯苓一钱二分 苏叶六分 厚朴九分

姜枣煎。

身如立橡是肝厥

服四七汤。

喘而强是阳明厥

服四七汤。三者俱是气逆。

身脉不动，形体无知，状如尸是尸厥

返魂丹 朱砂 雄黄 生玳瑁 白芥子 麝香各二分半

安息香镕为丸，绿豆大，每服五丸。当随其脏气以治，寒则热之，热则寒之，闭则通之。

脚气顽麻肿痛是痹厥。初发身痛，肢节肿痛，便阻

羌活导滞汤 羌活 独活各一钱半 防己三分 大黄一钱 当归三分 枳实二分

后用：

当归拈痛汤 羌活 炙草 酒芩 茵陈酒炒，各一钱 人参 苦参 升麻 葛根 苍术 当归各四分 知母 泽泻 猪苓 防风各六分 白术七分

血虚厥

芎归养荣汤 当归 川芎 白芍各一钱五分 熟地一钱 酒柏一钱 知母一钱 枸杞 麦冬各八分 甘草五分

脊 背 分

脊 督脉主脊，大肠经挟脊，心脉与脊里细脉相连贯，脾筋着脊。肾筋脉贯脊，房欲过，脊髓空则痛。膀胱筋脉挟脊，分左右上项，贼风乘虚入，倔强不能屈伸。其分左右也，从脊开一寸五分为第二行。对第三椎曰肺俞，对第五椎曰心俞，对第七椎曰膈俞，对第九椎曰肝俞，对第十椎曰胆俞，对第十一椎曰脾俞，

对第十二椎曰胃俞，对第十三椎曰三焦俞，对第十四椎曰肾俞，对第十六椎曰大肠俞，对第十八椎曰小肠俞，对第十九椎曰膀胱俞。

从脊开三寸为第三行。魄门对肺俞，故肺藏魄。神堂对心俞，故心藏神。魂门对肝俞，故肝藏魂。意舍对脾俞，故脾藏意。志室对肾俞，故肾藏志。膏肓对第四椎。

膂　脊两旁曰膂。膀胱脉循膂，肾脉循膂。

肩解　背上两角为肩解。小肠脉出肩解。

肩胛　肩解下成片肉为肩胛。大小肠筋脉俱绕肩胛。

脊背分诸病论

背恶寒

背为阳，腹为阴，阳不足则背恶寒。阳衰阴必盛，阴盛口中必和。附子汤，人参、白术、白苓、附子、白芍。

背微恶寒，渴燥心烦

乃阳气内陷，里实热也。人参白虎汤。

脊背分备用方

肩背痛，小便数少是风热

通气防风汤　柴胡　升麻　黄芪各一钱　防风　羌活　陈皮人参　甘草各五分　藁本　青皮各三分　黄柏一分　白蔻二分

气虚人勿服。

肩背沉重痛是湿热

当归拈痛汤　羌活　甘草　黄芩　茵陈各一钱　人参四分　苦参　升麻　干葛　苍术　当归各四分　泽泻　猪苓各六分　防风六分知母六分　白术三分

素有痰肩背痛

导痰汤见肋痛。［眉批］导痰汤。

先背脊痛后及肩是肾气上逆

和气饮 干姜一分 干葛二钱 熟大黄一钱 枳壳一分 桔梗 苍术 升麻各二钱 白芍七分半 陈皮 甘草各八分 当归 半夏 白芷 茯苓各四分 小茴五分 川椒十粒

久坐脊背痛

补中益气汤 黄芪一钱 人参 白术 陈皮 炙草 当归各六 分 升麻 柴胡各三分

虚弱，心膈痛牵引乳肋，走注肩背发汗人患此甚多，乃元气上逆

十全大补汤 黄芪 人参 白术 茯苓 炙草 当归 川芎 白芍 熟地各等分 肉桂减半

脊痛项强，冲头痛

羌活胜湿汤 羌活 独活 藁本 防风各一钱 蔓荆子三分 川芎二分 炙草五分

跌打肩背痛是瘀血

地龙汤 桂心四分 桃仁六个 羌活二钱 独活 甘草各一钱 黄柏五分 麻黄三分 地龙四分 苏木六分 归尾一钱

背心一点痛

乌药顺气散 麻黄 陈皮 乌药各一钱 僵蚕 炮姜各三分 川芎 枳壳 桔梗 白芷 炙草各五分 加羌活六分 茯苓六分 陈皮 半夏各六分

腰脊酸削，齿痛，手足烦疼，不能行动

虎骨一具，通炙，取黄焦汁尽碎如雀脑，糯米三斗，用曲酿 酒，封五十日，开饮之。

呵欠，伸背舒腰，神痿劳倦，数欠

阳虚不胜阴。补中益气，升阳益胃。

但呵欠，不疲倦

是将欲卧，不须药。

胸 肋 分

膺　胸上两旁高处曰膺。胃脉到膺，胆筋系膺。

胸　结喉下曰缺盆，缺盆下曰胸，在膺之下。胸下曰䯏骭，乃蔽心之骨，心位在此。心痛在歧骨陷处，胸痛在心之上，为胸肺家之分野。肺脉布胸中，肺筋结胸中，心筋结胸中，脾筋脉皆散胸中。肝脉上至胸，胆脉下胸中，肾脉入肺注胸中。胞络脉起胸中，筋散胸中。

腋　肩下曰膊，膊下曰臑，臑对腋。肺筋脉入腋，心小肠结腋，胆筋走腋，包络脉抵腋。

胠　腋下为胠。

胁　胠下为胁。肝胆脉布胁，包络脉挟胁。

肋　胁后为肋。脾筋结肋，肝脉布肋。

季胁　胁之下为季胁。肺筋抵季胁，胆筋脉乘季胁。

䏚　季胁之下为䏚，胆筋乘䏚。

乳　乳房属胃，乳头属肝。

胸肋分诸病论

胸痛，善太息

胸者，肺之分。肺心脾肝胆肾胞络，七经筋脉俱至胸，而胸痛多属肝，余经能令胸满短气而不痛。肝虚胸痛引胁背，宜补肾，六味丸加牛膝、首乌。肝实胸痛不能转侧，善太息，宜疏肝，用宽胸饮，柴胡、郁金、香附、降香、川芎、陈皮、玄胡、当归、甘草、砂仁。

胸满短气

阳实喘促不卧，茯苓、杏仁、陈皮、苏子、桑皮。虚则当补脾以益肺，补中益气去升麻、柴胡，加茯苓、五味。

龟胸

肺热胀满，有痰成之，忌破气发散。肺虚也，亦忌收涩。宜降气消痰，苏子、枇杷叶、贝母、桑皮、花粉、沙参、百合、薄荷、射干、前胡。

胁肋痛

有气血食痰四种，而怒气瘀血居多。治者先分左右，再审虚实。左痛多留血，或大怒伤血，或跌仆斗殴伤血，致死血阻滞，或肋下有块，皆作痛。右痛肝邪入肺，恼怒郁结不伸，虽无瘀血亦痛，是为气痛。痰痛亦在右，两肋走注，痛而有声。食痛亦在右，右胁下有一条杠起，此以左右分气血也。亦有左痛不专属血，右痛不专属气。气血何从辨？盖瘀血按之痛，不按亦痛，痛无时息而不膨。气痛时止而膨，嗳即宽，旋复痛。以此辨气血更快。

胁痛大半是实，陈皮、生姜、细辛补肝，能令肝胀，治实大忌。柴胡、青皮、川芎，柴胡必用，暴怒伤血，加当归、香附、山栀、甘草。死血阻滞，必日轻夜重，午后发热，加桃仁、红花、没药、香附、赤芍、薏苡根，有块再加牡蛎。气痛和胁饮，枳壳、青皮、姜黄、香附、甘草。有痰加苍术、半夏、白芥。食积加砂仁、枳实、吴萸炒的黄连。两肋俱痛，于前药斟酌加减，痛甚加醋少许。此皆治实之法。亦有痛时目眍眍无所见，耳无所闻，善恐，如人将捕之。脉虚不可作实治，须看大便。大便通和，喘咳，肝火侮肺金，小柴胡加山栀、橘叶。若连胸腹胀痛，大便不通，为瘀血停滞，归尾、红花、香附、玄胡、苏木、橘叶、大黄通之，随将加味逍遥、归脾参用。又有酒色太过，胁下一点痛不止，名干胁痛，甚危，惟大补气血而已。

季肋痛

肋稍名季肋，在肝下胆之位，痛甚连小腹，亦是死血。治不外肋痛治瘀血法。痛不甚，止于一处，痰也。二陈加柴胡、青皮、白芥、乌药。

乳痈

因愤怒郁闷，或厚味，致厥阴之气不行，窍不得通，阳明之血沸腾于内，热甚化脓，亦或所乳之子口气燉热，含乳而睡，热气所吹，遂生结核。于初起时须忍痛，揉令稍软，吮令汁透，自可消散。失此不治，必成痈节。治法，青皮疏肝滞，石膏清胃热，甘草节行污浊之血，瓜蒌实消肿导毒，再加没药、橘叶、皂角刺、金银花、当归，以少酒佐之，此治实之法也。若因虚而气血壅滞，不宜克伐，致伤脾胃，先用托里八物去芎、甘，加黄芪、陈皮，后则补中益气、归脾汤参用。若脓出反痛，恶寒发热，宜补气血，八珍汤神效。瓜蒌散参用，瓜蒌一个，甘草、当归各五钱，乳香、没药各一钱。

乳岩

乳根结成隐核，如大棋子，不痛不痒，肉色不变。其人内热夜热，五心烦热，皆由忧怒郁闷，朝夕积累，肝气横逆，脾气消阻而然。积数年后方成疮陷，以其疮形嵌凹，似岩穴之状，故名岩，然至此则不可治矣。须于初起时即知其为肝脾亏损而成，勿用攻伐之药，加味逍遥、归脾、益气养荣三汤酌用。鹿角胶一味，消岩圣药。隔蒜炙亦可愈。

胸肋分备用诸方

胸痛常欲蹈压其胸，先未痛但欲饮热是肝着

旋覆汤　旋覆花　枇杷叶　川芎　细辛　赤苓各一钱　前胡一钱五分

胸痛短气是水气

五苓散　苍术　茯苓　猪苓　泽泻　官桂

胸痛痞塞是痰气

二陈汤　陈皮　半夏　茯苓各二钱　生姜三钱　盐一分　甘草

五分

水煎服。

膈痛痛不当心，横胸间者是

宽中散 白蔻五分 炙草一钱二分 木香七分 厚朴三钱 砂仁
丁香 青皮 陈皮各一钱 香附三钱

姜盐煎。又方：

七红丸 牛黄 狗宝 麝香各一分五厘 朱砂 沉香各五分 赤
脂 松香煮化，入冷水浸三次，各一钱

枣肉丸，每丸重四厘，冷茶下三丸。

右肋痛是痰积气滞

推气散 姜黄一钱 枳壳二钱 桂心一钱 甘草四分 陈皮二钱
木香一钱 青皮八分 川甲四片

左肋痛

枳芎疏肝散 枳实 枳壳 川芎各二钱 柴胡 陈皮各一钱五分
白芍 香附各一钱二分 炙草五分

肋痛走注有声是痰饮

导痰汤 半夏二钱 南星 枳实 赤苓 橘红各一钱 炙草五
分 白芥一钱

左肋痛不移处是死血

桃仁承气汤 桃仁 桂枝 芒硝 炙草各一钱 大黄二钱

加鳖甲、青皮、柴胡、川芎、当归各八分。

跌扑肋痛亦是死血

复元活血汤 柴胡一钱半 花粉 当归各一钱 红花八分 甘草
八分 山甲八分 大黄三钱 桃仁二十个

水酒煎。

肋痛有块是食积

保和丸 山楂二两 半夏 橘红 神曲 麦芽 茯苓各一两

莱菔　连翘　黄连各五钱

怒气肋痛

香附汤　香附五钱　川芎二钱　当归三钱　柴胡　青皮各一钱

胸膈隐隐微痛是肾虚不纳气，气虚不生血

补肝散　山萸　当归　五味　山药　黄芪　川芎　木瓜各一钱

五分　熟地　白术各三分　独活一钱　枣仁一钱

肋下一点痛不止名干肋痛，是酒色所致，难治

亦用上方。

肋痞塞

沉香导气散　沉香五分　人参一钱　槟榔五分　白术　乌药

麦芽　神曲　紫苏　大腹皮　厚朴各二钱　诃皮一钱　香附三钱

姜黄　橘红　甘草各八分　三棱　莪术各四钱　益智四钱　红花八钱

为末，每服二钱。

腋痈肋痈

初起并用柴胡清肝散见耳病门，已溃照溃疡治法。

妇人产后乳不通

见妇人部。

乳肿痛

牛蒡汤　陈皮　牛蒡　山栀　忍冬　甘草　蒌仁　黄芩　花

粉　连翘　角针各一钱　柴胡　青皮各五分

水酒煎服。

乳肿硬不痛，后渐痛

解郁汤　陈皮　白芍　川芎　当归　生地黄　半夏　香附各八

分　青皮　远志　茯神　贝母　苏叶各六分　桔梗六分　甘草　山

栀　木通各四分

姜煎。又方：

鹿角散　鹿角尖煅存性为末，热酒调服，二服消。

乳肿灸法

碗一个，用灯草四根，十字排碗内，头各露寸许，再用纸条一寸五分阔，用水湿了，盖碗内灯草上，纸与碗口齐，将碗覆于患上，留灯草头在外，艾一大团放碗底，火灸之，艾尽再添，至碗内流水气，内痛觉止方住。甚者次日再灸一次，必消。

吹乳杂方

发灰，矾灰，陈香橼灰酒下。又方，梳垢灰、发灰、鼠粪灰，酒调下。又方，雄羊粪每粒改作三丸，面为衣，晒干，每服四十九丸，煮酒下尽醉，绵被盖睡。外治，萱花根捣烂涂。又，蒲公英捣烂涂。俱神效。

脐 腹 分

膈　人心下有膈膜，前齐鸠尾，后齐十一椎，周围着脊，所以遮隔浊气，不使上熏心肺。十二经脉惟膀胱脉不贯膈，余皆能令膈痛。

三焦　膈下为胃上口，在脐上五寸上脘穴分，即上焦。脐下四寸为中脘，即中焦，肺脉起中焦在此。脐上二寸为下脘，即胃下口，属下焦。三焦虚，有腹寒、少气、短气之症，忌破气，忌降，忌升发，宜补中益气，如黄芪、人参、白术、益智、五味之类。三焦实燥热，则有喉痹、头面赤热、赤白游风等症，忌补敛，忌升，宜清热调气，如玄参、山栀、苏子、生甘、黄芩之类。如板滞窒塞，专宜调气，木香、白蔻、香附、苍术、苏梗、砂仁必用。

腹　膈下为胃上口，曰贲门，在脐上五寸。脐上二寸为胃下口，曰幽门，传入小肠。旧说分三部，正分此上中下三脘。今乃曰中脘痛属脾，当脐痛属肾，小腹痛属肝。肝脾是矣，当脐何以属肾？心脾筋结脐，胃筋脉挟脐，当脐明属脾胃，其肾之筋脉从腰贯脊，并不及脐，当脐痛用肾经药大误。

脐腹分诸病论

腹痛

先分寒热虚实，再详食痰血虫，治法备矣。

痛多寒，亦有热痛。寒痛脉沉迟，或伏绵绵，痛无增减，或得寒则痛，得热则缓。寒痛饮，干姜、肉桂、吴萸、草蔻、木香、厚朴、陈皮、甘草、香附、白芍酒炒。热痛脉洪数，时痛时止，口干舌燥，小便赤涩，肛门如烧，白芍、黄芩、黄连、山栀、甘草、滑石、木通、陈皮。

辨虚实法不一，而可按属虚，不可按属实。尤其最显者，人但知诸痛属实，宜破滞疏利，枳实、青皮、槟榔、大黄，用之得宜亦验，虚痛遇之愈甚。治虚分气血，痛时常觉虚豁，似饥非饥，呼吸无力，属气虚，六君子加木香最妙。若偎偎作痛，如细筋抽引不宁，又如芒刺牵引，属血虚，四物加陈皮、甘草、木香。

食痛脉必弦，食得寒则凝，得热则行，宜温散，平胃散加枳实、草蔻、半夏为圣药。面黄腹痛，宿食不消，吞酸腹痛，痰滞伤食，俱用前药。痰痛脉必滑，小便必不利，饱则暂止，饥则又痛，宜导痰解郁，二陈加苍术、香附、抚芎、枳实、姜汁。死血作痛，脉必芤涩，痛有定处，消血饮，玄胡、归尾、五灵、苏木、桃仁、红花、没药、赤芍。虫痛者不吐不泻，心腹懊恼，往来上下，痛有休止，或腹中块起，按之不见，五更心嘈，恶心吐清水，腹热善渴，食厚味或饱则止，面色青白赤不定，蛔虫攻咬，面必黄。杀虫丸，苦楝根、鹤虱、雷丸、芜荑、使君子、槟榔、乌梅肉捣丸。又方，雄黄、白矾，饭丸亦可。

脐腹分备用诸方

痛绵绵无增减，喜热是寒，脉必迟

五积散 白芷 茯苓 半夏 当归各六分 川芎 炙草 肉桂 白芍各六分 枳壳 陈皮各一钱二分 桔梗 厚朴 干姜各八分 苍术二钱

虚人：

香附理中汤 香砂 人参 白术 陈皮 青皮 炮姜 茯苓 炙草

若不效宜微利之：

藿香正气散 腹皮、白芷、茯苓、紫苏、藿香、厚朴、白术、陈皮、桔梗、炙草，加官桂、木香、枳壳各五分。更下：

神保丸 木香 胡椒各二分半 巴豆一粒 干蝎一个

为丸利之。又方治寒痛：

姜桂汤 干姜 肉桂 良姜各七分 枳壳 陈皮 砂仁各一钱 吴萸 厚朴各一钱 香附一钱半 木香五分 甘草三分 玄胡五分 小茴香五分 乳香五分

时痛时止是热

二陈平胃散 半夏 陈皮 炒栀 苍术 厚朴 酒芩 酒连 甘草

四顺清凉饮 便秘加大黄、白芍、当归、甘草。

或常觉热痛是积热

调胃承气汤 大黄二钱 炙草一钱 芒硝四钱

伤暑痛或吐利脉必虚豁

十味香薷饮 香薷 人参 白术 黄芪 扁豆 炙草 厚朴 木瓜 茯苓 陈皮冷服

吐，加藿香、砂仁。

腹痛，小便秘，大便泄是湿

胃苓汤　苍术　厚朴　陈皮　炙草　赤苓　猪苓　泽泻
官桂

腹痛下白积，或时眩，喜热汤是痰，脉必滑

星半安中汤　南星　半夏各一钱五分　滑石　香附　枳壳　青
皮　木香　苍术　砂仁　炒栀　茯苓　橘红各一钱　甘草五分

痛欲便稍减是食，脉必弦

二陈平胃散　半夏　陈皮　茯苓　炙草　苍术　厚朴　山楂
神曲　麦芽　砂仁　草果　枳实

壮人：

木香槟榔丸　木香　槟榔　青皮　陈皮　莪术　枳壳　黄连
大黄各一两　牵牛一两　香附一两　当归一两半

水为丸，每服八十丸。

酒积腹痛

木香　槟榔　陈皮　莪术　枳壳　黄连　黄柏　大黄　牵牛
香附各八分　当归一钱　田螺壳二钱五分　茵陈八分

一切腹痛

黑神丸　芦巴　石菖蒲各四钱　皂角去皮弦，二钱

面糊丸，每服一钱五分。

腹痛大胀是气滞，脉必沉

木香顺气散　木香　香附　槟榔　青皮　陈皮各一钱　厚朴
苍术　枳壳　砂仁各一钱　炙草五分

虚痞刺痛

和气汤　木香　紫苏各五分　槟榔七分　陈皮　半夏各八分　香
附　青皮各一钱　乳香　没药　甘草各三分

姜煎服。

痛有常处不移是死血

桃仁承气汤 桃仁十五个 桂枝 芒硝 炙草各二两 大黄四两

作三服，一日服。虚者加归地蜜丸服，缓以除之。或用：

和血汤 归尾 赤芍 桃仁 丹皮 玄胡 乌药 香附 枳
壳各一钱 红花 官桂各五分 木香 川芎各六分 甘草二分

和之。

绞痛妨食，有发止，发即欲死

七气汤 半夏三钱 桂心不见火 玄胡二钱半 人参 乳香 甘
草各一钱

痛，有块硬起，吐清水是虫

万应丸 黑丑头末 大黄 槟榔各八钱 雷丸醋煮 木香各一钱
沉香五分

以大皂角、苦楝皮各四钱煎汁，入丑、黄、榔三末为丸，以
雷、木、沉三末为衣，鸡汁下。［眉批］此下虫方。虚人：

乌梅丸 乌梅三个 细辛 炮附 桂枝 人参 黄柏各六分
干姜 黄连各一钱 当归 川椒各一钱

米饭丸，椒汤下四十丸。［眉批］此安虫方。

搅肠沙，腹痛甚，四肢冷是干霍乱

樟木煎 急用樟木煎汤，大吐之。

白矾末 或用白矾末一钱，汤服探吐之。

甚者面青，昏倒，不省人事：

鼠屎末 急以鼠屎一合，研末滚汤调，澄清，通口服。

针刺法 或刺委中并十指出血，并用藿香正气散加香附、
砂仁。

转筋，理中汤。又，马兰根叶，细嚼咽汁立安。

疝气腹痛明是疝，不在此例

治疝汤 人参 茯苓 黄芪 白术各一钱 炮附子一钱半 沉

香　木瓜各一钱二分　羌活　川芎　紫苏　甘草各七分

肠内生痈，腹痛

小便数似淋，身甲错，腹皮急，按之濡如肿状，或绕脐生疮，宜急下之。

大黄汤　大黄　朴硝各一钱　丹皮　白芥　桃仁各二钱

空心温服下，后以参芪补之。

小腹痛，喜按是虚

温补汤　人参　白术　当归　川芎　白芍　熟地黄各一钱　肉桂四分　木香三分　小茴八分　玄胡　香附各四分

阴症腹痛，或搅肠疹痛欲死

四圣丹　五灵脂炒出烟为度　桃仁　草乌水泡，去皮尖　青黛各一钱

酒糊丸，梧子大，艾汤下十五丸。

失血后腹痛或小腹痛是血虚

四物汤　当归　川芎各一钱　白芍二钱　熟地一钱半　炮姜五分

小腹痛不可按是实

温气汤　青皮　香附各一钱　小茴　川楝子　玄胡　木香　槟榔　木通各八分

小腹按之内痛，若沃以汤，小便涩，上为清涕是胞痹

肾沥汤　麦冬　五加皮　犀角各一钱五分　杜仲　桔梗　赤芍　木通各一钱　桑螵蛸一个　羊肾少许

煎服。

小便不利，小腹痛

五苓散　苍术　赤苓　猪苓　泽泻　木通　官桂少许

甚者加大黄、滑石。

小腹胀，急痛，小便反利是死血

和血汤　桃仁　红花　归尾　赤芍　生地黄　青皮　香附

脐腹分积聚癥瘕痃癖病论

积

停蓄之总名。积在脏，聚在腑，积属阴，聚属阳。积脉细而附骨，聚脉浮动带结。积之始发有常处，上下左右，各有终始，其痛不离其部。聚之始发无根，上下左右，无所留止，其痛无常处。壮盛之人无积，大抵正气不足，邪气留之。然日进补汤无益，必攻伐数日，补中益气数日，是正治。深者衰其大半即止，俟脾土健运，破残之余，不攻自走。治块宜丸不宜煎，煎药如过路之水，徒耗元气，无损于块。气不能作块，有形之物成于痰食死血，大法咸以软之，坚以削之。化积丸，三棱、莪术、海石、礞石、瓦垄、阿魏、香附、雄黄、槟榔、灵脂、苏木，水丸。积聚如息贲、伏梁、痞气、肥气、奔豚，俱各见本经。六聚在腑无定法，大约寒则收引。结聚非辛药不能散结，前丸将吴萸桂枝附子汤下。

癥瘕

癥者坚也，因伤食而成，见脐下坚硬应手。瘕者假也，假借气血成形，亦见脐下，中虽硬，聚散无常。此癥瘕之别。三棱、鳖甲专治二症。

痃

如笔管、如臂、如指、如弦，在腹内近脐左右，筋急作痛。

癖

由于伤精，潜藏两肋之间。有时痛，外不见。二者皆积聚之属，治法亦不外积聚。

石瘕

生胞中，因寒气客子门，恶血留聚，日渐大，状如怀子。此气先病，血后病，月事不以时下。

肠覃

寒客大肠，结瘕在内，延久不已，始如鸡卵，渐益大。此气病血未病，故月水不断。二者皆女子病，本非妊娠，宜辨。治法可用辛热，如吴萸、桂心、附子加入消块药中。

积聚备用诸方

寒气结瘕，腹大坚满，痛极

木香通气散 木香 青盐 三棱各一钱 厚朴二钱 枳实 炙草各六分 炮姜 莪术各四分

妇女受寒经不行，血积结，腹硬如石

和血通经散 当归 三棱各一钱 莪术 木香 熟地 肉桂各六分 红花 贯众 苏木各四分

酒煎，入血竭末一钱。

癥瘕积聚癖块一切难消之病及腹饱胀虫积

积块丸 三棱 莪术各醋煨 自然铜 蛇含石各烧红醋淬，各二钱 雄黄 蜈蚣焙，各一钱二分 木香一钱半 铁华粉醋炒，一钱 沉香 沉砂各八分 冰片五分 芦荟 天竺黄 阿魏 全蝎各四钱 雄猪胆汁

炼蜜丸，每服一钱，块消止。

右肋下痞满气逆，息难，有形，但不妨饮食

推气汤 砂仁 桂心各二分半 木香二分五厘 炙草 茴香 丁皮 陈皮 青皮 干姜各五分 莪术五分 胡椒 沉香各一分

一切积聚

三棱散 三棱八钱 川芎四钱 大黄醋煨，一钱

积聚腹胀如鼓，青筋浮起，坐卧不便

蒜红丸 丁香 木香 沉香 砂仁 青皮 槟榔 陈皮 莪术 草果 牵牛各五钱 肉蔻五分 茯苓 人参各二钱五分 蒜一百瓣

以蒜汁和药丸，每服十五丸，食后秋石汤下，只可食白粥。

痞积气块，口内生疳

化痞膏 秦艽 三棱 莪术 黄柏 当归各五钱 大黄三钱
全蝎十四个 穿山甲十四片 蜈蚣五条 木鳖七个

入药于油二斤四两内，浸两日，煎黄色，去滓熬，略冷，下
丹炒过，紫色一斤二两，不住搅，黑烟起，滴水不散，离火，下
阿魏一两，乳香五钱，没药五钱，风化硝三钱，贴。

马刀瘰疬 加琥珀末一钱，临用入麝香少许，狗皮摊贴。

食积血块

神效化坚汤 白术 茯苓 当归 川芎 香附 山楂 枳实
陈皮 半夏 桃仁 红花 莪术 炙草

胀加莱菔，壮人加三棱。

酒积血积食积

胜红丸 陈皮 青皮 莪术 三棱 炮姜 良姜各五钱 香附
一两 枳实 姜连各五钱

醋糊丸。

弱人积聚

保合太和丸 白术五钱 枳实 苍术 香附 姜连 酒黄芩
麦芽 醋棱 醋莪术各一钱 木香五分 连翘 莱菔 厚朴各二钱
陈皮 半夏 茯苓 神曲 山楂各三钱

姜汁糊丸。或用补中益气汤加三棱、莪术、香附、桔梗、藿
香、益智、肉桂。

一切积聚

倒仓法 肥嫩黄牯牛肉三十斤，切成小片，去筋膜，以长流
水煮糜烂，以布滤去渣滓，取净汁再入锅内，慢火熬至琥珀色。
令病者预先断肉食淡，前一日不食晚饭，设密室一间，明亮不通
风。置秽桶，贮吐下之物，一磁瓶盛所出之溺。饮肉汁一杯，少

时又饮一杯，少时又饮，积数十杯。寒月则重汤荡①而饮之。任其吐利，病在上者欲其吐多，病在下者欲其利多，病在上下者欲其吐利俱多。视所出之物，必尽病根乃止。吐利后必渴甚，不得与汤，须自饮其所出之溺，倦怠觉饥，先与稠米饮，次与淡稀粥，三日后方可与菜羹调养。半月或一月，自觉精神大加，旧病悉去，后须忌牛肉数年。

脐腹分胀满鼓胀病论

胀满

胀满者，腹胀也，不如鼓胀之九死一生。或因伤食，消导可已。或因气滞，行气即愈。有久有暂，实者峻下之，土郁则夺之之义也。有因畜血者，可用破血之药，其有病后气虚作胀者，惟补元气，益肾元，使气归原即愈。

鼓胀

外虽坚，中空无物，有似于鼓，故名鼓。鼓多属气，非气旺也，气虚不能制水，故胀。中实有物，非虫即血，故又名曰蛊。若虫侵蚀，有蛊之义也。鼓脉必浮，蛊脉必实。实则以手按腹，随手凸起，虚则按之有凹不起。治实如大黄、芒硝、牵牛、槟榔、三棱、蓬术俱可酌用，一味地栗干至妙。若虚作实治，万无生理。此症初由怒气伤肝，渐蚀其脾，脾虚之极，真脏见也。脉喜浮大，忌虚小。若脐突出，肚见青筋，皮光如油，皆不治。

治法不比水肿。水肿饮食如常，健脾导水足矣。鼓有土败木贼之象，又非火不胀，湿与热兼，殆犹馒头，得火与汤乃发胖。治者先令却盐味，断妄想，以调和气血而兼制肝为主。方用大腹皮、玄胡、苏梗、厚朴、陈皮、木通、柴胡、白芍为大剂，寒加

---

① 荡：用同"烫"。

热，热加寒，虚加补，服三五十剂，亦有生者。久服药，忽手足肿，病至内达外，不久愈。若从手足肿至腹，为从外入内，难治。其先喘后胀，先胀后喘，朝宽暮急，暮宽朝急，虽多分别，大法不外乎此。

又单腹胀，俗名蜘蛛鼓，此伤风与食，多不治。一法，初起丸用枳术，煎用五苓，后用补中益气，亦有理。

胀满鼓胀备用诸方

一切胀满

脉弦肝盛，洪数阳热，迟弱阴寒，浮为虚胀，紧则中实。浮大者生，虚小者死。

腹胀，呕吐嗳噫伤食

香砂调中汤 藿香 砂仁各一钱二分 苍术二钱 厚朴 陈皮 半夏 茯苓 青皮 枳实各一钱 甘草三分

便泻，去青皮、枳实，加麦芽、山楂、肉果、黄连。

忧思过，腹胀肠鸣，二便不利脉虚紧涩

苏子汤 紫苏子 腹皮 草果 半夏 厚朴 木香 陈皮 木通 白术 枳实各一钱 人参五分 炙草三分

腹胀喘燥，虚汗肢厥，小便赤，大便黑是血胀

人参芎归汤 人参 辣桂 灵脂炒，各五分 乌药 莪术 木香 砂仁 炙草各一钱 川芎 当归 半夏各一钱五分 紫苏叶，四片

亦用桃仁承气汤。

气为痰所隔，心下坚胀是气分

加味枳术汤 枳壳 辣桂 紫苏 陈皮各五分 槟榔 桔梗 白术 五灵脂 木香各五分 半夏一钱 甘草一钱 茯苓一钱

姜煎服。

积气痞塞，膈满呕吐，口苦吞酸，腹胀

枳壳散 枳壳 三棱 陈皮 益智 莪术 槟榔 肉桂各五分 干姜 厚朴 甘草 青皮 肉蔻 木香各三分

姜煎。

食伤腹胀

香砂和中汤 藿香 砂仁各一钱三分 苍术一钱半 厚朴 陈皮 半夏 茯苓 枳实 青皮 神曲 山楂各一钱 白术一钱半 炙草三分

泻久或虚弱腹胀

塞塞汤 六君子汤加当归、白蔻、苏梗。

服后胀益甚，勿疑，久自效。

老人虚寒腹胀

香朴丸 厚朴二钱 炮附七分 木香三分

鼓病单腹胀

调中健脾丸 黄芪 人参 茯苓 苍术各二钱 五加皮二钱 白术六钱 陈皮 半夏 香附 山楂 薏苡仁各三钱 白芍 黄连 吴萸炒,各二钱半 苏子 莱菔 泽泻 草蔻各一钱半 沉香六分

再用瓜蒌搂一孔，入川椒三钱，碱二钱，外用纸糊，再用盐泥封固，晒干，炭火煅通红，去泥，其黑者并入药一钱，共末，荷叶腹皮汤打黄米糊丸，每百丸日三服。

鼓病虚弱者，或因过服峻剂者

朝服：

金匮肾气丸 熟地四两 茯苓三两 牛膝 肉桂 泽泻 车前 山萸 山药 丹皮各一两 炮附五钱

蜜丸，空心服百丸。晚服补中益气汤。

鼓病壮实人

石干散 石干一钱 黑丑头末,一钱 沉香五钱 木香五分 槟

榔一钱　葶苈八分　琥珀五分　海金沙一钱

为末，先服五痹散二剂，后以葱白汤空心服此末一钱，隔日一服。轻者二服，重者三服。愈后服健脾药，忌盐荤①物。又方：

香枣丸　苦丁香焙末，枣肉丸，每三十丸空心枣汤下，数服愈。

产后败血入胞，胀满，胞不下血消即下

夺命丹　炮附五分　丹皮一钱　干漆炒烟尽，一钱　大黄一钱

醋水煎。

经脉不利化水，身肿胀，皮肉赤纹

人参大黄汤　人参　当归　大黄炒，各一钱　桂心　瞿穗　赤芍　茯苓各一钱　葶苈二分

腹脐分肠鸣病论

肠　小肠在胃之左，胃下曰幽门，即小肠上口。小肠盘十六曲，至下口曰阑门，主秘别清浊，即大肠上口。大肠即回肠，当脐之左，亦盘十六曲，至广肠。广肠即直肠，下至肛门。

肠鸣

中气虚则肠鸣，用破气药暂止。不愈，补中益气加炮姜最妙。脏寒有水亦鸣，理中汤加桂、茯苓、车前。水欲下，火欲上，火击动其水亦鸣，二陈加芩、栀。

肠鸣备用诸方

泄泻肠鸣

升阳除湿智半汤　苍术四钱　白术　茯苓　白芍各一钱　防风二钱　益智　半夏各五分

姜煎服。

---

① 荤：原作“晕”，据藜照书屋本改。

腹中常有水鸣是火击水

栀连二陈汤 陈皮 半夏 茯苓 炙甘草 黄芩 黄连 山栀各等分

肠鸣下气暂已复鸣

益中汤 人参 白术各一钱 甘草 黄芩 黄连 枳实 干姜各五分

疾行则鸣，如囊裹水声

河间葶苈丸 葶苈 泽泻炒 椒目 杏仁 桑白 猪苓各五钱

蜜丸，葱汤下，取利。

脐腹分肠痈病论

肠痈

因七情饮食，或经行产后瘀血积留所致，皆大肠实火。发热恶寒，身皮甲错，腹皮肿急，按之软，或腹胀大，转侧有水声，或绕脐生疮，小便如淋，脓未成，脉迟紧。通肠饮，归尾、忍冬藤、白芷、皂角刺、乳香、没药、甘草、苡仁、花粉。又白矾一两，黄占五钱，生蜜丸服，最解毒气内攻，亦止痛。脓已成，脉滑数，用太乙膏方作丸服，以下其脓。玄参、白芷、当归、肉桂、生地、赤芍、大黄各一两，净黄丹十三两。此病不可惊，惊则肠断而死。坐卧转侧皆宜徐缓，常少进薄粥，静养调摄，庶可保生。

肠痈始末备用方

脉症 外症发热恶寒，脉芤而数，肤皮错纵，腹急渐肿，按之内痛。大便重坠，小便涩滞若淋，甚者脐突腹胀，转侧有水声。

肠痈

初起小腹隐痛，小便淋涩，小腹坚硬如掌而热，按之则痛。肉色如故或焮赤微肿：

大黄汤 大黄炒 芒硝各一钱 丹皮 白芥子 桃仁各二钱

瘀血去尽则安。如体虚脉细不敢下：

活血散瘀汤 川芎 归尾 赤芍 苏木 丹皮 枳壳 瓜蒌仁 桃仁各一钱 槟榔六分 大黄炒，二钱

已成腹痛，胀满不食，便淋刺痛

苡仁汤 薏苡仁 瓜蒌仁各三钱 丹皮 桃仁各二钱 白芍一钱

腹濡痛，小腹急胀，时时下脓

丹皮散 人参 丹皮 白芍各一钱 茯苓 黄芪 苡仁 桃仁 白芷 当归 川芎俱各一钱 甘草五分 官桂五分 木香三分

溃后疼痛淋沥不已，见诸虚症

参芪地黄汤 茯苓 山药 丹皮 山萸 熟地 人参各一钱 黄芪二钱

姜枣煎。

肺　分

喉下为肺，喉在咽前，主出气。喉系坚空，连接肺管，为气息之路，呼吸出入，下通心肝之窍。肺有两叶白莹，谓之华盖，以覆诸脏。虚如蜂窠，下无透窍，吸之则满，呼之则虚，此肺之象也。

肺分诸病论

肺胀

肺热则胀，胸前实闷者是也。忌燥热敛涩，宜甘寒苦寒辛润之药。宁肺汤，黄芩、桑皮、贝母、花粉、杏仁、知母、天冬、枇杷叶、沙参。

肺痿

久咳气虚有热则成痿。其症寒热气急，烦闷多睡，或带血。举肺汤，桔梗、甘草、竹茹、二冬、阿胶、沙参、百合、贝母。

忌辛燥升散温热。

肺痈

肺热极则成痈，痰中腥臭，或带脓血者是。清金饮，刺蒺藜、苡仁、橘叶、黄芩、花粉、牛蒡、贝母、桑皮、桔梗。忌敛涩燥热。此症多是土虚金弱，不能生水，阴火烁金之败症，补脾亦是要着。

息贲

在右肋下，如覆杯，气逆背痛，因肺气虚，痰热壅结所致。忌破气辛热，调息丸，海石、白蔻、陈皮、射干、紫菀、旋覆、桑皮、桔梗、白芥、石碱，水丸。

肺痈备用诸方

手掌皮粗，气急颧红，脉数鼻煽，不能饮食者，不治。

初起咳嗽气急，胸中隐痛，吐脓痰

麦冬平肺饮 人参 麦冬 赤芍各一钱 槟榔 赤苓 陈皮 桔梗各一钱 甘草五分

咳吐脓痰，胸胀满，喘急发热

玄参清肺饮 玄参八分 柴胡 陈皮 桔梗 茯苓 地骨 麦冬各一钱 苡仁二钱 人参 甘草各五分 槟榔三分

煎成入童便一盏服。

重者不能卧

宁肺桔梗汤 桔梗 贝母 当归 瓜蒌仁 黄芪 枳壳 甘草节 桑白 防己 百合 苡仁各八分 五味子 甜葶苈 地骨 知母 杏仁各五分

咳甚加百合，身热加柴胡，便秘加熟大黄。

已吐脓后

排脓散 黄芪 白芷 五味 人参各等分

排脓补气。

勿论已成未成

金鲤汤 鲤鱼一个，重四两，去肠，勿经水 贝母末，二钱

入鱼肚内，线缝之，童便半碗浸之。重汤水煮，至鱼眼出为度，去鳞骨，净肉仍浸童便内，顿热，作三次一日，便肉俱食之，效速。

咳嗽诸病论

五脏六腑皆有咳。肺不伤不咳，脾不伤不久咳，肾不伤，火不炽，咳不甚。又有两大头脑，曰内伤，曰外感。风寒暑湿，外也。七情饥饱，内也。四气亦有不咳者，所感重，径伤脏腑，不留于肺，故不咳。否则先中皮毛，以次传及五脏。七情亦有不咳者，病尚浅，止在本脏，不上干于肺，故不咳。否则脏气受伤，以次病及上焦。所以伤寒以有嗽为轻，七情之嗽必久而后见。

自表入者，病在阳，用寒凉收敛。流连不解，变生他症，宜辛宜温，如二陈加防风、苏叶之类。求其属，散其邪，肺清而嗽愈，《五脏生成》篇所谓肺欲辛是也。自内而生者伤其阴，阴虚阳浮，水涸金燥，喉痒而咳，最忌辛香助阳，宜甘宜润，如麦冬、花粉、生地、杏仁、阿胶、桔梗、橘红之类滋养肺，水旺气复而咳自已。《宣明五气》篇所谓辛走气，气病勿多食辛是也。然治表虽宜从散，若形气病气俱虚，急宜补，佐以温解，如参苏饮之用参，桂枝汤之用甘、芍，实脾也。脾实肺金得养，前邪易出，后邪难入，方是正治。

又有脾胃先虚，不能制水，水泛为痰，水冷金寒而咳者。又有过服寒凉，脾胃受伤，寒水挟木势而上侵肺胃，前病未除，新病愈甚。粗工不省，犹进寒凉，殆矣。六君子加炮姜，或八味丸补土母方验。如因火烁肺金而咳，清金降火，谁不知之，芩连、

二冬、知柏乱用，究非本论。补北方所以泻南方，六味丸是也。补阴后急用参芪救肺，使金土相生，方谓识先后着。若用参芪于壮水之先，阳火愈旺，金愈伤矣。若见命门火衰，气不化水，参芪①桂附亦所必用，不可概执滋阴之说。夫顺气消痰清火，共宝为治嗽不朽之法，奏效十无一二，盖亦反其本矣。然经殊感异，新久时宜，用药皆有关窍，不可不辨。

咳分十二经论

治法于咳药中各加引经，不可不知。

肺咳

喘息有音，痰白，咯出如米粒。桔梗、贝母、瓜蒌、桑皮、苏子、花粉皆肺药。咳不已，大肠受之，咳则遗屎。引上加升麻，引下加大黄。

心咳

心痛，喉中介介如梗状，痰赤结如胶。黄连、细辛、郁金、麦冬、远志皆心药。咳不已，小肠受之，咳则上下气不相连续。引上加桔梗，引下加木通、小茴。

脾咳

右肋下痛引肩背，痰黄。半夏、二术、陈皮、腹皮皆脾药。咳不已，胃受之，咳而呕，长虫出。引上加升麻，引下加石膏、益智、厚朴。

肝咳

左肋痛，痰青如沫。柴胡、川芎、青皮、前胡、青黛皆肝药。咳不已，胆受之，咳呕苦汁，引上加川芎，引下加青皮。

肾咳

腰背相引痛，舌本干，咽作咸，痰黑。独活、天冬、山萸、

---

① 芪：诸本同，疑"姜"之误。

故纸皆肾药。咳不已，膀胱受之，咳则遗溺。羌活引上，橘核引下。

心包咳

痰紫赤。丹皮、山栀、肉桂，皆包药。咳不已，三焦受之，腹满不思食。引上川芎，引下青皮。

咳与嗽异论

咳　有声无痰曰咳。非无痰，嗽费力，痰不易出，病在肺。肺主声，故声先痰后。

嗽　有痰无声曰嗽。非无声，痰随嗽出，声不甚响，病在脾。痰藏于脾，故痰出嗽止。

二者总之，心火困脾克金所致。因咳有痰，重在咳，肺为主，宜急顺气。肺恶温燥，橘红、贝母、桔梗、桑皮、知母、麦冬、紫菀为要药。因痰致咳，重在痰，脾为主。脾恶寒润，二术、星夏为要药，清火兼之，最是治咳要法。

咳嗽新久虚实论

新嗽

肺有实邪，寒则散，热则清，湿则泻。有久病忽嗽，必新伤风食，有风疏风，有食消食，即愈。

久嗽

属虚属郁，气虚补气，血虚补血，郁则开郁。有嗽久伤肺，满面生疮，人参蛤蚧散，真蛤蚧、人参、杏仁、甘草、茯苓、知母、桑皮、贝母。久嗽失声，润肺汤，诃子、五倍、五味、黄芩、甘草。久嗽失气，劫嗽丸，诃子、百药煎、荆芥穗，蜜丸噙化。经年嗽，百药不效，余无他症，与劳嗽异，烧酒一斤，白糖饼半个浸服，服至五斤，虽久必效。一味百部膏、桑枝煎、乌梅膏俱效。

咳嗽四时昼夜论

春嗽

春气上升，宜清气，二陈加川芎。凡嗽遇春即发，为脾病，健脾为主。

夏嗽

炎火逼肺，无黄连不愈。

秋嗽

燥金用事，二陈加桑皮、天冬等润脾。

秋末发嗽，交夏方愈

乃寒包热，二陈加柴胡、葛根等解表。

冬嗽

风寒外束，亦宜发散，麻黄、杏仁、防风、羌活合二陈。

五更嗽

或五更痰多，清晨痰多，脾虚使然，六君子加炮姜。

日夜不嗽，朝晨嗽几声

火空则发，二陈加黄芩、桔梗、桑皮。

上半日嗽多

是胃火，痰必稠黄，二陈加贝母、石膏、竹茹。

午后嗽多

阴虚火动，痰黑黏滞，六味作汤。

黄昏嗽多

肾经阳虚阴弱，虚火上炎，当补脾肺，生肾水，不可专用嗽药，六君子、六味丸间服。不论大人小儿，黄昏睡熟中忽嗽两三声，食积痰也，二陈加山楂、麦芽，消其痰而嗽自已。

嗽日轻夜重

为血少，二陈多加当归即止。

后半夜嗽

属风，二陈加防风。凡黄昏、五更、上半日嗽为实，午后嗽为虚。

干咳嗽

此症难治，乃痰郁火邪在中。先用逍遥散加桔梗开之，后用补阴之剂。

咳嗽备用诸方

感冒鼻塞咳嗽

消风宁嗽汤 桔梗 枳壳 半夏 陈皮 前胡 干葛 茯苓各一钱 苏叶一钱二分 杏仁 桑白各一钱 甘草四分

姜葱煎。冬月加麻黄一钱。取汗后，用后加味二陈汤，一剂全愈。

劳症久嗽

保和汤 知母 贝母 天冬 麦冬 款冬各一钱 花粉 苡仁 杏仁各五分 五味二十粒 兜苓 紫菀 桔梗各六分 百合 阿胶 当归 百部各六分 炙草 紫苏 薄荷各四分 饴糖一匙

姜三片煎。失血，加蒲黄炒、生地、小蓟。痰多，加橘红、茯苓、瓜蒌。喘，去紫苏、薄荷，加苏子、桑白、陈皮。

咳嗽面目浮肿

葶苈散 甘葶苈隔纸炒 郁李仁 桑白各一钱 旋覆花 槟榔 木通各五分 腹皮七分半

姜煎。

咳嗽失音

杏仁煎 杏仁三两 姜汁 蜜 砂糖各一两五钱 桑白 木通各一两二钱五分 紫菀 五味各一两

后四味先熬三炷香，去渣，入前四味熬成膏，每含化。又方：

清肺汤　五味　五倍　黄芩　甘草等分

久嗽不止

噙化丸　熟地　阿胶　五味　贝母　杏仁　款冬　炙甘草　人参

蜜丸噙化。

虚劳嗽，痰热渴汗

滋阴清化丸　天冬一两六钱　麦冬　生地　熟地　知母各八钱　茯苓　山药　贝母　花粉各四钱　甘草　五味子各三钱

蜜丸含化。

虚劳嗽血痰喘

五汁膏　天冬　麦冬各二钱　生地二钱　贝母一钱　丹皮一钱　茯苓八分　阿胶一钱　薄荷二钱　犀角　羚角各五分　梨汁　藕汁　莱菔汁　人乳各二盅　甘蔗汁一盅

用水八盅，煎至三盅，去渣，入五汁再熬，以入水不散为度，又入蜜二两，重汤顿半日用。

久嗽不已，百药不愈

立效方　五味四钱　贝母五钱　杏仁一两　冬花八钱　天冬一两　瓜蒌五钱　葱白七茎　川椒每岁一粒　苏梗一两

共为末，将猪肺一个，入末于内，荷叶包，蒸熟，五更作一次食，以薄烧酒蘸食尽。另饮陈甜酒少许，安卧至晓。

有声无痰是火郁于肺

苦梗汤　桔梗三钱　香附　炒栀　黄芩　贝母各八分　知母八分　前胡八分

嗽，痰出则嗽少，止少顷又嗽是湿痰嗽

加味二陈汤　陈皮　茯苓　半夏　甘草　枳壳　桔梗　瓜蒌　黄芩　杏仁　前胡　山栀　南星　贝母

夏月嗽是火刑金

苦梗汤加黄连、石膏。

胀嗽，或左或右，不得眠，动则喘急是肺胀，痰挟瘀血

养血疏气汤　四物汤加桃仁、红花、诃子、青皮、竹沥、姜汁。

不得卧者难治。

嗽，唾有脓血或胸膺有窍，口中咳脓血，与窍相应而出或浊痰，是肺痿

紫菀散　人参一钱　紫菀五分　知母　贝母各一钱五分　桔梗一钱　甘草五分　五味十粒　茯苓一钱　阿胶五分

右寸脉数虚涩是痿。

嗽，口燥，嗽时胸中隐痛或吐脓是肺痈

桔梗汤　桔梗五钱　贝母三钱　当归　瓜蒌　枳壳　苡仁　桑白　防己　黄芪各一钱　甘草节，五分　杏仁　百合各五分

大便闭加大黄，小便赤加木通。右寸脉数实，是肺痈。色白短涩者生，色赤浮大者死。

嗽一二声无痰，夜则发热，过即冷，睡多梦是劳嗽

劫劳散　白芍一钱半　黄芪　甘草　人参　茯苓　熟地各一钱　麦冬　当归一钱半　五味一钱　阿胶一钱　半夏三分

姜枣煎。

气血两虚，发热自汗，喘嗽

宁肺汤　人参一钱　当归　白芍各一钱　桑皮　阿胶　麦冬各一钱　白术　茯苓　炙草各八分　熟地一钱半　五味十粒　川芎三分

感冒咳嗽，用参苏饮不效此火盛

清火止咳汤　枳壳　杏仁　黄芩　石膏　山栀　瓜蒌　知母　贝母　桑白　桔梗　前胡　甘草

姜煎服。

咳嗽声嘶乃血虚火多

芩连四物汤　当归二钱二分　川芎八分　白芍二钱　生地黄一钱半　黄连六分　黄芩一钱　麦冬一钱五分

心咳，喉中如梗，或咽肿

苦梗汤　苦梗三钱　甘草六钱

脾咳，右肋痛引肩背，不可转动

升麻汤　升麻　白芍　甘草各二钱　干葛三钱

肾咳，腰背相引而痛，甚则咳涎

麻黄汤　麻黄　细辛各二钱　炮附一钱

胃咳，呕出长虫

乌梅丸　乌梅三个　细辛　炮附　桂枝　人参各六分　黄柏六分　干姜　黄连各一钱五分　当归　蜀漆各四钱

米饭丸，每服三十丸。又方，胃咳呕而不出：

前胡汤　前胡　白术　细辛　赤苓　旋覆花　枳壳　常山　松萝各七分半　龙胆　杏仁各五分　竹叶

空心服，吐之即瘥。热加芒硝三分，山栀五分，黄芩七分半，苦参五分。

胆咳，呕苦水如胆汁

黄芩汤　黄芩　生姜各三钱　炙草　半夏各二钱

大肠咳，遗屎

余粮汤　赤石脂　禹余粮各二两

煎服。

小肠咳，失气

芍药汤　白芍　炙草各四钱

膀胱咳，遗溺

茯苓汤　茯苓二钱　桂枝二钱半　生姜五大片　炙草一钱

喘不得眠，脉浮大是肺胀

越婢加半夏汤　麻黄二两，去上沫　石膏一两八钱　生姜一两

甘草三钱五分　半夏一两　枣五个

肺劳热，生虫如蚕，咳逆气喘，是谓膏肓病，针灸不至

驱二竖丸　麦冬一钱　炮姜　蜀椒各一钱　黄芪　百部　白术

人参　桂各一钱二分五厘　远志　炮附　细辛　炙草各一钱五分　杏

仁五分

蜜丸含化。

喘哮诸病论

治喘先辨短气与哮为三。

短气

呼吸急，不能接续，无痰声，不抬肩撷肚，非喘也，乃元气

虚乏。治当补气，不可泻肺，此法无二。

喘

促促气急，喝喝痰声，张口抬肩，摇身撷肚。诸本名目最多，

有气喘、痰喘、火喘，水气乘肺喘、气郁肺胀喘、食喘，通忌敛

涩升补燥热酸咸之剂。降气清火，润肺辛散，如苏子、桑皮、枇

杷叶、前胡、乌药、枳壳、半夏、山栀、玄参、知母、青黛、黄

芩、贝母、二冬、花粉、杏仁、桔梗、橘红皆可酌用，此治喘平

和之法。独赵献可祖王海藏云：气盛当作气衰，有余当作不足。

肺气果盛与有余，则清肃下行，岂复为喘？以其入肺之火炎烁真

阴，气衰不足，故发为喘。所谓盛与有余者，非肺之气，肺中之

火也。海藏发千古之精奥，惜未究火所由来，不知火之有余，水

之不足也。

凡诸逆冲上，皆因壮火食气，销烁肺金，真阴虚，故火壮。

其症多自小腹下火起而上，左尺大而虚，非四物阴血之剂可愈，

下焦雷龙之火亦非寒凉可降。其挟痰者，乃水挟木火而上，非竹沥、枳、半能消，须用六味加麦冬、五味大剂煎服，则水自升，火自降，痰自退。若六脉俱洪实，遍身痰气火气，坐卧不得，莫若黄连膏。真黄连四两，金银各一锭，九碗水煎二碗，再用水六碗煎一碗，再用水二碗煎半碗。将煎过水共收成膏，加入人乳一碗，牛乳一碗，童便一碗，姜汁、韭汁、侧柏汁、田螺汁各一碗，薄蜜收，渐渐服。

火郁喘

六脉俱涩，或沉伏，四肢厥冷，拂拂气促而喘，以为有余，而脉却不紧数，欲作阴虚，而按尺脉又鼓指。寒热俱难投，惟以逍遥散加吴萸炒黄连，宣散蓄热，得汗而愈。仍以六味丸养阴和阳方佳。

劳碌气虚发喘

胡桃不去衣九钱，人参一钱，杏仁去皮尖二钱，姜枣煎一盅，带渣服，去大解一次，即效。

水气喘

水气逆行乘肺，肺得水而浮，喘不能卧，气不宣通，当从小便去，苓桂术甘汤主之，肾气丸亦主之。

似喘非喘

似火非火，似喘非喘，阳明之气下行，胃络不和，逆而上出，故喘。或真元损耗，肾气上奔，四肢厥冷，面赤烦躁恶热，非邪火也，命门真火离宫不归。两寸浮数，两尺微弱，下凉药似稍快，少顷依然。治者当细求其绪，而以助元接真镇坠之药，如八味丸、肾气丸煎生脉散送下。觉气稍定，以大剂参芪加故纸、阿胶、牛膝以镇于下，或可回生。

食喘

凡病初起即喘急，多是食。或放屁，或咬人，或见壮脉，食重也，消食自愈。

小儿行走气急作喘

必是食，食喘必兼感。感风疏风，感气开气，受惊镇惊，加入消食药中自愈。

喘有时忽作

必因感风感气，或多食饮酒而然，须兼所感治。

喘遇秋冬发

寒包热也，解表则愈。

凡喘脉不宜急散涩数，宜迟缓。喘甚胸前高起，脉络散张不治。喘急壮脉见，勿轻药。

哮

古人专主痰，后谓寒包热，治须表散。大都感于幼稚之时，客犯盐醋，渗透气脘，郁积痰热，一遇风寒便窒塞道路，呼吸急促，故多发于冬初。必须淡饮食，行气化痰。禁凉剂，恐风邪难解。禁热剂，恐痰火易升。苏子、桑皮、枳壳、青皮、桔梗、半夏、前胡、杏仁、山栀，必用之药。八九月用承气汤预下其热，使冬时无热可包，是妙法。

哮久，用青皮一个劈开，纳巴豆一粒扎定，瓦上炙黄，每服三分或五分，姜酒下。愈后用半夏八两，石膏四两，苏子二两，丸服。

哮喘备用诸方

一切哮喘　脉滑，手足温者生；沉涩数，四肢寒者死。喉中有声曰哮。

年久哮喘

皂夹去皮弦子，蜜炙，二钱　明矾一钱　杏仁一钱　紫菀　桑皮炙草　石菖蒲　半夏各二钱　白丑头末，一钱　胆星一钱五分百部熬膏，丸绿豆大，每服七十丸。［眉批］效方。

痰甚喘

神仙住喘汤　黑丑头末，一钱　明矾三分　皂角四分　木香三分
人参一分

莱菔汁调下，十服愈。

呼吸急促，无痰声是气喘

定喘汤　紫菀　五味　橘红　炙草　紫苏子　杏仁　桑白　半
夏　苏叶　枳壳

甚加葶苈、厚朴、前胡，姜煎服。

动作便有痰声是痰喘

先服定喘汤。加瓜蒌三服，次照痰症治。

乍进乍退，得食减，食已即发是火喘

桔枳二陈汤　陈皮　半夏　茯苓　生草　桔梗　枳壳　黄芩
黄连　栀子

阴虚人火自脐下上冲而喘

四物汤加黄柏、知母、麦冬、五味，间服六味地黄丸。

抬肩撷肚，喘不休是胃虚

五味汤　五味九个　人参一钱　麦冬八分　杏仁八分　陈皮一钱
白术一钱

姜枣煎服。

气不能布息，呼吸不接续，出多入少是短气，虚甚也

生脉散　人参　麦冬各二钱　阿胶一钱　白术一钱　陈皮八分
五味十个

喘不休，汗出如油气脱也

不治。

喉哮而喘寒束热痰

陈皮汤　陈皮　半夏　茯苓　甘草　紫苏　枳壳　桔梗　苍

术　黄芩

天寒加桂枝。

伤风寒发喘

五虎汤　麻黄一钱　杏仁四分　石膏一钱　甘草二分　桑白六分
细茶少许

一切喘哮

千金汤　桑白　冬花各三钱　麻黄　苏子各二钱　杏仁　白果
黄芩各一钱五分　甘草　半夏各一钱

诸气病论

肺主气，故诸气属肺。苍天之气贵乎清净，浩然充塞乎宇宙，
为生生不息之用。云雾风霾，则山泽湿热熏蒸之气，人亦犹是。
清纯元气与血并行，无形无声，循环无端，彼冲击横行于脏腑之
间，而为痛、为痞满、为积聚等症者，气失其平也。下手脉沉，
便知是气，极则伏，又感气，肺脉必洪。大怒肝亦洪。

轩岐分九气，喜怒劳思悲恐惊寒暑。喜则气缓，怒则气逆，
劳则气耗，思则气结，悲则气消，恐则气不行，惊则气乱，寒则
气收，暑则气泄。又，喜恐惊属心肾胆，过则耗散真气，怔忡健
忘失志，不足之症作。怒忧思悲属肝脾肺，过则郁遏邪气，颠狂
膈噎，肿胀疼痛，有余之症作。

治法高者抑之，下者举之，寒者温之，热者清之，惊者平之，
劳者和之。其病在七情，非药可愈者，以情相治。恐可治喜，以
遽迫死亡之言怖之。悲可治怒，以怆悴苦楚之言感之。喜可治忧，
以谑浪亵狎之言娱之。怒可治思，以污辱欺罔之言触之。思可治
恐，以虑彼忘此之言夺之。

用药有四法。气虚宜补，人参、白术、黄芪、甘草、人胞。
气升宜降，轻用苏子、橘红、枇杷叶、乌药，重用降香、沉香。

气逆宜调，木香、白蔻、砂仁、香附、陈皮。气实宜破，枳壳、青皮、槟榔、厚朴、枳实。又气有余便是火，是气治正论。有病人自觉冷气从下而上者，非真冷也，上升之气自肝而出，中挟相火，阳亢阴微，火极似水也，须知。

气病备用诸方

气结，痰在喉间，吞咯不得，膈痞呕恶

四七汤　半夏一钱半　茯苓一钱二分　苏叶六分　厚朴九分

姜煎服。

胸虚痞喜按是气虚

补中益气汤　黄芪一钱　炙草五分　人参　白术各三分　升麻

柴胡　陈皮　当归各二分

气逆，上盛下虚，痰盛胸噎

苏子降气汤　苏子　半夏各二钱五分　前胡　炙草　陈皮各一钱

当归一钱半　沉香七分

虚加黄芪，冷加桂。

气不宣流，成疮疖，并闪挫腰肋痛

复元通气散　大茴香　山甲各二钱　玄胡　白丑　陈皮　炙草

各一钱　木香一钱半

气逆肋满，积聚胀痛

沉香化气丸　生大黄　黄芩各一钱　人参　白术各三分　沉香

四分

用竹沥、姜汁为丸，朱砂为衣，每服一钱。

胸寒上喘，腹胀不和

分气紫苏饮　紫苏　五味　桑白皮　陈皮　桔梗　草果　伏

皮① 茯苓 炙草各一钱五分 盐少许

姜煎服

一切气郁

木香化滞汤 枳实二分 柴胡四分 木香三分 陈皮五分 甘草一分 半夏一钱 草蔻五分 当归二分 红花一分 香附五分

胸满加枳壳、桔梗、砂仁、香附，腹胀加厚朴、枳实，小腹病加青皮、木香、槟榔，怒者加炒栀、柴胡，有热加栀子，气痛加木香、乌药。

气聚

大七气汤 青皮 陈皮 三棱 莪术各一钱 桔梗 甘草 藿香各八分 香附一钱 益智 官桂各六分

中气论

不可以风药治。

昏迷痰塞，牙紧似中风，但身冷无痰

急以苏合丸灌之，继服：

顺气散 白术 茯苓 青皮 白芷 陈皮 乌药 人参各一钱 炙草五分 香附三钱

再服：

调气散 白蔻 丁香 檀香 木香各二分 藿叶八分 砂仁四分 炙草八分 盐少许

余痰未平宜用：

星香散 南星八钱 木香一钱

姜煎，分三服。

气郁诸病论

郁者，滞而不通之义。百病皆生于郁。人若气血冲和，病安

---

① 伏皮：即大腹皮。

从作？一有怫郁，当升不升，当降不降，当化不化，或郁于气，或郁于血，病斯作矣。凡见脉沉伏，或结，或促，或代，皆郁也。治郁之法，岐伯所言木郁达之、火郁发之、土郁夺之、金郁泄之、水郁折之尽之矣。后之解者，以吐训达，而以烧盐三两，温汤二升毕达之义。以汗训发，而以升麻、葛根、柴胡、防风、羌活毕发之义。以下训夺，而以槟榔、枳实、厚朴、大黄毕夺之义。以解表、利小便训泄，而以橘红、苏子、桑皮、猪苓、泽泻、木通毕泄之义。以制其冲逆训折，而以黄柏一味毕折之义。用之有应有不应，以五者仅为一偏之治，不知立言者原无过，乃解之者之误也。

王安道、张介宾扩而充之，俱有妙论。余则撮其要而为之辨曰：达者通畅之义。木郁风之属，脏应肝胆，结在胁肋，主在筋爪，伤在脾胃，症多呕酸。木喜调畅，宜用轻扬之剂，在表疏其经，在里疏其脏，但使气得通行，均谓之达。专用一吐，谓肺金盛，抑制肝木，与泻肺气、举肝气可矣，何必吐？谓脾浊下流，少阳清气不升软？益胃升阳可矣，又何必吐？木郁固有吐之之理，以吐总该达字则未也。达郁汤，升麻、柴胡、川芎、香附、刺蒺藜、桑皮、橘叶。

发者，越之也。火郁之病，为阳为热，其脏应心，主小肠、三焦，其主在脉络，其伤在阴分。凡火之结聚敛伏者不宜蔽遏，当因势而解之、散之、升之、扬。如腠理外闭，邪热怫郁，则解表取汗以散之。如龙火郁甚，非苦寒降沉之剂可治，则用升浮之药，佐以甘温，顺其性而从治之，汗未足以概也。发郁汤，羌活、葛根、升麻、柴胡、细辛、菖蒲、远志、郁金、葱白。

夺者，直取之也。湿滞则土郁，其脏应脾胃，其主在肌肉四肢，其伤在胸腹。土畏壅滞，滞在上宜吐，滞在中宜伐，滞在下宜泻，皆夺也，夺不止于下。夺郁汤，苍术、藿香、香附、兰草、陈皮、草蔻、砂仁、苏梗、生姜。

泄，疏利也。金郁之病，为敛闭，为燥塞，其脏应肺、大肠，其主在皮毛、声息，其伤在气分。或解表，或利气，皆可谓泄。利小便是水郁治法，与金郁无关。泄郁汤，紫菀、贝母、桔梗、刺蒺藜、沙参、香附、砂仁。

折，调制也。水之本在肾，标在肺，反克在脾胃，伤在阳分。水性善流，膹郁不通，宜防泛溢。折之之法，如养气可以化水，治在肺。实土可以制水，治在脾。壮火可以胜水，治在命门。自强可以帅水，治在肾。分利可以泄水，治在膀胱。凡此皆谓之折，非独抑之而已。折郁汤，五苓散加木通、白蔻、木香。

而丹溪更分为六郁，气血湿火食痰。又谓六者有相因之势，气郁湿滞，湿滞成火，火郁生痰，痰滞血凝，血滞食结，故著越鞠丸，香附理气，抚芎调血，苍术开湿，栀子治火，神曲疗食，痰郁加贝母。此以理气为主，不易之品也。湿甚加茯苓、白芷，血甚加桃仁、红花，火甚加青黛、细辛，食甚加山楂、厚朴，痰甚加胆星、海石，此因病而变通之法也。又春加防风，夏加苦参，秋冬加吴萸，乃经所云升降浮沉则顺之，寒热温凉则逆之也。此法最为稳当。

王节斋则谓《内经》论郁言脏气，丹溪论郁言病气。此外又有忧愁思虑之郁，先富后贫曰失精，先贵后贱曰脱荣。此郁开之甚难，然究不外木达火发之义。赵献可则专重木郁，谓东方生生之气在木，治木诸郁自散，加味逍遥散最妙。柴胡、薄荷能升能清，逆无不达。兼以陈皮、川芎、白芍损肝之过，丹栀泻肝之实。木盛土衰，甘、术扶之。木伤血病，当归养之。木实火燥，茯神宁之。少加吴萸为反佐，取其气臊入肝，辛热疏利。数剂之后，继以六味丸加柴胡、白芍。前之用逍遥者，风以散之也。继用六味者，雨以润之也。此法虽进一步，消息得宜，实有至理。大要治郁忌酸敛腻滞，宜开发志意，调气散结，和中健脾，理在是矣。

郁病备用诸方

诸郁

越鞠丸　香附　苍术　抚芎各二钱　炒栀　神曲各一钱五分

水为丸。或加陈皮、半夏各二钱，砂仁、茯苓、苏子、莱菔、枳壳、炙草各一钱五分。

求谋横逆，贫窘暴怒悲哀思虑皆致胸满胁痛脉沉涩，是气郁

气郁汤　香附三钱　苍术　橘红　半夏各一钱五分　贝母　茯苓　抚芎　紫苏　炒栀各一钱　甘草　木香　槟榔

煎汤。胸胁痛者，兼血郁治之。

雨露岚气，坐卧湿衣衫，湿皆致身重痛，倦怠好卧，阴寒则发脉沉细缓，是湿郁

湿郁汤　苍术三钱　白术　香附　厚朴　半夏　茯苓各一钱　抚芎　羌活　独活　甘草各一钱

姜煎服。

盛怒叫呼，挫闪饥饱劳伤，致胸胁间常有疼如针刺或能食便红，脉涩而芤，是血郁

血郁汤　香附二钱，便炒　丹皮　红曲　通草　山甲各一钱　降香　苏木　山楂　麦芽各一钱　红花　桃仁各七分

韭汁半盏和服。

不发热，常觉自蒸不能解是热郁

热郁汤　连翘四钱　薄荷叶　黄芩各一钱五分　栀仁二钱　麦冬三钱　甘草五分　郁金一钱　瓜蒌皮瓤，二钱　竹叶七片

动则喘满是痰郁

苏子降气汤加南星、半夏、枳实、香附、瓜蒌。

嗳酸，腹满不能食是食郁

食郁汤　苍术二钱　厚朴　陈皮各一钱半　炒栀一钱二分　抚芎

一钱　神曲一钱　枳壳六分　炙草四分　香附　砂仁

昏瞀小便赤亦是热郁，或肌热扪之烙手亦是

　　逍遥散加　当归　白术　茯苓　白芍　柴胡　炒栀　香附
青黛　抚芎　贝母　羌活　甘草

卷之八　中身部①

心　分

心　胸下鬲骭，即心之位。

包络　位居心之四旁，以捧护心，即两乳之中，膻中穴是也。凡筋脉由胸下膈，自膈贯胸，如肺心脾肝胆肾包络七经，筋脉皆从此过。三焦脉亦布膻中，故肾病主心烦心痛。

心分诸病论

心痛

心包络与胃脘痛实不在心也。心为君主，不受邪，或君火衰甚，大寒触犯心君，亦或污血冲心。素无心病，卒然大痛无声，咬牙噤齿，舌青气冷，汗出不休，手足青过节，冷如冰，是为真心痛，旦发夕死，夕发旦死。不忍坐视，用猪心煎汤去渣，入麻黄、肉桂、干姜、附子，直至心经寒散，亦可死中求生。

如但见爬床搔席，面无青色，四肢不厥，痛亦不至无声，即非真心痛，由包络捧心，或寒或痰，或虫或食，上干包络脂膜，紧急作痛。宜各从其类，审脉用药。必应汤，玄胡为君，香附、艾灰、归身、砂仁、生姜。亦有怵惕思虑，伤神涸血而致者，其症喜悲不时，时眩仆，安神养血自愈。补心汤，茯神、柏仁、远志、归身、生地、人参、甘草梢。下膻中即为胃脘痛，胃脘上口名贲门，与心相连故也。辨确方可施治。

心烦

心血虚有热则心烦，宜清热生津液。涤烦汤，青荷叶为君，

---

① 中身部：此标题原无，据目录补。

麦冬、五味、生地、茯神、远志、竹叶、枣仁、甘草、圆肉。

烦燥有辨

内热心烦为烦，外热身体燥乱为躁。烦属热，燥是无根之火，属寒。诸虚烦热与伤寒相似，但不恶寒，身头皆不痛，脉不紧数，不可汗下，误攻必害。

烦燥备用诸方

身不热，头昏口干，不寐为心虚烦

人参竹叶汤 竹叶一握　人参　甘草炙，各一钱　半夏一钱二分石膏　麦冬各二钱五分　粳米

或去石膏，加茯苓、小麦。

烦热误发，烦益甚，致呕

陈皮汤 陈皮一钱半　炙草五分　人参二分五厘　竹茹六分

头疼气短，内热，心闷乱

竹茹汤 麦冬　小麦各二钱五分　炙草一钱　人参　茯苓各一钱五分　半夏二钱　竹茹六分

烦热，卧不宁

远志汤 远志　黄芪　当归　麦冬　枣仁　石斛各一钱五分人参　茯神各七分　甘草五分

甚者加竹叶、知母。

忧思成烦，虚劳病

小草汤 小草　黄芪　当归　麦冬　石斛各一钱　枣仁一钱人参一钱　炙草五分

肾虚心燥烦，下部瘦弱，小便病

八味地黄丸。

惊悸怔忡病论

惊

耳闻大声，目击异物，遇险临危，触而成惊。心血一虚，神气失守，神去则舍空，舍空则郁而成痰，多致目睛不转，不能言，短气自汗，多异梦，忽惊觉，多魇。寸脉止而复来，曰动脉。

悸

心下筑筑然跳动，或水衰火旺，或水停心下，或汗吐后正气虚极。证状不一，总不外伤心火动，火郁痰生。

怔忡

蓦然跳动，有时而作，为惊悸。若心中怏怏动摇，不得安宁，无时不作，名曰怔忡。或怒伤肝，惊伤胆，始则惊悸，久则心虚停水，水气乘心，心火畏之故然。亦或急欲富贵，戚戚贫贱，或遇事烦冗，用心太劳，甚至一经思虑便动，皆心血不足所致。治法，养心血，调心气，清热豁痰。清镇汤，茯神、远志、菖蒲、枣仁、柏仁、石莲、当归、生地、贝母、麦冬、胆星，其犀角、朱砂、琥珀、龙齿、牛黄、麝香等，病深参用，不可概用。心火炽则用安神丸，朱砂五钱，黄连六钱，生地一钱五分，炙草、当归各二钱五分。

心澹澹动

此包络病。镇胞汤，人参、茯神、远志、丹砂、生地、石斛、枣仁、麦冬、五味、柏仁、生草。

惊悸怔忡备用诸方

惊病　外有所触心动，与悸恐不同。体倦自汗，心烦，坐卧不安。

触事易惊

温胆汤　半夏　枳实　竹茹各一钱　陈皮一钱五分　炙草四分

茯苓七分

又方：

安神丸 朱砂二钱半 黄连三钱 炙草 当归各一钱三分 生地八分

蜜丸，灯心汤下。

被物惊，心跳不宁

猪心一个，劈开，入朱砂末于内，纸包火煨熟，食之大效。[眉批] 秘方。

悸病 无所触，心跳不宁，由忧郁得之，舌强，恍惚善悲。

心惕不宁

养心汤 黄芪 茯神 茯苓 半夏 当归 川芎各一钱半 远志 枣仁 辣桂 柏仁 五味 人参各一钱 炙甘草五分

如觉胸中有声是停水，加槟榔，赤苓。

思虑多，怔忡不寐，便浊

养荣汤 当归 黄芪 小草 枣仁 柏仁 茯神 木香 白芍 人参 麦冬 炙草各一钱

虚弱怔忡，卧不安

枣仁汤 枣仁 远志 黄芪 茯苓 莲肉各一钱 当归 人参 茯神各一钱 陈皮 炙草各五分

日二服。常惯怔忡：

补心丸 黄芪 茯神 人参 远志各一两 熟地八钱 柏仁五钱 枣仁 五味各五钱 朱砂二钱五分

蜜丸。

悸，有痰热

定志丸 人参一两五钱 菖蒲 远志 茯苓 茯神各一两 朱砂一钱 白术 麦冬各五钱

蜜丸。甚者兼咽干烦热：

天王补心丹 人参五钱 当归 五味 麦冬 天冬 柏仁 枣仁各一两 茯苓五钱 玄参 丹参 桔梗 远志各五钱 生地四两 黄连二两

蜜丸。又方：

中和补心丹 麦冬二两五钱 远志 菖蒲 香附各二两 天冬 花粉 白术 贝母 熟地 茯神各一两五钱 人参 当归各一两 牛膝 黄芪各一两 木通八钱

枣肉丸，圆眼汤下。

心气不足，神不定，惊悸

妙香散 麝香一分 木香二分半 山药一钱 茯苓一钱 茯神 黄芪 远志各一钱 人参 桔梗 甘草各五分 朱砂三分

共为末，酒调下。

心跳兼自汗

参归腰子 人参 当归各五钱 猪腰一个

细切，入药同煎，饮药汁，吃腰子。

健忘病论

健忘

心肾不交，浊火乱其神明，或思虑过多，精神短少，或精气衰倦，记前失后，或痰迷心窍，遇事多忘。心肾不交，朱雀丸，茯神四两，沉香一两，香附可代，蜜丸，人参汤下。思虑过度，归脾汤。精气衰倦，人参养荣汤，补中益气汤去升麻，加白茯苓、白芍、熟地、肉桂、五味、远志。痰迷，导痰汤，半夏、南星、枳实、赤苓、橘红、生姜。

健忘备用诸方

思虑过度，健忘

归脾汤 人参 茯神 圆眼肉 黄芪 枣仁各二钱五分 白术

二钱半　木香　炙草各五分　远志　当归各一钱

有痰加竹沥。

精神少，健忘

人参养荣丸　白芍一两五钱　人参　陈皮　黄芪　桂心各一两
当归　白术　炙草各一两　熟地　五味　茯苓各七钱　远志五钱

加石菖蒲六钱，枣仁八钱，枣肉丸。

素痰多者

茯苓汤　半夏　陈皮　茯苓　益智　香附　人参各一钱　炙草
五分　乌梅一个　竹沥　姜汁

勤政劳心，读书刻苦，多忘

安神定志丸　人参一两五钱　白术　茯苓　茯神　远志　石菖
蒲　枣仁　麦冬各一两　牛黄一钱　辰砂二钱五分　圆眼四两

熬膏，加炼蜜四两为丸，辰砂为衣，每三十丸，日三服。

痰迷，语言如痴，多忘

服上茯苓汤。

不眠多眠病论附梦论方

不眠

心胆有热，血虚则不眠。宜清热养阴血，宁神饮，枣仁、乌
梅、生地、麦冬、五味、茯神、远志、生甘草、竹茹。

不眠多眠备用诸方

劳心之人多少寐

养心汤　黄芪　茯苓　茯神　半夏　当归各二钱半　川芎二钱
半　炙草二钱　远志　肉桂　柏仁　五味子　枣仁　人参各一钱二
分

姜枣煎。

方卧即大声鼾睡，少顷即醒不寐是心肺火

加味养心汤　羚羊角、犀角磨入养心汤服。

年高不寐

六君子汤　人参　白术　茯苓　半夏　陈皮　黄芪　炙甘草
枣仁

痰多不寐

温胆汤　半夏　枳实各一钱　陈皮　炙草　茯苓各二钱　枣仁
远志　五味各八分　竹茹五分

寐即惊醒

鳖甲羌活汤　鳖甲　枣仁　羌活　牛膝　五味子　蔓荆子
黄芪　人参　独活　防风　川芎　炙草

通宵不寐

安卧如神汤　茯苓　茯神　白术各一钱　山药　熟枣仁各一钱
远志　炙草各七钱　人参四分

辰砂五分，寒水石煅，一钱，二味另入。

不能正偃是胃不和

宜服和胃汤。兼肺气太盛，宜泻肺。

体重或泻，多寐属湿

平胃散　苍术　厚朴　陈皮　甘草　白术　防风

方食已即困欲卧脾弱

六君子汤　人参　白术　茯苓　半夏　陈皮　炙草　神曲
山楂　麦芽

四肢怠惰多卧气弱

人参益气汤　黄芪一钱五分　人参　防风　升麻各七分　白芍
生地各五分　熟地六分　生草一分　炙草三分　五味二十个　肉桂三分

附诸梦论方

梦涉大水恐惧是阴盛，宜升阳除湿汤。

梦大火燔焫是阳盛，宜清火滋阴。

梦相杀是阴阳俱盛，宜清火①泻湿。

梦飞是阳盛于上，宜凉膈清上泻火。

梦堕是阴盛于下，宜升阳除湿，加行下部药。

梦取饮食不得入口是饥。

梦以饮食予人是饱，有食积，平胃散或保和丸。

梦怒是肝气盛，宜泻肝，青皮、陈皮、当归、川芎、羌活、防风、香附、胆草、生栀、甘草。

梦泄便，大黄、滑石下之则已。

梦聚众相击毁伤是内有虫，安之下之。

梦游行是膀胱虚，六味地黄丸减泽泻，加益智。

梦饮食是胃虚，六君子汤合平胃散。

梦田野是大肠虚，四君子加诃子、肉蔻、龙骨、牡蛎。

梦聚邑冲衢是小肠虚，补心汤合导赤散。

梦斗讼自刭是胆虚宜服温胆汤。

梦接内是阴器有火，地黄丸加黄柏、知母。

梦斩首是恐畏，火在项宜补胆凉肾。

梦行走不能前，或居深地窈苑中，木瓜、牛膝、木香、沉香、萆薢、地黄。

梦礼节拜起是伤劳倦，静养之，或服补中益气汤。

梦恐惧哭泣飞扬是肺盛，枳壳、桑白、地骨皮、杏仁。

梦喜笑是心盛，黄连、生地、木通、甘草。

---

① 火：原作"水"，据锦章书局本改。

梦歌乐，身重不举是脾盛，石膏、山栀、藿香、防风。

梦腰脊两解不属是肾盛，黄柏、知母、泽泻。

梦见丘山烟火或梦救火，是心不足，麦冬、人参、柏仁、枣仁、远志各等分。

梦飞扬，见金铁奇物，或梦白物，见人斩首血籍籍，或梦见兵战是肺不足，人参、麦冬、茯苓、山药、黄芩各等分。

梦山林树木，或梦伏树下不敢起是肝虚，当归、川芎、五味子、白芍、生地、山萸。

梦丘陵大泽壤屋风雨，或梦饮食不足，或梦筑垣盖屋是脾虚，六君子加木香、香附、砂仁。

梦临渊没居水中，或梦见舟船溺人，或梦伏水中，若有惊恐，宜服六味地黄丸。

妄梦昏迷是心肾不交，精神散越宜滋补心肾。

因思而梦，因觉时所为而梦，因所喜好而梦，因于恐畏而梦不在病例。

诸汗病论

盗汗

汗者心之液。心血虚有热则盗汗。宜补敛，清虚热，桑叶汤，经霜桑叶、枣仁、生地、当归、白芍、五味、黄芪、牡蛎、茯神、乌梅、浮小麦。大抵汗症禁用半夏、茯苓、生姜等香燥辛辣之品。

心汗

别处无汗，独心孔有汗，思虑多，汗亦多。病在用心过度，宜养心血。

血汗

血自毛孔出。

诸汗备用方自汗、盗汗、手足汗、心孔汗

血气不足，常自汗

黄芪建中汤 黄芪 桂各一钱五分 白芍三分 甘草一钱

入黑砂糖一捻服。非血气不足，止表虚者：

建中汤 白芍五钱 官桂二钱 炙草二钱

血虚自汗加当归二钱。或用：

黄芪六一汤 黄芪六钱 炙草一钱

枣煎服。

虚劳自汗

黄芪汤 黄芪一钱五分 茯苓 熟地 肉桂 天冬 龙骨 麻黄根各一钱 五味子 小麦 防风 当归 炙草各五分

发厥加炮附，发热加石斛。

汗出胶黏珠凝，淋漓如雨

不治之症。

虚热盗汗

大建中汤 黄芪 远志 当归 泽泻各二钱 白芍一钱半 龙骨一钱半 人参一钱半 炙草一钱

虚劳百病皆具盗汗

青蒿散 天仙藤 鳖甲醋炙 香附 桔梗各一钱 柴胡 秦艽 青蒿各一钱 乌药五分 炙草一钱半 川芎二钱 半

内伤气虚自汗

补中益气汤 黄芪 人参 白术 当归各一钱 炙草 陈皮各五分 升麻 柴胡各三分 麻黄根 浮麦各一钱

尺脉虚大，加黄柏、知母、熟地。挟风邪，加桂枝五分，白芍一钱。

身热盗汗

柏仁丸　柏仁　半夏各一两　牡蛎　人参　麻黄根　白术　五味各五钱　麦麸二钱半

枣丸，日二服，愈即止。

阴虚火动盗汗

当归六黄散　当归　黄连　黄芩　黄柏　黄芪各一钱　生地熟地各二钱

独心孔有汗

艾煎散　艾五分　茯神二钱　青桑叶一钱

足汗

矾葛散　白矾　干葛各四两

水煎洗足，五日愈。

每饮食即出汗

益胃散　黄连　五味　乌梅　生草各五分　炙草三分　升麻二分

忌湿面酒五辛。

不论冬夏额上常有汗出因醉后当风致之

漏风汤　黄芪六钱　甘草一钱　防风　麻黄根　桂枝各五分

自汗畏风，虽炎天必须绵衣

防风汤　防风　荆芥　羌活　桂枝　薄荷　甘草

诸血病论

血者，水谷之精，生化于脾，总统于心，藏受于肝，宣布于肺，施泄于肾。和调五脏，洒陈六腑，灌溉一身，注于脉。少则涩，充则实。一有所伤，气逆血溢，火热血溢，妄行于上，则衄咳呕吐咯唾，五窍出血，妄返于下则便红，移热膀胱则溺血，渗透肠间则肠风。阴虚阳搏为崩中，湿蒸热郁为滞下，热胜于阴为疮疡，湿滞于血为痛痒瘾疹，凝塞皮肤为冷痹。畜在上令人善忘，畜在下令人狂，堕恐跌扑，瘀血内凝。凡此新旧虚实不同，大概俱是热。阴虚阳盛，君相二火亢甚，煎迫其血而出诸窍。或言寒者，指时行中寒凝滞而言，余则皆热。

夫血下行为顺，治顺易，仲景云畜血症下血则愈。又无病忽痢，其病进，若血上行后忽痢，为邪欲去，皆易治之验。上行则逆，治逆难。故失血中惟吐血最要。衄行清道，由经而出。吐行浊道，由胃而出。喉道通经，走而不守，其血为走经之血，随火而升，火气急则随经直犯清道而出于鼻。咽道通胃，守而不走，守营之血存于胃中，胃气虚，血无统摄，则咳咯呕吐而出于口。

治法，宜降气不宜降火。降火必用寒凉，芩、连、栀、柏往往伤脾作泻，脾不能裹血，血愈不归经。宜行血不宜止血。气逆上行，血不循经。降气行血，血循经络，不求止而自止。宜补肝不宜伐肝。肝藏血，失其职则吐。肝平血藏，吐自止。用药四物为主，然独主血分受伤气不虚者。若气虚血弱，必用参芪，阳生阴长之理固然。而或阴火盛极，参芪又禁，缘能助火故也。

有三药必用，二药必禁。服寒凉百不一生，服童便百不一死，则童便宜用。血虽阴类，运之者阳，荷叶仰盂象震，最能运血，则荷叶必用。降气莫善于降香，则降香必用。必禁者，知母、黄柏也。今人不论阴阳，一见血症即用四物加知柏，曰丹溪明训，谁敢外之？初服上焦暂利，稍久食减，或不思食，即加山楂、神曲，致热愈盛，咳嗽愈多。尤以药力未到，倍加寒凉，而泄泻腹胀之病作。又加枳实、腹皮，为宽中快气之品。至此不死，将待何时？故夫发热咳嗽吐衄未必成瘵也，服四物、知柏之类不已则成瘵矣。胸腹痞满未必成胀也，服山楂、枳实之类则成胀矣。面浮胕肿，小便秘塞，未必成肿也，服泄气渗利之品不已则肿成矣。气滞痞塞未必成噎也，服青皮、枳壳快利之品不已则噎成矣。及陷于危，乃曰症犯恶欸，万不能救。悲夫！

吐血分三因论

风寒暑湿燥火，外因也。过食生冷，好啖炙煿，醉饱无度，外之内也。喜怒忧思悲恐惊，内因也。劳心好色，亦内也。跌扑闪朒，伤重蓄瘀者，不内外因也。经曰：岁火太过，肺金受刑，民病血溢血泄。又曰：少阳之复，火气内发，血溢血泄。是火气能使人失血也。又曰：太阳司天或在泉，寒淫则胜，血变于中，民病呕血。是寒气能使人失血也。又曰：太阴在泉，湿淫所胜，民病血见。是湿气能使人失血也。又曰：少阴司天，热病生于上，冷病生于下，民病血溢血泄。是寒热凌犯，能使人失血也。又曰：岁金太过，燥气流行，咳逆甚而血溢。是燥气能使人失血也。六气皆能使人失血，非独火也。

治法不外咳吐咯等，加司天、在泉一二味。惟太阳寒水、少阴肾水最易致病。经中之血，一得寒气，凝滞不行，咳嗽带痰而出，病必恶寒，胃必紧，血中间有或紫或黑数点，此皆寒淫之验。医者妄以为阴虚火动，用滋阴之药，危矣。寒溢饮，麻黄、桂枝、白芍、甘草、当归、五味，得微汗而愈，此人所不知也。若伤暑吐衄，脉虚大，可用清暑益气加丹皮、生地，亦不可过用寒凉。外因吐血之症如此。

内因则有五志过极之火。惊而动血者，火起于心。怒而动血者，火起于肝。悲伤动血者，火起于肺。思而动血者，火起于脾。劳而动血者，火起于肾。治法备咳吐三条。暴吐急用加味四生饮，生荷叶、生艾叶、生柏叶、生地黄、降香、童便。元气虚弱，即将童便浸前药，水丸，独参汤送下。若堕车坠马，跌扑损折，失血瘀畜，肿痛发热者，先服折锐汤，大黄、桃仁、红花、当归、寄奴、川芎、赤芍，使大下十余次。再服行血破瘀汤，三七、当归、玄胡、乳香、没药、血竭、苏木、灵脂、赤芍、红花。然后服百和汤收功，首乌、地黄、当归、骨碎补、白及、鹿胶、续断、甘草、薄荷。杖伤亦如前法。

吐血分阴阳真假论

凡治吐血，必先分阴阳。有阴虚，有阳虚，有真阴真阳，有假阴假阳。阴虚者血虚也，阳虚者气虚也。

何谓真阴真阳？真阳乃命门无形之火，谓之元气。真阴乃命门无形之水，谓之元精，似与血无异，不知血即水也。人身中涕唾津液，痰汗便溺，皆水也。独血之水随相火而行，故其色独赤。肾中之真水干，则真火挟相火而炎，血亦随之而沸腾矣。肾中之真火衰，则真水挟邪水而泛，血亦无附而泛上矣。惟水火奠其位，气血始各顺布也。若是者非辛热不治，何也？天上之火，如暑月伤暑之病，方可以水沃，可以寒凉折。此河间主五运六气暑热立论，发仲景《伤寒论》所未备，非通论种种不同之火也。若炉中之火，即脾胃之火，得水则灭。脾胃中无火，将以何者蒸腐水谷而分溢四体？此东垣所谓必须温养，戒用寒凉也。

至于相火者，龙雷之火，得雨益炽，寒凉适助其焰，惟太阳一照，龙雷自息，此不可水灭而用辛热之义也。然与治脾胃理中温中又异，干姜、甘草、当归等药俱不到肾经。惟仲景八味丸能使肾中温暖，一觉肾寒，脉沉足冷即用之，如冬月一阳来复于水土之中，龙雷之火自能归就原宅，不止血而血自安矣。若觉肾热，脉洪足温，即是水干火炎，去桂附，纯用六味，不必泻火，血亦自安。此真阴真阳之说也。

又有假阴假阳。凡肾经吐血，俱是下寒上热，逼阳于上之假证。证有二。有少阴伤寒，寒在肾，面赤口渴，不能饮水，胸烦，小腹痛，或不痛，或呕，用仲景白通汤，附子、干姜、葱、姜，一服而愈。又有一等命门火衰，真阴失守，水泛逼阳上浮，面赤喘呕痰血，服寒凉立死，八味丸最应。然何以辨真假？辨之舌。凡实热，胎必燥而焦或黑。若假热，白胎而滑，虽渴不能饮，即饮，少顷吐出，面虽赤，色必娇嫩。又何以辨伤寒及阴虚？伤寒假症，大小便闭。阴虚假症，大小便利。阴阳真假之辨如此。

血从郁致论

血证多起于郁，人所不知。凡郁皆肝病，木中有火，郁则火不得舒，血不得藏，自生妄行之症。但郁之一字，不但怒与忧成郁，其人素有阴虚火症，外为风寒暑湿所感，皮毛即闭塞而为郁。郁于经络，经络之火不得泄，血即随火妄行，从鼻而出。郁于胃脘，胃脘之火不得舒，血亦随火妄行，从口而出。凡系郁症，脉多枯涩，证恶风寒，不知者认以为虚而施温补之剂，误矣。视其面色多滞，喜作呕哕，口苦口酸，即当散郁为主，加味逍遥散对症之方。俟郁舒血止，急用六味丸滋阴，永不再发。

衄血

鼻血也，不甚不足虑。以水纸搭鼻衡，或以凉水拊项后即止。衄甚而久，始与吐血无异，犀角地黄汤对症之方。又，黄芩二两，白及二两，水丸，治久衄神效。

咳血

咳出痰内有血。其症有二，一曰热壅于肺，一曰久嗽损肺。热壅不必治血，火去血自止。损肺用补肺丸，阿胶为主，白及、苡仁、生地、甘草、桔梗、橘红、贝母，为丸噙化。又须看痰色，如玛瑙成块者，出胃口，易治。若一点一丝，从肺脏中来。肺少血，为虚火所逼，虽少亦出，渐至肺枯，无以领一身之气，其病最深。保金丸，阿胶二两，生地一两，麦冬五钱，生甘草五钱，贝母五钱，白及五钱，青黛五钱，百合五钱，水丸服。

呕血吐血

出于胃，脉必大而芤。人不知樽节，负重奔走，纵情女色，六经受伤。伤重者从脊而上，如潮涌至，势不可遏。当任其出，勿强止。盖所出皆败血，纵止之亦不归经，久必复出。必以消血润下之剂，使败血下行方妙。润下汤，牛膝一两，降香一钱，苏木、山栀各一钱，和童便服。伤轻者溢出胃脘，呕吐成盆成碗，须看紫色者系宿血，任其去。鲜红者新血，止之。止法，用冷水濯其两足，此灶底抽薪之法。又蓦以水喷其面，使忽惊则止。内用宁胃汤，牛膝五钱，当归二钱，山栀、侧柏各一钱，青荷叶一钱，降香一钱，童便磨好墨一盏。

痰涎带血

出于脾。涎唾中有少血散漫而出，脉必芤缓。唾红汤，青荷叶为君，山药、当归、生地、山栀、白芍、生甘草、童便。

咯血唾血

出于肾。咯者不嗽，咯出血疙瘩，或血屑，或血丝。气分有火则令人咯。咯之久则动血。止咯膏，生地、牛膝煎膏，入青黛、杏仁、青荷叶末调服。若一咯一块，又是胃中血，或血在咽下咯不出，甚咯则有之。此津乏血干，宜滋血润喉。鲜血随唾而出，亦属肾，治同咯血。

五窍出血

耳目口鼻一齐出血，药不及煎，死在顷刻。先将水当面喷几口，急分开头发，用粗纸数层，蘸醋令透，搭在囟门，血即止。次用当归一两煎好，磨沉降香各五钱，加童便服，血自归经。然后以四物加人参、五味丸服，可收万全之功。

血自毛孔中出

曰血汗，即肌衄，又名脉溢。心主血，又主汗，极虚有火则见。脉溢汤，人参、黄芪、当归、茯神、麦冬、石莲、朱砂、姜汁、生地。

搔痒，血出不止

粪桶箍烧灰敷之。

肠风脏毒下血

治法不远。肠风者，邪气外入，随感随见，血清色鲜，脉必浮，药加散风行湿，如羌活、荆芥、防风、茯苓。脏毒者，蕴积热毒，久而始见，血浊色黯，脉必沉滞，药加生地、白芍、忍冬、地榆。其因有二，有酒色过度而成，有负重涉远，劳苦而成。

酒色过度，粪后下血者，血从小肠来，宜清小肠之火。吴萸炒黄连为君，槐花、山栀、乌药合前药。粪前血下，血从大肠来，宜清大肠之火。槐花为君，条芩、山栀、乌药合前药。粪前后杂下者，血从脾胃来，石膏为君，槐花、山栀、甘草、乌药合前药。若下血太甚，人参、牡蛎、粟壳、升麻。奔走负重得者，四物倍当归，加槐花、黄连，任其自下，待色鲜红，略加涩药，椿木、乌梅最妙。

凡血皆是热，不可单行单止，亦不可纯用寒凉，必加辛温升药方得。即凉药亦必用酒煮酒炒，大寒血即凝也。此病多食干柿或鲜柿最效。一方用槐实，每月初一汤下一粒，初二下二粒，至十五渐加至十五粒，十六用十四粒，渐减至三十日仍一粒。经年服之，永不再发。

吐血备用诸方

诸症失血，皆见芤涩，随其上下，以验所出。大凡失血，脉贵沉细，设见洪大，后必难治。

吐血非虚泻瘦弱者

转逆为顺饮　醋大黄、生地、桃仁、丹皮，引血下行。

吐血宜降气

苏子降气汤　苏子　半夏各一钱　前胡　炙草　厚朴　陈皮各

六分　当归八分　沉香四分　加人参六分　阿胶一钱

吐血，虚弱疲倦脉必弱，是气虚不能摄血

人参饮　人参二钱　五味子二十个　黄芪　麦冬　白芍　当归各一钱五分　炙草一钱

膈热面赤，或胸中痛，或血紫黑实也

抽薪汤　生地、赤芍、当归、丹皮、荆芥、阿胶、滑石、大黄、玄明粉、桃仁泥，利之。

吐血不止

立效方　血余灰二钱　阿胶二钱　童便　藕汁　生地汁　刺蓟汁各一盏

好墨磨水，温服即止。又方：

生地五钱　郁金二钱　降香二钱

浓煎服立止。［眉批］又方。

吐血膈热，舌干头疼

石膏散　石膏　麦冬各二钱　黄芩　生地　升麻　竹茹　干葛花粉各一钱　炙草五分

冒雨伤吐血

肾着汤　炮姜　茯苓各一钱二分　炙草　白术各八分

头痛加川芎。浴室失血亦用此方。

天暑吐血，口渴面垢，头晕干呕

调服五苓散　茅花、灯心、麦冬、藕节汁、侧柏汁、茅根汁、姜汁、蜜汁，调服苍术、茯苓、猪苓、泽泻。血止：

归芪汤　生地　当归　丹皮　赤芍各一钱　黄芪三钱　甘草五分
调理之。

怒气吐血，唇青面黑

当归、川芎、白芍、生地煎汤下：

鸡苏丸　苏叶一钱　黄芪　防风　荆芥各三分　菊花二分　川芎　桔梗　生地　甘草各二分　冰片少许

蜜丸，用前汤下之。

跌打伤吐血

先以：

止血饮　藕节汁、侧柏汁、茅根汁、韭汁，童便磨墨化阿胶止之。再以：

束血汤　川芎、当归、白芍、百合、芥穗、阿胶、丹皮、大黄、滑石、红花，煎调降香、白及末服。

劳心吐血

莲心、糯米各五十个，研末，酒调服。再服：

天冬汤　天冬　远志　黄芪　白芍　麦冬　藕节　阿胶　生地　当归　人参　没药

姜煎服。

劳力过伤吐血

苏子降气汤加人参、阿胶，仍以猪肝煮熟，蘸白及末服。

酒色饥饱劳吐血

花叶丸　枇杷叶、冬花、紫菀、杏仁、鹿茸、桑白、木通，少加大黄为末，蜜丸含化。

内损血出如泉

侧柏一两五钱　荆芥穗烧黑　人参各一两

为末，入细面一钱，凉水调如稀糊，不拘时服。

吐血一二口即止，数日复发

黑神散和小乌沉汤常服。俱见鼻血。

吐血发渴名血渴

十全大补汤，或黄芪、人参、五味子、地黄、麦冬、干葛、枇杷叶，酌虚实用之。

有因强呕吐致伤胃吐血者腹痛自汗

加味理中汤　人参、白术、茯苓、炮姜、炙草，加川芎、扁豆。

吐血，头晕寒热

四物汤合苏子降气汤，加阿胶一钱。若单发热：

茯苓补心汤　木香五分　苏叶　干葛　半夏　前胡　茯苓各七分　枳壳　桔梗　炙草　陈皮各五分　生地　白芍　川芎　当归各一钱

吐血后潮热咳嗽，脉洪大而数，五至以上者

不可治。

一切吐血，一服即止

凉上清血汤　归尾　赤芍　熟地　百合各一钱　贝母　炒栀丹皮　桃仁　麦冬各一钱　生地二钱　川芎五分　黑蒲黄　阿胶各七分　姜皮

先恶心，呕鲜血成升因怒致之

瓜蒌汤　瓜蒌　当归　生地　桔梗　通草　丹皮

诸失血

藕节烧灰存性　竹节烧灰存性　好墨炒断烟

等分，各为末，一服一二钱，童便、黄酒送下。

齿血备用诸方血从牙缝出，或从牙龈出

牙疼出血，口臭是胃热

加味清胃散　升麻　黄连　生地各一钱五分　丹皮　当归各一钱连翘　犀角各八分

外用，大黄泔浸令软，生地各切薄片，合定贴患处，不可说话，一夜愈。

血暴出极多若其脉洪大有力

大黄末　以大黄末二钱，枳壳煎汤，童便少许，下黑粪自愈。

素肾虚者

六味地黄丸盐汤下，仍以青盐炒香附黑擦之。[眉批]肾气丸。

因风热者

清胃散加羌活、荆芥、防风、薄荷。

齿血擦敷方

雄黄一分半　麝香少许　铜绿　轻粉　黄丹炒，各一分　黄连一分　血竭　枯矾各五厘

为末敷之。[眉批]擦方。

咳嗽血

涎唾中有少血散漫者此相火炎上，属阴虚也

滋阴保肺汤　盐柏　知母各七分五厘　麦冬三钱　天冬一钱二分枇杷叶一钱五分　当归　白芍　生地各一钱　阿胶一钱　五味子五十粒　橘红　紫菀各七分　桑皮一钱半　甘草五分

咳痰中血如红缕此肺受热伤，难治

亦用滋阴保肺汤加童便、竹沥止之。

咳出浅血色似肉

为白血，必死。

嗽血久成劳，或劳病成而嗽血，虚火症悉具

黄芪鳖甲散　黄芪一钱　黄芩　桑白　半夏　炙草　知母　赤芍　紫菀各五分　秦艽六分半　茯苓　生地　柴胡　地骨各六分半肉桂　人参　桔梗各三分半　鳖甲去裙酥炙　天冬各一钱

喘咳脓血，面疮身肿

人参蛤蚧散　蛤蚧一对，河水浸五日，洗去腥气，酥炙黄色　杏仁五两　炙草三两　人参　茯苓　贝母　知母　桑白各二两

为末，汤泡服。

久嗽咯血成肺痿，或吐白涎，胸满

扁豆散　扁豆　生姜各一钱　枇杷叶　人参　半夏　白术各五分　茅根七分半　槟榔二分

伤风寒后咳血胸满

麦冬汤　麦冬　桑白　生地各一钱半　半夏　紫菀　桔梗　竹茹　麻黄各七分　五味子　炙草各四分

姜煎服。

伤力吐血痰

七伤散　黄药子　白药子各一钱半　赤芍七分半　知母　玄胡各五分　郁金二分半　当归五分　山药　乳香　没药　血竭各二分　红花　当归

煎汤调末下。

劳嗽血

补肺汤　钟乳　桑白　麦冬各三钱　白石英　人参　五味子　冬花　肉桂　紫菀各二钱　阿胶　白及各一钱

姜煎服。

经逆行，或血腥吐血

服韭汁立效。

久嗽补肺

百花膏　冬花、百合，蒸焙，等分为末，炼蜜成膏，临卧含化。或用：

香附　杏仁各便炒　炒栀　青黛　海粉　瓜蒌　诃肉　兜铃各等分

入硼砂少许，蜜丸含化。

咯血不嗽而咯出血

初得病

扁豆散　扁豆　生姜各一钱　枇杷叶　人参　白术各五分　茅根七分半　槟榔二分　贝母六分

生地汁、藕节汁、好墨汁调服。

久者

安肾泻火汤　童便一盏　青黛六分　当归八分　川芎四分　生地一钱　白芍一钱二分　牛膝　熟地　知母各六分

劳瘵咯血

七珍散　人参　白术　黄芪　山药　茯苓　阿胶　当归

因饱屈伸伤肺，吐咯血

白及散　白及一钱　枇杷叶　藕节各五分　莲须　柏叶　沙参各六分　阿胶八分

生地汁磨好墨服。

喉中血腥气

主方：郁金、韭汁、降香、当归、生地、童便。

九窍出血

主方：

瞿麦饮　瞿麦拇指大一把　生姜一钱半　栀子三十个　灯心五分炙草五钱　枣五个

服。再调：

发灰散　头发，皂角水洗净，烧灰存性为末，二钱，以茅根、车前草煎汤下。

毛孔出血

谓之肌衄，初起色红如痣，渐大如豆，揩之血流。

肌衄

人中白焙研，二钱　麝香少许

酒调下。外以发灰擦之。内服：

黄连　当归　生地　山栀　玄参　甘草各等分

畜血

畜血症多饮水不下咽，小便利，大便黑。跌打闪撞，奔走努力，困屈恼怒，皆致畜血，或胸肋小腹痛不可近者是。

时时鼻血是上有畜血

犀角地黄汤　犀角　生地　赤芍　丹皮　甘草

心下手不可近是中有畜血

桃仁承气汤　桃仁一钱　桂枝　芒硝　炙甘草各一钱　大黄二钱

或加丹皮、枳壳，酒水各半。若稍轻，当用：

复元治血汤　柴胡、花粉、当归、红花、甘草、大黄、山甲、桃仁，取利。

脐腹小肿大痛是下有畜血

生漆汤　生地三钱半　犀角一钱　大黄二钱　桃仁三个

用水酒四盏，煎至二盏，入生漆一钱半，再煎至一盏即住，去渣服之。半日血不下，再一服，血下即止。

好饮者牙齿蚀，数年不愈此阳明畜血

以桃仁承气汤服之，甚效。

坠打箭刃伤胸腹中畜血不散

分上中下部位，亦以上三方治之。

畜血破下不禁者

当归　白芍　熟地各二钱　川芎一钱　川甲一钱　花蕊石一钱

入童便煎服。

一切瘀血

代抵当丸 大黄四钱 芒硝一钱 桃仁泥六个 归尾一钱 生地一钱 山甲一钱 桂五分

为丸。在上血，丸如芥子大，去枕仰卧，以津咽之，令停留喉下。中焦下焦，俱丸桐子大，万沸水下。若血积久，此药不能下，去归、地，加莪术，醋焙，一钱，肉桂七分。

又破血方女子通经亦用

通真丸 大黄醋煮，一两 桃仁一两 益元散一两 干漆炒，烟尽为度，五钱 生牛膝五钱

醋糊丸，每服七十丸。

青筋病不刺出血，则百病皆见

白虎丹 古石灰为末，水丸。烧酒下五十丸即效。或灵脂、蒲黄各一钱五分，酒下。

耳血耳中出血

主方：龙骨末吹入即止。

因风热怒火者

柴胡清肝散 柴胡 黄芩 人参各三分 炒栀 川芎各五分 连翘 桔梗各四分 甘草三分

再服六味地黄丸治本。

鼻血

鼻血，色白不泽脉必细弦涩，此脱血大寒

小建中汤 桂枝 炙草 生姜各一两 白芍二两 枣七枚 饴糖一两五钱

日三服。

鼻血，心动面赤，善惊上热脉大而虚

三黄补血汤 熟地二钱 生地三钱 当归一钱五分 柴胡一钱五

分　白芍　川芎各二钱　丹皮　升麻　黄芪各一钱

鼻血实热，烦渴便结

犀角地黄汤　犀角　丹皮各二钱五分　白芍　生地各一钱

便结者加大黄。

鼻血虚弱有热者

黄芩芍药汤　黄芩　白芍各二钱　黄芪三钱　甘草一钱　生姜一钱

鼻血下虚上盛

四物汤加　当归　白芍　生地各二钱　川芎一钱　人参六分黄芪一钱　麦冬二钱　沉香五分

下六味丸。

冒暑致者

茅花四苓散　茅花三钱　猪苓　泽泻　苍术　茯苓各一钱五分

伤风膈热致衄

金沸汤　旋覆　前胡各七分　荆芥穗炒焦　甘草各一钱　半夏赤芍各五分　茅花二钱

饮酒多者

茅葛汤　茅花三钱　干葛三钱

颠病鼻血不止

小乌沉汤　乌药一钱　甘草一分　香附二钱

调下黑豆三十粒。又服：

黑神散　熟地　当归　肉桂　炮姜　炙草　白芍　蒲黄童便

一切衄血

水噀法　猝然以水噀其面，使惊则血止。

愈后头晕，宜服十全大补汤。

舌血

舌上出血如线

槐花末掺之。麦冬六钱，煎汤调下：

妙香散 山药 茯苓 茯神 远志 黄芪 人参 桔梗 炙
草各五分 木香二分半 辰砂二分 麝香少许

又用发灰调敷。

舌黑，数孔大如箸，出血

戎盐汤 戎盐 黄芩 黄柏 大黄各一钱 人参 桂心各四分
甘草四分

日三服。仍烧铁烙之。

一切舌血

香参散 人参 生蒲黄 麦冬 当归各五分 甘草二分五厘
生地一钱 黄柏炒，六分

一日三四服。血如涌泉者：

升麻汤 小蓟根 升麻 茜根各一钱五分 艾叶七分半 寒水石
三钱 生地汁一盏

大孔血

柿饼一个，白占①一钱，置柿饼内，饭锅上蒸熟，服数次
即愈。

先血后便

赤豆汤 赤小豆生芽晒干，五钱 当归一钱

先便后血

甘草 熟地 白术 炮附 阿胶 黄芩各九分 灶中土三钱

---

① 白占：即蜂蜡。

下血，腹不痛，或紫黑，或如豆汁是湿毒

黄连汤　黄连二钱　当归二钱　炙草一钱二分

清胃散加犀角，连翘亦可选用。［眉批］清胃散。

下血腹痛，色鲜是热毒

芍药黄连汤　白芍　黄连　当归各一钱二分　大黄四分　淡桂二分　炙草八分

痛甚，加木香、槟榔各一钱。

肛门下如血线是痔

芎归散　川芎　当归　神曲　槐花　黄芪各一钱　地榆一钱　荆芥穗　发灰　木贼　阿胶用蒲黄炒，各二钱

痔下血不止

白矾五钱　绿矾三钱　黄丹　灶心土各二钱　猬皮二钱

入罐内，炭火烧半日，候冷取出，研如粉，每空心服十丸。［眉批］神效方。

下血，发热大渴，脉洪大无力此血虚发燥

补血汤　黄芪一两　当归二钱

肠风下血

蒲黄一钱，炒　皂荚一钱，炒黑　黄连三分，炒　槐角一钱，炒黑　棕灰五分　槐花二钱，炒黑

柏叶捣汁，和药煎服。又，蒲公英苗根俱用，青盐腌，晒干，槐角子炒，柿饼炙焦存性，木耳炒焦存性，酒调下。［眉批］神效奇方。

下血日久，面黄食少

鹿胶酒　鹿角胶五钱，温酒服。或用六味地黄丸加黄连三两。

下血腹痛，血凝紫色是结阴

平胃地榆汤　苍术　炮附　升麻各一钱　地榆七分　陈皮　厚朴　茯苓各七分　炮姜　干葛　白术　炙草各五分　人参五分　当归

一钱　益智五分，盐炒　神曲　白芍各八分

姜枣煎。

尿血痛者血淋，不痛者尿血

尿血

五苓四物汤　苍术　茯苓　猪苓　泽泻等分　官桂少许　当归
川芎　白芍　生地

若服前药不效，其人素好色属虚

阿艾五苓散　五苓散合阿胶　川芎各一钱　炙草一钱　当归
艾叶各三钱　白芍　熟地各四钱

煎汤下。又：

鹿胶丸　鹿角胶五钱　没药　发灰三钱

茅根汁打面糊丸，盐汤下五十丸。或六味丸加柏、知。

小便清，后有数点血

五苓散　加赤芍一钱。

有便如砂石色红，却无石淋之痛

属虚，仍照前虚症治法。或当归四两，发灰二钱，茅根、车
前草煎汤调下。

血淋痛者

小蓟饮　生地二钱　小蓟根　滑石　通草　蒲黄炒　藕节　竹
叶　当归　栀仁　甘草

妇人小便出血或尿血

当归饮　当归　羚羊角　赤芍各一钱七分　生地三钱五分　大蓟
叶二钱半

淋血尿血

瞿麦　赤芍　车前　茅根　赤苓　桑白　石韦去毛　石膏　生
地　阿胶　滑石　黄芩　甘草　发灰各一钱

又方　海蛸　生地　赤苓各二钱　柏叶　车前各一钱

癫狂病论

癫狂病宜从河间。《内经》分重阴为癫，重阳为狂。《素问注》多喜为癫，多怒为狂。河间总归心火，心热甚则多喜，火旺制金不能平木，则肝实多怒。又发热于中，阳明最多，实热燥火郁结胃与大肠，即成癫狂。又多服膏粱芳草药石，热气慓悍，发为癫狂。又或因大怒动其肝风，大惊动其心火，素有痰，为火升，壅塞心窍，皆成癫狂。治者看其脉浮洪，病尚浅，脉沉急，病已入骨矣。

狂

逾垣上屋，持刀杀人，倮体骂詈，不避亲疏，飞奔疾走，不问水陆，曰狂。狂为痰火实胜，蔽塞心窍。治本抑肝制心，治标大吐大下。便实下之，滚痰丸。痰实吐之，控涎丹。又有制心汤，黄连、石菖、胆星、丹砂、石膏、枳壳、大黄、乳香、枣仁。必数日方可与食，勿补勿饱，此治狂良法。

癫

抚掌大笑，语言不伦，左顾右盼，如见鬼神，片时正性复明，深自愧悔，少顷状态复露。此为上膈顽痰泛滥，曰癫。癫乃心血不足，求望不得所致。治当安神养血，正心汤，生地、当归、茯神、远志、菖蒲、枣仁、胆星、麦冬、郁金、丹砂、五味。此治癫法。

中邪

见五色鬼神，亦气血虚极所致。用九节菖蒲一味为末，用獖猪心竹刀批开，掺末煮汤，每日空心服末三钱。蚕蜕烧灰，好酒调服二钱亦妙。

癫狂备用诸方

狂　少卧不饥，妄自尊大，妄笑好歌，甚至猖狂刚暴。

实者脉伏

当归承气汤　当归　大黄各五钱　甘草二钱半　芒硝三钱半

以大利为度。后用：

黄连解毒汤　黄连一钱半　黄柏　黄芩　栀子各一钱

或：

清心滚痰丸　熟大黄四钱　黄芩四钱　蒙石五分　沉香二分半

牙皂五分　犀角五分　麝香五厘　朱砂五分

水糊丸。

癫　歌笑悲泣如醉痴，言乱，喜怒不常。

一切癫痫风狂

抱胆丸　先用黑铅一钱五分下锅内，再下水银二钱，结成砂子，再下朱砂，研，一钱，乳香，研，一钱，乘热用柳木椎研匀，丸鸡头大，每一丸空心井水下。病者睡去，切莫惊动，觉来即安。两丸除根。

失心风癫

郁金三两半　白矾一两半

米糊丸。

谵妄病论

谵语

胃中水涸粪燥，实热上乘于心，则发谵语，脉必实。急用大黄、芒硝下之。亦有不可攻者，用折散散，黄连、石膏、麦冬、竹叶、犀角、丹皮、童便。

郑声

其声微小，言语杂乱，或对人不言，独卧乱语。此心血虚甚，痰舍心窍，宜养血安神等补药。

心积病论

伏梁，心之积也。起脐下，大如臂。上至心下，久则令人烦心。因心经气血两虚，以致邪留不去。邪不外血与痰火，郁则积聚不散。忌热药，忌破血汗下，宜活血凉血，散热通结。震伏丸，郁金、灵脂、乳香、没药、当归、玄胡、赤芍、远志、菖蒲、茯神、牡蛎。

卷之九　中身部①

脾　胃　分

脾　在胃左，与胃同膜，闻声则动，动则磨胃，食乃消化。

胃　水谷之海，五脏六腑之大原，故胃气为一身之本。咽系柔空，下接胃，为饮食之路。咽至胃长一尺六寸，通曰咽门。咽下是膈膜。胃上口在膈下，曰贲门。脐上五寸即上脘。胃下口曰幽门，传入小肠。在脐上二寸即下脘。

脾胃诸病论

凡人中满吐痰，劳则头晕，或兼指麻，断不可清痰理气。中满者，脾气亏损也。痰盛者，脾亏不能运也。头晕者，脾气不能升也。指麻者，脾气不能周也。只用补中益气汤加茯苓、半夏最效。又脾虚之症多日晡发热，口干体倦，小便赤涩，两腿痠痛。认为肾虚，用知母等苦寒，害人多矣。只用补中益气生发胃中元气而除大热，自愈。

又脾为至阴，脾胃血虚为阴虚，脉即浮大或洪数，症则少食胸满，发热头痛，吐痰作渴。若用寒凉愈甚，六君子，白术易山药最妙。若饮食进，非大便不实，必吞酸嗳腐，此脾阳虚也，六君子加炮姜、木香。

又饮食劳倦，病多见发热头痛作渴，一切火症，悉属内真寒而外假热。其人腹必喜暖，口必怕冷，纯补元气方是。若右尺虚，必加桂附、炮姜方效。

---

① 中身部：此标题原无，据目录补。

伤食

宜于消导中带补方妙。

倒饱

系脾虚，六君子加芍药、木香、炮姜。亦有脾气郁者，当健脾兼解郁，误用寒凉必致虚痞。

脾胃病备用诸方

酒伤痰呕痞塞

葛花解酒汤　青皮一钱　木香二分　陈皮五分　人参五分　猪苓五分　茯苓五分　神曲　泽泻　干姜　白术各七分　白蔻五分　葛花砂仁各五分

伤食

香砂平胃散　苍术　厚朴　陈皮　香附　枳实各一钱　炙草砂仁各五分

重者：

红丸子·莪术　三棱　陈皮　青皮　胡椒　干姜　阿魏矾红

水丸桐子大，每服六十丸。轻者：

保和丸　陈皮　半夏　茯苓　神曲　麦芽　山楂　白术各一两莱菔　连翘　枳实各五钱

曲糊丸。

恶食胸实痞者有积

和中汤　白术二钱　厚朴二钱　陈皮一钱半　半夏一钱　枳实五分　炙草　砂仁各四分　木香二分

虚痞者：

六君子汤　人参一钱　白术一钱　陈皮　半夏　茯苓各一钱砂仁六分　炙草　木香各三分

过服峻剂致恶食：

活命丹　锅饭焦为末，人参三钱煎送饭焦末，由少加多，以引胃气。

后用：

七珍散　人参　白术　黄芪　山药　茯苓　粟米炒　炙草各等分

姜枣煎服。

饮食少

异攻①散　人参　茯苓　白术　甘草　陈皮　炙草　木香各六分　砂仁三分

脾胃不和，中满腹胀

启脾汤　人参一钱　白术一钱　青皮一钱　炙甘草五分　陈皮一钱　神曲　麦芽　砂仁　炮姜　厚朴各一钱

不思食，面黄

养脾汤　苍术五钱　神曲二钱　茯苓　厚朴　白术各二钱　麦芽二钱半　陈皮二钱半　人参一钱　炙草一钱

一切脾胃病

健脾丸　白术二钱半　木通　酒连　炙草各七分五厘　茯苓二钱　人参一钱五分　神曲　陈皮　砂仁　麦芽　山楂　山药各一钱　肉果一钱

饼丸，日二服。又：

又健脾方　人参　麦芽　当归各三钱五分　白术七钱半　陈皮五钱　砂仁四钱　苍术　茯苓　莲肉　厚朴　山药各五钱　木香一钱二分

---

①　攻：通"功"。《墨子·非攻下》："易攻伐以治我国，攻必倍。"

食物养脾

食疗养脾方 绿豆二升，炒熟　糯米一升半，炒熟　莲子五合，炒　陈麦面半斤，炒熟　白术炒，二两　人参一两　山药二两

每清晨生姜、蜜汤调下。

呵欠频连，不思饮食是脾倦

脾倦方 柴胡　羌活　苍术各五分　麻黄一分　防风　归尾　黄芩各四分　生草四分　炙草三分　五味子九粒　草蔻六分　黄芪一钱半

消谷善饥是脾热

泻脾汤 白芍　连翘　黄连　薄荷　栀子各一钱　石膏一钱　甘草三分

脾虚短气

补中益气汤 黄芪一钱　人参　陈皮　白术　当归各七分　炙草七分　升麻　柴胡各三分

头痛，加蔓荆三分，川芎五分。脑痛，加藁本五分，细辛三分。渴，加葛根五分。痞，加枳实三分，厚朴七分，木香三分，砂仁三分。天寒，加干姜。腹痛，加白芍五分。内寒，加桂心五分。夏月腹痛，加黄芩五分，白芍一钱，生草五分。脐下痛，加熟地五分。气滞，加青皮二分。身重痛，加羌活五分，防风五分，升麻、苍术各一钱，柴胡、藁本各五分。便秘，加归尾一钱。湿，加苍术、泽泻、神曲。暑，加麦冬、五味。胃痛，加草蔻三分。

脾弱，饮食不长肌肉

补气汤 白术一钱半　茯苓　山楂　人参各一钱　半夏八分　陈皮八分　干葛七分　砂仁五分　炙草三分

思忧过，懒于饮食

枣仁汤 当归　白芍　茯神　枣仁　麦冬各一钱　生地　川芎

陈皮　炒栀　炙草各五分　人参一钱二分　五味子十五粒

食后昏沉，懒动嗜卧

益神汤　人参　青皮各五分　黄芪二钱　神曲七分　黄柏　当归　柴胡　升麻各三分　苍术　炙草各一钱

脾虚，不好服药

白雪糕　茯苓　山药　芡实　莲肉各四两　陈米半升　糯米半升　白糖一斤半

药米同末，蒸熟后入糖，揉成膏。

略食即饱胀

参术健脾汤　人参　益智　砂仁　木香　炙草各五分　白术　陈皮　半夏　茯苓　白蔻　厚朴　香附各一钱

腹肋胀满，呕嗳酸痛，肌瘦面黄

参苓养胃汤　人参　茯苓各一钱　苍术四钱　厚朴二钱　陈皮二钱　炙草一钱

姜枣煎服。

脾胃病

保合太和丸　人参二钱半　白术二两　茯苓一两半　归身二两　白芍五钱　半夏一两　枳实五钱　神曲五钱　山楂五钱　麦芽五钱　香附五钱　姜莲三钱　白蔻一钱半　炙草二钱半

荷叶汤煮米糊丸。

老人虚弱，脾胃百病

加减保和丸　白术四两　茯苓　陈皮　白芍　莲肉各二两　半夏　枳实　神曲　山楂　香附各一两五钱　当归四两　山药一两　木香　炙草　白蔻各五钱

荷叶煮米糊丸。

脾胃病胃脘痛论

胃脘在膈膜下，与心相连。经云胃脘当心而痛即此，俗称为心痛。心痛在膈上胸内，胃脘在膈下两歧之中，审明方可施治。治胃脘痛须知寒热，分新久。新痛必问曾何饮食，因何伤感。积滞用和中消导药。痛久必有郁热，须于温散药中加苦寒一二味。温散如艾灰、香附、草蔻、炮姜，苦寒如山栀、黄连。有诸药不效，用炒山栀、桔梗两味愈者，寒热信不可不察也。细分之，痛有五种，一食，二痰，三死血，四郁，五虫，尽之矣。

食痛

如有物碍，累累不下，作饱时嗳气，略伤食闷闷作痛。平胃散加枳实、半夏、槟榔。

痰痛

有三。湿痰嘈杂不宁，如饥如饱，欲吐，吐即宽，二陈加草蔻、苍术。清痰流饮，漉漉有声，攻走腰肋，抽掣作痛，胃苓汤。又有寒痰作祟，一月一发或两发，或二三月一发，发时痛极闷死。偶怒或劳，乘势涌起。平胃加干姜、草蔻、枳实。

死血痛

因好进热物，死血流入胃口结痛，气逆腾，如虫搅，唧唧作声，不可认作虫。消血饮，玄胡、苏木、灵脂、红花、香附、韭汁。

郁痛

隐隐闷结，胸引背，得嗳宽，抑或气壅攻刺，皆气虚不运。补中益气加香附、白蔻。

虫痛

如咬，面有白斑，吐青黄水，唇红或白，无光彩，时痛时止，能食。化虫丸，雷丸、川楝子、苦楝根、使君子、槟榔、黄连、乌梅。不可用花椒，太辣，恐大惊跳。以前方参五痛方，寒加热药，热加寒药，治痛之法备矣。

胃脘痛备用诸方

当歧骨之中痛者是昔人云有九种

加味失笑散 蒲黄二钱五分　灵脂酒炒，一钱四分　木通　赤芍没药各一钱　玄胡　姜黄各一钱五分　盐卤一滴

又方：

奇效方 小燕粪瓦上焙黄，为末

每用火酒调下一分，连进三服绝根。

心痛喜按是虚

香砂二陈汤 香附　砂仁　半夏　陈皮　茯苓　甘草

又方：

没沉汤 青皮　灵脂　川楝　山甲各一钱　良姜　玄胡各七分没药七分　沉香五分　大茴香一钱　槟榔七分　木香六分　砂仁少许盐一分

心痛胸高，不敢近手是实

煮黄丸 雄黄一钱　巴豆肉五分

入面二钱研匀，水丸梧子大。每用水下数丸，利即止。再服：

藁本汤 藁本五钱　苍术一两

煎服。

急心痛

灵脂散 灵脂　玄胡　莪术　良姜　当归等醋煎

心痛快快欲吐是痰积

星半安中汤 南星　半夏各一钱五分　海石　香附　枳壳　青皮　木香　苍术　砂仁　黑栀　茯苓　橘红各一钱

心痛如有物，不得下是食积

平胃保和汤 苍术　厚朴　枳实　陈皮　莱菔　山楂　香附各一钱　炙草五分

痛时吐清水，过即能食是虫

芜荑散 芜荑 雷丸各一钱六分 干漆炒烟尽，三钱三分

温水调服。面上必有白点子，是虫。

心痛得嗳稍宽是郁气

加味七气汤 莪术 青皮 香附各一钱 玄胡六分 姜黄六分 草蔻 陈皮各五分 三棱 桂心 益智 藿香各四分 甘草三分 抚芎 乌药各五分

心痛，饮热稍解是寒

术附汤 白术二钱 炙草一钱 炮附一钱五分

姜枣煎。或去炮附，加炮姜、吴萸、官桂。

痛自上而下，自闻唧唧有声

加味四物汤 四物汤加桃仁、红花、丹皮、枳壳、玄胡。

重者加：

桃仁承气汤 桃仁 厚朴 大黄 甘草

痛觉内热

清中汤 酒连 酒栀各二钱 陈皮 茯苓各一钱五分 半夏一钱 草蔻七分 炙草七分

常惯痛

拈痛丸 五灵脂 莪术 木香 当归

蜜丸，每服二十丸，陈皮汤下。或用：

加味越鞠丸 炒栀 香附 抚芎 苍术 神曲 山楂 陈皮 半夏 草蔻

为丸服，除根。

心痛，手冷汗，甲青

当归煎 当归三钱煎汤，木香、沉香、乌药、枳壳磨汤入服，立止。

一切心腹等痛

祛痛散 青皮 灵脂 川楝 山甲各二钱 良姜油炒 玄胡没药各一钱半 沉香一钱 大茴香二钱 槟榔钱半 木香一钱二分 砂仁少许

上用木鳖一钱二分，同前药炒令焦，去木鳖，共为末，每服一钱，加盐一分，酒下。

呕吐恶心诸病论

呕

声物兼出曰呕。

吐

物出无声曰吐。

干呕

有声无物曰干呕，曰哕。干呕与哕，东垣视为一。仲景以声之轻小而短为干呕，重大而长为哕病，于此分微甚。病至于哕则重，《太素》曰：木陈者叶落，病深者声哕。大约吐轻于呕，干呕轻于吐，哕之重非三者可比。

哕

孙真人、朱奉议谓哕即咳逆，又名哕逆，其症似喘非喘，似呕不呕，心中愦愦若无奈者。然《金匮要略》以生姜半夏汤及橘皮竹茹汤主之。干呕至轻，哕逆之声浊恶，长而有力，直至气尽而后止。即哕也，由气逆上，故加逆字。

恶心

有痰热寒虚之别，而痰凝物滞居多，须于脉详之。豁滞饮，生姜为主，藿香、厚朴、陈皮、半夏、砂仁。热加栀连，寒加炮姜、吴萸，食与痰壅加山楂、神曲，气与痰壅非乌药不开，胃虚六君子汤。

呕吐恶心备用诸方

身背热，肘臂牵疼，食入先呕后下为漏气，上焦风热也

麦冬汤 麦冬 生芦根 竹茹 白术各二钱五分 炙草 茯苓各一钱 人参 陈皮 葳蕤各一钱五分 姜五片 陈米一撮

大效。

呕逆，二便不通为走哺，下焦湿热也

人参汤 人参 黄芩 知母 葳蕤各一钱半 茯苓一钱五分 芦根 竹茹 白术 栀仁 陈皮各二钱半 石膏五钱

食已暴吐为气热

桔梗汤 桔梗 白术各一钱五分 半夏二钱 陈皮一钱 枳实一钱 茯苓一钱 厚朴一钱 木香磨，一钱

隔夜空腹服之。或用二陈汤加姜黄芩、姜黄连。三服后吐渐去，去木香，加白芍二钱，黄芪二钱，病愈则止。如便燥，食不尽下，以大黄、枳实、厚朴稍下之，[眉批]承气汤。再复前药补之。如便复结，又依前微下之。

恶心，干呕无物

陈皮半夏汤 陈皮四钱 生姜八钱 半夏一两

煎汤时时服之。挟晕：

茯苓半夏汤 酒曲炒，一钱五分 麦芽二钱五分 陈皮一钱 半夏五钱 天麻一钱 白术 茯苓各五钱 姜五片

干呕，手足厥

姜陈煎 陈皮、生姜，煎服立愈。

手足热宜甘缓

甘蔗汁、生姜汁、葛根汁并佳。

呕苦胆从胃之火，胆液泄则苦，胃气逆则呕

二和汤 柴胡 陈皮 半夏 山楂 甘草 乌梅 枣仁

生姜

吐酸

八味平胃散 厚朴 升麻 射干 茯苓各一钱五分 熟大黄一钱 枳壳一钱 炙草一钱 白芍五分

热服。

常惯

神术丸 苍术一斤，泔浸 生芝麻五钱 枣肉十五枚

神曲糊丸，忌桃李。初服以山栀一钱煎汤服之，去其燥。

呕清水此症系寒湿

温燥汤 苍术 白术 茯苓 陈皮 炮姜 半夏 生姜

煎服。又方：

茯苓饮 茯苓 人参 白术各一钱 枳实七分 陈皮二分 生姜一钱三分

半日连进三服，时服神术丸。或此方再加丁香、砂仁。

呕涎沫

青龙汤 麻黄 白芍 干姜 炙草 细辛 桂枝各三分 五味子 半夏各二钱

吐止，服：

泻心汤 生姜 半夏各二钱 炙草一钱半 黄芩一钱半 人参一钱半 干姜五分 黄连五分 枣三个

去痞。又脾虚不能摄涎，六君子汤加益智仁。

呕脓内有疮

地黄汤 生地 川芎各一钱五分 半夏 炙草各七分五厘 南星五分 白芍 白芷 茯苓 桔梗 前胡 知母 人参各五分 姜五片 乌梅一个

煎服，脓尽则愈。

呕虫

理中汤 人参 白术 茯苓 陈皮 干姜 炙草

煎汤下：

乌梅丸 乌梅三个 细辛 炮附 桂枝 人参 黄柏各六分
干姜一钱 黄连一钱 当归 川椒各一钱

米饭丸桐子大，每服十丸。

呕吐总治

藿香散 藿香 半夏 茯苓 陈皮 生姜各一钱半 丁香五分

虚人加人参。内虚寒加吴萸、草蔻、干姜。伤食加砂仁、神
曲。有热加竹茹、干葛，或加姜炒黄连。又以：

槐花散 皂角去皮，烧烟绝 枯矾 槐花炒黄 炙草各等分

为末，白汤调服二钱，以化其痰。痰盛加竹沥、枳实、瓜蒌、
姜汁。

食久始吐食为寒逆也

理中汤加半夏、木香、姜汁。

食不化，塞胃口致呕

二陈汤加神曲、山楂、姜连、厚朴、枳实。

呕恶心烦

人参少许，口嚼立止。

时常呕恶作痛，食暂止，饥则甚是虫

二陈汤加楝根、使君。

哕 分寒热。其人本虚，攻其热则哕。汗下太过，胃虚则哕。
恣饮冷水，水寒相抟则哕。干姜、陈皮、藿香、砂仁治虚寒大验。
亦有热气郁塞，上下不通而哕，小柴胡加陈皮、竹茹。哕多腹满，
小便不利，五苓散加青皮、木通。大便不利，审虚实下之。哕家
不食，足冷脉迟，不大便者死。

咳逆吃忒病论

咳逆

《金匮要略》云：寸口脉微而数，是肺痈。咳逆上气，时时唾浊，喉中有水鸡声，射干麻黄汤主之。明是咳嗽气逆，故曰咳逆。

吃忒

声才发而遽止，或发止相续，有至数十声者，然短促不长。吃忒与哕，皆邪正二气怫郁扰乱所致，故橘皮竹茹汤散而缓之，皆可愈，而论病则不可混。吃忒即呃逆，常人气逆作呃，不治自愈。久病脾绝发呃，额汗出，最是恶候。外此则当论治。有胃火上冲，逆随口应，其声短，此中焦水谷之病，易治。而亦有胃火、胃寒、痰食、水气之分。有气自脐下直冲出于胃，入肺而作声，或三五声一止，或七八声一止，或连续不绝，收气不回，此盖下焦阴火上冲。伤寒久病，老人、虚人，妇人产后有此症，皆病深之候，难治。

火呃

声大响，乍发乍止，脉数。

寒呃

朝宽暮急，连续不已，脉迟。治以降气和胃为主。主方二陈，加枇杷叶、柿蒂、厚朴。虚加参术，火加川连，寒加丁香、炮姜、吴萸，水加猪苓、泽泻，食加山楂、麦芽。然一切发呃，非口渴身热，用柿蒂、沉香、木香、乳香、砂仁为末，姜汤服一钱。欲死，半夏、生姜煎服。药无效，用硫黄、乳香酒煎，鼻嗅之。

呃逆备用诸方

常人无病，食太速而气噎，或饮食喜笑，错喉而气抢，或痰水停隔胸中，或因暴怒，气逆痰厥，皆有是病。

刺鼻嚏法　用纸捻刺鼻，得嚏立止。

闭气法　或闭口鼻气，使之无息，亦立已。

惊骇法　或作冤盗贼，大惊骇之，亦立已。

此《灵枢·杂病》篇法也。

呃逆，因汗吐下后误服寒凉药过者温之

理中汤　人参　白术　炮姜　炙草

伤寒热病便燥，脉沉数

小承气汤　大黄二钱半　厚朴　枳实各一钱半

姜煎服。未利再服，或加芒硝、炙草。

呃逆胸痞，有痰水者

导痰汤。见痰病门。

呃逆，饮水不下咽，大便黑是污血

桃仁承气汤　桃仁　桂枝　芒硝各一钱　炙草一钱　大黄二钱

偶然呃逆，一二日不止

木香调气散　白蔻　丁香　檀香　木香各四分　藿叶　炙草各
一钱六分　砂仁八分　盐少许

热服。

产后呃逆

丁香散　丁香　白豆蔻各三分　灶心土四分　桃仁四分　吴茱
萸二分　盐少许

阳虚自汗，厥冷呃逆

参附汤　人参三钱　炮附一钱半

姜枣煎，徐服。

呃逆，八九声相连

若伤寒久病，得此甚恶，所谓坏症。

胃伤阴虚，相火直冲者

参术汤　人参　白术各六分

煎汤下。又：

大补阴丸 黄柏　知母各酒炒，四钱　熟地　龟板酥炙，各六钱

猪脊髓和蜜丸，梧子大，每服五十丸，姜盐汤下。

吐利后呃逆虚热者多

陈皮竹茹汤 陈皮　竹茹各一钱三分　枣一个　生姜二钱七分

甘草一钱七分　人参三分半

日三服。亦有寒者：

理中汤 人参、白术、炮姜、炙草，加炮附、丁香、柿蒂。

嗳气病论

嗳气

脾胃虚弱，不能运化积滞。中脘食郁有火，火气冲上，多作嗳气。导嗳汤，苍术、厚朴、香附、山栀、陈皮、杷叶、苏子、半夏。

嗳气备用诸方

胸痛多嗳

枳壳散 枳壳　白术各一钱　香附二钱　槟榔四分

怒气致嗳

青皮饮 青皮一钱　白术二钱半　木通五分　甘草二分

嗳有痰火

星半汤 南星　半夏　香附　石膏　炒栀

伤食，嗳气有腐食气

平胃散 苍术　厚朴　陈皮　炙甘草　香附　炒栀　半夏

嗳气胸紧，十数声不尽，嗳稍宽，不即紧妇人多郁得之

破郁汤 香附四钱　栀仁炒，四钱　姜连二钱　枳实一钱　槟榔

莪术　青皮　陈皮各一钱　瓜蒌一钱　苏子一钱

汤丸皆可。

嘈杂病论

俗名为心嘈，乃痰因火动为患，懊恼不宁，渐至作痛。忌补敛辛热腻滞。定嘈汤，山栀、姜炒黄连、苍术、陈皮、半夏、甘草、香附。久不愈，宜养血，加当归、山药。

嘈杂备用诸方

觉内热者

二陈汤加　陈皮　茯苓　半夏　姜栀　姜连　炙草

仍服三圣丸。

觉有痰者

二陈汤加　陈皮　茯苓　半夏　南星　瓜蒌　黄芩　黄连　栀子　甘草

仍服三圣丸。

虚弱人

六君子汤加　人参　白芍　茯苓　陈皮　半夏　炙草　抚芎　苍术　白术　栀子

间服三圣丸。

一切嘈杂

三圣丸　白术一两　橘红二钱半　黄连姜炒，一钱二分半

神曲糊丸，绿豆大，每服八十丸。

思虑血虚，五更嘈

清心四物汤　四物汤加香附、炒栀、姜连、贝母。

妇人嘈杂气盛血虚

茯苓补心汤　四物汤合参苏饮。

或肋下有块：

黄连一钱半　以吴茱萸炒莱菔　抚芎　炒栀　三棱　莪术　神曲　桃仁各五分　香附　山楂各一钱

吞酸吐酸病论

二症皆属湿热。饮食入胃，被湿热郁遏，不得传化则作酸。如谷肉在器，湿热则易酸是也。

吞酸

郁积于肺胃之间，不能自涌而出。肌表偶得风寒，内热愈郁，故酸味刺心，乃标寒本热之症。

吐酸

吐出酸水如醋，其原盖由火盛制金，不能平木使然，酸者木之味也。土气不足，木火用事，故有此症。然二症虽分，治法则一。大忌辛热之药，亦不得纯用寒凉。平木汤，少用吴萸为向导，竹茹、腹皮、苍术、香附、抚芎、神曲、半夏、陈皮、生姜。

吞酸吐酸备用诸方

食不化，吞酸

加味平胃散 苍术 陈皮 厚朴 甘草 神曲 麦芽 姜

煎服。

郁积久，吞酸

黄连汤 黄连 黄芩各一钱 陈壁土炒 苍术炒，七分 吴萸泡，炒 陈皮各五分 神曲八分（［眉批］作丸亦可。）

或用：

平肝顺气保中丸 吴萸泡 姜栀炒 莱菔炒 白茯苓 生姜 神曲 竹茹各五钱 川芎 枳实 姜连各一两 白术二钱 炙草二钱 麦芽三钱半 木香一钱半 陈皮 香附各一两半 半夏七钱五分

竹沥打神曲糊丸，日进二服。

痰热吞酸

开郁汤 陈皮 半夏 茯苓 姜连 炒栀 苍术 抚芎 香附 砂仁 神曲 山楂

泄泻病论

《内经》论泄泻，或风或湿，或热或寒，明四气皆能为泻。又言清气在下，则生飧泄，是脾虚之泄。统而论之，脾土强能胜湿，无湿则不泄。土虚不能制湿，则风寒与湿皆得干之而为病。治法须看时令，分寒热，论新久，大要不外健脾消食，利小便，亦有升提下陷之气者，久则然也。有用涩药者，久虚则可，初病遽用，必变他症。大忌枳壳，以其宽肠也。泻脉必沉，宜细小不宜数大。止泻汤，白术、茯苓、炙草、白芍、陈皮、车前、木通。诸症细分，随症加减。

寒泻

一名鹜溏。腹中偎偎作痛，所下清冷，小便白，脉沉迟。加姜、桂。

热泻

一名肠垢泻。所下稠黏臭秽，小水赤涩，烦渴，或完谷不化。火性急，不及传化而出也。或痛一阵，泻一阵，脉数。去白术，加黄连、扁豆、滑石。

暴泻

车前一两，炒，研服。

濡泻

湿甚曰濡。肠鸣，小便不利，腹不痛，脉沉缓。法当除湿利小便，如农人治涝，导其下流，虽处卑隘，不忧巨浸。加苍术、泽泻，胃苓汤亦妙。

飧泻

又曰胃泻。湿兼风也。肠鸣脉弦，泄时闭而不下，下多白沫，有声。本方加防风、苍术。

滑泻

一名洞泻。泻久大孔如竹筒，饮食入口，直出无禁，气将脱也。饮食不进则无救。洞泄汤，白术、五味、诃子、粟壳、肉果、甘草、升麻、乌梅。如老人元气衰，滑泻无禁，四君子加肉果、诃子、升麻。

食泻

腹中绞痛，痛一阵，下一阵，下过稍宽，少倾又痛又下。平胃加枳实。审其曾伤何物，照伤食门治法。

痰泻

腹中觉冷，隐隐微痛，下如稠饮，或泻不泻，或多或少，不食不饥。昔肥今瘦，脉滑不调。加苍术、半夏、海粉。

肾泻

五更溏泄一次，日间不泻，久不愈者，是亦有食积酒积者。四神丸，五味二两，吴萸一两，故纸四两，肉果二两，枣肉丸。

肝泻

泻而两肋痛者是。倍白芍，加柴胡、青皮。

泄泻备用诸方

泻水腹，不痛是湿

胃苓汤　苍术　厚朴　陈皮　猪苓　泽泻各一钱　白术二钱　茯苓一钱半　白芍一钱半　官桂　炙草各三分

甚者加羌活、防风。以风胜湿。

吞酸泻，肛门热是湿热

温六散　滑石五钱　甘草　黄连各一钱　吴萸二分

痛一阵泻一阵是火

清热止泻汤　茯苓　猪苓　滑石各二钱　白术一钱　黄连一钱　黄芩一钱五分　白芍二钱

虚弱水泻

君苓汤　人参一钱　白术二钱　茯苓二钱　猪苓一钱半　泽泻一

钱五分　炙草五分

痛而泻，泻后痛减是食积火

保和汤　苍术　厚朴　白术　山楂　神曲　麦芽　半夏　茯苓　陈皮　炙草

一日便三四次，溏而不多，小便黄虚也

升胃散　黄芪二钱　人参　陈皮　炙草各一钱　升麻七分　柴胡　归身　益智各五分

泻，腹内觉寒，所下清冷不禁

桂香散　附子　肉果　茯苓各一钱　桂心　干姜　木香各五分　丁香二分半

为末，米饮下二钱。

胃寒虚滑

八味汤　吴萸　炮姜各一钱　陈皮　木香　肉桂各五分　丁香五分　人参五分　当归五分，焙

天将明必溏泄一次为肾泄

金锁正玄丹　龙骨煅，三钱　朱砂三钱　茯苓八钱　巴戟　肉苁蓉焙　芦巴焙，各一两六钱　故纸炒，一两　五倍子八钱

酒糊丸。

五鼓即泄者为脾泄

四神丸　肉果一两　故纸二两　五味一两　吴萸五钱

枣肉丸。或用小茴香五钱，木香二钱半，去吴萸。

水谷不化

木香散　木香　良姜　升麻　槟榔　人参各一钱二分　神曲　白术各一钱　肉蔻　吴萸　炮姜　陈皮　砂仁各二分五厘

利清水，中少有结粪是寒泻

桂香散，或八味汤。

泻愈，及来年此月日复发是热积，脾主信故也

保和丸加味　半夏　陈皮　山楂　神曲　麦芽　茯苓　莪术　三棱　莱菔　连翘

曲糊丸。

泻后调理

参苓白术散　人参　山药　莲肉　扁豆各二钱半　白术三钱二分　桔梗炒黄，一钱六分　砂仁　茯苓　苡仁　炙草各一钱六分

为末，米饮下，或枣肉丸。

虚泻涩止

神效参苓散　扁豆　木香　人参各二钱　茯苓四钱　肉果四钱　粟壳去蒂，一两　陈皮一两

为末，每服三钱，米饮下。

脾肾泻

五味丸　人参　五味　故纸　白术各五钱　吴萸一钱二分半　巴戟五钱　山药姜炒　茯苓各七分半　肉蔻五钱　龙骨二钱半

酒糊丸。

久泻，服药全不效

艾缠熏法　陈艾一斤，自膝心缠起，自膝弯止，另用艾半斤，坐谷道下，脚下火烘一二炷香，忌青菜，四日愈。

久泻，口渴

七味白术散　人参　白术　茯苓　甘草　木香　藿香　干葛

泻如豆汁

胃风汤　当归　川芎　白芍　人参　白术　茯苓　肉桂　粟米一百二十粒

腹胀忽泻，日夜不止，诸药不效此气脱也

益智仁二两，浓煎，饮之立愈。

痢病论

古名滞下，言积滞不行也。积者物积，滞者气滞。物积欲出，气不与之出，故里急后重，乍起乍止。其症或脓或血，或脓血半，或糟粕混，皆暑湿之邪与饮食积滞胶固肠胃而作，病在脾胃大肠三经。治者先分寒热虚实，四者皆于脉息中分，问症察形，俱属影似。用药祛暑散湿是矣，行血调气最要，尤以养胃为主，胃气一绝即不治，故禁①口痢最重。

忌温补。痢亦间有虚寒者，湿热居多。脉症未确，妄用参术等，热愈盛，气愈滞矣。忌下。邪热胶滞肠胃，与沟渠壅塞相似，刮磨疏通则可，轻用大黄、芒硝等，或误用巴豆、牵牛等，辟以清水荡壅塞之渠，安得疏畅？必壮实人初起，始可以一下而愈，胃气稍弱断不宜。忌发汗。初起带表症，与一发散药甚效。若里毒熏蒸，自内达外而作寒热，概用风药，表虚于一外，邪炽于一内，鲜不毙矣。忌利小便。利小便者，治水泻之良法。痢因热结，津液枯涩，安可再竭其水？四忌皆世医误认为良法者，故拈出。

痢初起时，禁诃子、粟壳、肉果等收涩之剂，邪湿在内，变症百出。又禁黄芪，用之则发胀。禁升麻，非元气下陷而用之，小便与积升至上焦，速死之道。禁酒，痢时酒则难愈，愈后酒则复发。

其色须辨，湿热干血分则赤，干气分则白，气血俱病，赤白相兼，世以赤白分寒热者非。若纯红纯清血者，是热毒深也，或是伤风。五色杂者，五脏俱病也。鱼脑色者，脾虚不运也。如鼻冻胶者，脏腑虚冷也，赤石脂、炮姜丸服。如白脓努责而出者，气热瘀结也。如屋漏水尘腐色者，元气惫甚也。焦黑者，热极也。

---

① 禁：通"噤"。前蜀·杜光庭《墉城集仙录·徐仙姑》："诸僧一夕皆僵立尸坐，若被拘缚，口禁不能言。"

黑如漆光者，瘀血也。治痢汤，黄连、条芩、白芍、生甘、木香、枳壳、槟榔。寒热虚实，照症变通加减。

似痢非痢病辨

人有起居不时，饮食失节，损其胃气，清阳下陷，始为飧泄，久则肠澼。亦见里急后重，脓血相错，专用补中益气，痢不治而自止。不效，是无火也，急用八味丸。

有肾虚危症，即五泄中之大瘕泄，亦见里急后重，红白杂，便则痛，欲小便大便先脱，欲大便小便自遗，或小便涩痛，或不通，或大小便牵痛，急用八味丸加故纸、肉蔻、阿胶治之。

有积滞已少，但后重，虚坐努责，为下多亡血所致，大剂四物汤。盖后重有二，邪气坠下，圊后不减，虚努不收，圊后即减。此可以辨虚实。

噤口痢

汤药入口即吐，下部缠住急促。此症有三。若胃气下陷，不食不治。有热毒炽盛，逆冲胃口，胃口伏而不宣，急用吴萸炒黄连，去萸，合人参，加糯米一撮，浓煎一小盏，挑一匙，细口润下。但得咽下即不吐，如吐再服。亦有因寒气逆上作吐者，用白蔻换连，照上制服。又方，用冰片一分，陈米饭丸服，立时不吐。又方，用石菖蒲、砂糖、乌梅浓煎，茶匙挑下。

休息痢

经年累月，愈而复发，补脾无用。此系寒积在大肠之底，诸药不能到，故无愈日。用巴豆一味研炒，蜡丸如桐子大，空腹米汤送下七八丸，一服永不再发。

疟后痢，痢后疟

疟后痢，疟既发泄，必无暑郁之毒，此因脾气下陷，不能升举，谓之似痢非痢。痢后疟，痢则亡血，气随痢耗，气虚恶寒，血虚发热，故寒热交争，谓之似疟非疟。二者俱作虚论，并用补中益气自愈。

疟痢并作，必先治疟。如疟止痢甚，加腹痛，饮食少进，此虚寒也，补中益气加姜桂，一服愈。如痢止疟复作，反为吉兆，何也？向者疟止，乃阴胜之极，阳不敢与之争。今服补阳之剂，阳气渐伸，故疟复发。再服前方以助微阳之力，阴自退听。方中加附子五钱，疟痢并除。

痢疾备用诸方

痢主方

香连芍药汤 黄连　条芩　白芍药　生甘草　枳壳　槟榔
广木香生用

赤白痢初起

芍药汤 生芍三钱　当归　黄连　黄芩各一钱五分　大黄一钱
桂心五分　甘草　槟榔各七分　木香三分

又方：

归芍汤 白芍药三两　当归三两　萝卜子一两　生甘草三钱　枳壳三钱　车前子三钱　槟榔三钱

水煎服，一剂即止，二剂全愈，可进饮食矣。体弱之人每味减半用之亦可。

此方之奇而妙者，全在用白芍、当归。盖水泻最忌当归之滑，而痢疾最喜其滑也。芍药味酸，入肝以平木，使木不敢再侵脾土。又有枳壳、槟榔消逐其湿热之邪，又加车前分利其水湿，而又不耗真阴之水，所以功胜于茯苓也。尤奇者，再用萝卜子一味，此药味辣而能逐邪去湿，且又能上下通达，消食利气，使气行于血分之中，助归芍以生新血，而祛荡其败瘀也。少加甘草以和中，则无过烈之患。此奏功之神奇，实有妙理耳。

下迫痛甚

利积丸 黄连一两 滑石一两八钱 甘草三钱 莱菔 巴豆去油，同黄连炒 乳香各二钱五分

醋糊丸，每服十五丸。

毒痢下血如鸡肝

茜根汤 茜根 升麻 犀角 地榆 当归 黄连 枳壳 白芍

冷痢如鱼脑

十宝汤 黄芪二钱 熟地 茯苓 人参 当归 白术 半夏 白芍 五味 官桂各五分 甘草二分半 乌梅一个

姜煎，二服效。

痢初日夜无度

导气汤 木香 槟榔 黄连各六分 大黄 黄芩各一钱半 枳壳一钱 白芍六钱 当归三钱

痢，里急后重不可忍

木香汤 木香 黄连 木通 黄柏各二钱半 枳壳二钱半 陈皮二钱半 大黄三钱

痢后里急后重

三奇散 枳壳 黄芪 防风等分

蜜调下。

痢初愈调和

白术黄芩汤 白术三钱 黄芩二钱三分 甘草一钱

痢后肿满气喘，小便血

泽漆汤 泽漆叶 桑白 郁李炒熟，各一钱 陈皮 白术 杏仁各三分半 人参五分

姜煎，以便利为度，以六味地黄丸间服。

痢，脱肛

磁石散 磁石末二钱，空心米饮下。外用铁锈磨汤温洗。

痢，大孔不闭

英诃散 葱和花椒末塞谷道中。御米壳、诃皮各一钱，米汤下。

噤口痢

参连汤 莲子去心皮，五钱 人参五分

水煎温服，二服愈。热甚者：

又参连散 人参、酒连，煎，细细呷，一下咽便愈。

休息痢

兜住太早者，先用利积丸去积，后用神效参香散止涩。方见泻病门。因不善调理者：

异攻散 人参 白术 茯苓 陈皮各一钱 木香 炙草各五分

煎吞：

驻车丸 阿胶 赤苓 当归各一钱半 赤芍一钱 黄连二钱 黄柏一钱 炒姜一钱 乌梅一钱

为丸，每服八十丸。

便秘，里急后重，至厕不能便，或少有脓血勿利之，利则益甚

升阳除湿汤 苍术四钱 白术 茯苓 白芍各一钱 防风二钱

空心服。

痢

木香槟榔丸 黄连 木香 槟榔 香附 青皮 陈皮 枳壳各五钱 当归五钱 黄柏五钱 生大黄一两半 黑丑头末，一两

水丸，每服三钱取利。后服：

香连丸 萸炒黄连 木香 归尾各六钱 砂仁六钱 白芍六钱 肉果一两 白术八钱 五灵脂八钱 乳香八钱 没药八钱 山药八钱

玄胡八钱

神曲醋糊丸，服三钱即愈。［眉批］合二方治痢神效。

伏暑泻痢

甘露丸 火硝五钱　硫黄五钱　枯矾二钱半　滑石二钱半

入细面，水丸，凉水下。

痢外挟风邪，恶寒发热，身头痛宜散

升消散 苍术三钱　防风一钱半　黄连　木香各五分　厚朴　陈皮　枳壳各一钱　甘草四分

甚者加川芎、羌活、柴胡、黄芩各一钱，后重加槟榔。

一人痢，他人传染是疫痢

解疫汤 苍术一两　防风　白术　白芍　羌活各一钱

痢久如鼻涕冻胶脉迟弱

二术汤 厚朴　苍术　半夏各一钱　藿叶三分　陈皮　茯苓白术各五分

痢后足膝痛，成鹤膝

大防风汤 黄芪　人参　白术　当归各一钱　川芎　白芍　熟地　杜仲　草薢各一钱　防己　防风　牛膝各七分　羌活七分　炮附一钱　炙草五分

痢后手足痛为痢风

人参败毒散 羌活　独活　前胡　柴胡　人参　川芎　枳壳茯苓　桔梗　甘草　加槟榔　木瓜

痢久大孔痛

熟艾、黄蜡、诃子熏之，食淡味自安。

痢久不愈致虚，变生劳症

莲肉、山药各等分，赤多倍莲肉，白多倍山药。愈后，宜异功散倍陈皮。恶甜者，服平胃散加参苓。

霍乱病论

转筋兼风。手足冷、气少唇青兼寒。身热渴、气粗兼暑。体重骨节疼兼湿。

霍乱急如风雨，平日过伤饮食，多劳多气，胃家虚甚，一感臭秽，清浊撩乱，吐利交作。初发气乱，药不能理，不得用药，可恣饮盐冷水，亦可进益元散。大忌火酒、姜汤、米饮、蒜、乌梅、梅酱、热汤，及一切收敛温热之药。若卒痛死，腹中尚有暖气，以盐纳脐中，艾灸之，莫计其数，甚效。有手足厥冷，气少唇青者，兼寒也，亦用灸法。用药则正气汤，藿香、厚朴、扁豆、木瓜、乌药、陈皮、半夏、滑石、丝瓜叶、砂仁，寒加姜桂。

绞肠痧

名干霍乱。上不得吐，下不得泻，痛之至极，胃气虚甚。卒中邪秽，升降不通，最是危症。用温热立毙，急用炒盐入新汲水中，乘热多灌，得吐更妙。又头顶心必有红发，急寻拔之，取青蒿汁和水食之愈，或用三棱镵针刺委中穴，挤出热血。此穴在两膝下湾横纹中间，两筋之中，刺入一分。忌同霍乱。

转筋霍乱

最重，与肝经血郁转筋不同。暴吐下，津液顿亡，宗筋失养，必致挛缩，甚而手足指扳挽屈曲。得吐泻可治，不吐泻决死。男子手挽其阴，女子手牵乳近两旁，最妙法。治同霍乱，忌热药。

霍乱备用诸方

霍乱，身热，渴，体重骨疼是暑湿

二香散 藿香　白术　厚朴　陈皮各一钱　茯苓　半夏　紫苏桔梗　白芷　香薷　黄连　扁豆各一钱　腹皮五分　甘草五分

姜葱煎。

伤暑霍乱，渴，肢厥，出汗，足转筋

香薷饮 厚朴 姜连各一钱 香薷二钱 甘草三分

吊井中，极冷服。或用：

桂枝白术散 桂枝 人参 白术各五分 茯苓五分 泻泽 甘
草 石膏 寒水石各一钱 滑石二钱 木香 藿香 干葛各五分

小儿吐泻尤宜服。

夏月饮冷食瓜果致霍乱

六合散 砂仁 半夏 杏仁 人参各五分 炙草五分 木瓜
白术 赤苓 扁豆 厚朴各一钱 香薷二钱 藿香三钱

姜枣煎。并下：

苏合丸 白术 青木香 犀角 香附子 朱砂 诃子 白檀
安息 沉香 麝香 丁香 荜拨各二钱 冰片 苏合各一钱 熏陆
香一钱

炼蜜丸，梧桐子大，每酒服四丸。

霍乱，体重骨疼是湿

除湿汤 半夏 厚朴 苍术各二钱 藿叶一钱 陈皮 茯苓各
一钱 炙草七分 白术一钱

姜煎。

夏月引饮过多致霍乱

桂苓甘露饮 白术 茯苓 猪苓 泽泻 滑石各二钱 寒水石
炙草各一钱 肉桂五分

湿霍乱发不可忍

诃子散 诃皮 炙草 厚朴 炮姜 神曲 草果 良姜炒 茯
苓 麦芽 陈皮各等分

入盐少许，煎服，一服即愈。老幼咸宜。

素多郁结或平日大食狼餐致霍乱

七气汤 半夏 厚朴各二钱 白芍二钱 茯苓二钱 桂心 紫

苏　橘红　人参各一钱

姜煎。

吐泻转筋，头眩肢冷，须臾不救

吴萸汤　急服吴萸、木瓜、盐各五钱，三味同炒令焦，用百沸水煎，冷热任之。如猝无药：

枯矾散　用枯矾末二钱，沸汤调服。或用：

盐醋煎　盐一撮，醋一盅，同煎至八分，温服。

寒霍乱，肉冷脉绝

通脉四逆汤　炙草一两　炮姜七钱半　生附子半个，去皮

煎服。

霍乱烦渴

止渴散　人参　麦冬　茯苓　桔梗　花粉　干葛　泽泻
炙草

入蜜少许。

愈后渴

茯苓汤　茯苓一钱半　泽泻八分　炙草　桂心各二分　白术六分

姜煎。兼小便不利：

麦冬　茯苓　半夏　陈皮　白术各一钱半　人参　小麦　炙草
各一钱　乌梅半个

姜煎服。

愈后恶心懒食，口干

七味白术散　白术　茯苓　人参　藿香各一钱　干葛二钱　木
香五分　炙草三钱

渴甚，加滑石四钱，或再加姜汁，徐徐饮之。

愈后利不止，汗出腹胀

乌梅饮　乌梅　黄连炒　当归炒　附子炮　熟艾各四分　阿胶

珠　肉果　赤脂各五分　炙草三分

如利不止兼腹痛：

黄连丸　黄连炒　黄柏炒　厚朴各七分半　当归炒　炮姜　木香　地榆各五分　阿胶炒，一钱

蜜丸。每服二十丸。若下利见血：

止血汤　当归焙　桂心　续断各六分　生地炒　炮姜各八分　阿胶炒　蒲黄　炙草各四分

日三服。

干霍乱，心腹胀疼，不得吐泻

先以浓盐汤顿服，次调服苏合丸。仍进：

藿香正气散　大腹皮　白芷　茯苓　苏叶　藿香各三钱　厚朴　白术　陈皮　桔梗　半夏各二钱　炙草一钱

加木香、枳壳各五分。

姜煎。或服：

厚朴汤　厚朴　枳壳　良姜　槟榔各八分　炒大黄二钱　朴硝八分

干霍乱，腹胀如鼓

活命饮　丁香三个　菖蒲二钱半　炙草五钱　生姜二钱半　盐一钱半　童便一盏半

煎服，二服愈。

干霍乱，二便不通手足热

冬葵汤　冬葵子　滑石　香薷　木瓜各二钱

日四五服。

干霍乱既服药

又刺委中穴，并刺十指头出血，亦妙。

妇人妊娠霍乱

缩脾饮　草果　乌梅　甘草　砂仁各八分　干葛四钱

姜煎成，水浸极冷，徐服。

霍乱转筋

急以木瓜煮汁，或香薷煮汁饮之，或炒栀末热水下。此治上热转筋。

若寒者，人参、炮姜、炙草各一钱，加生附一钱，或用浓盐汤浸，仍令萦缚腿胫，勿令入腹。

霍乱转筋不住

千金法　男子以手挽其阴，女子以手牵乳近两边。霍乱不可与分毫粥饮，盖邪物在腹尚未化，新谷一入，反助其邪，必死。

霍乱脉洪大易治，微迟难治。

霍乱后阳气脱，遗尿不知，气少不语，或汗如珠大，躁欲入水，皆死。

吐泻附

霍乱发于旦夕，躁扰烦乱，此但吐泻，可数日久。

干呕而泻

黄芩半夏汤　黄芩三钱　炙草二钱　白芍三钱　半夏八钱　生姜四钱　枣二个

呕止泻不止。参泻病门治法。

吐泻不止，当渴反不渴脉微弱，是虚寒

理中汤　人参　炙草　白术　炮姜各一钱　茯苓二钱

上吐下泻

生姜三钱，熬水调六一散三钱服。又，韭叶汁重汤煮，热服立止。

有痰者属风

水煮金花汤　半夏　南星　寒水石煅，各一钱　天麻五分　雄黄一分五厘

浆水煎服。

痞满病论

痞满

当分虚实。实则大便秘，胸前胀急，虚则大便利，胸不痛，亦无胀急之形。或因下多，水谷之阴亡，气因血虚，下陷于心之分。或病久中气虚弱，不能运化精微。皆用补中益气。有下焦虚弱，中焦痞满，用人参一两，升麻一钱。盖人参少用则壅上，多用则疏启其中，峻补于下。此塞因塞用妙旨。实痞方可用枳壳、厚朴等，庸医概用利药，暂时通泰，再作益甚，受害作矣。

痞气

俗名痞块，脾虚气郁所致，居中脘。察其脉，弦滑为痰，沉实为食，芤涩为血。三脉俱见，则并而成。又当审其痛。痛甚，推不动，热物熨，痛稍缓，为血。痛不甚，推易动，热物熨，无所觉，为痰。始如弹丸，以渐而大，其时升时降，时隐时现者，气块也。或左或右，或上或下，辘辘作声者，痰饮也，非块。消痞丸，三棱、莪术、香附、苏木、红花、瓦垄①、礞石、枳实、槟榔、阿魏，醋浸，醋糊丸。

又方，三棱、莪术、香附，俱醋制，二术、陈皮、砂仁各三钱，用胡桃百个攒齐，新汲河水五大碗，同药入砂锅内煎滚，陆续加皮硝一升，以硝水干为度，每清早食胡桃肉七个，细嚼咽下，忌汤水片时。

又方，木贼为末，陈米饭丸，每空心下一钱，唾咽。

若块已成，形如龟鳖状，必使病人常食鳖肉，取其甲骨，醋炙脆，和三棱、莪术、青皮、香附为末，乌梅醋煮捣丸，酒下，

---

① 瓦垄：即瓦楞子。

其物皆化血水，从大便出。

痞满备用诸方

主方

黄芪补中汤　黄芪　人参各二钱　甘草　白术　苍术　陈皮各一钱　泽泻　猪苓　茯苓　升麻　柴胡各五分

痞病久不愈

消痞丸　白术　姜黄各五钱　黄连炒　黄芩炒，各三钱　枳实二钱半　半夏　陈皮　人参各二钱　泽泻　厚朴　砂仁各一钱半　干姜一钱　神曲　炙草各一钱　猪苓一钱三分

蒸饼丸。

汗解后痞硬，干噫食臭，肋下有水气，腹鸣下利

生姜泻心汤　生姜　半夏各二钱　炙草　黄芩　人参各一钱五分　干姜　黄连各五分　枣一个

峻下后痞满益甚，下利，不化水谷，腹鸣干呕

伊尹泻心汤　甘草二钱　半夏一钱　黄芩　干姜各三钱五分　黄连　人参各五分　枣一个

痞满下利不痛

半夏泻心汤　半夏　黄芩　干姜　人参各三钱　黄连一钱　炙草二钱　枣一个

忧气郁结皮腹，里微痛，心下痞满

消痞汤　枳实　归尾各二分　陈皮三分　生姜　木香各三分　柴胡四分　草蔻　炙草各五分　半夏一钱　红花少许

姜煎，忌酒湿面。

伤寒痞气胸满欲绝

活人枳桔汤　桔梗　枳壳各一两五钱

痞满停痰气逆，欲成膈噎

木香宽中散 青皮 陈皮 丁香各四钱 厚朴一两六钱 炙甘草五钱 白蔻二钱 砂仁 木香各三钱

共为末，姜汤服。虚人间六君子汤服。

一切痞满

平补枳术丸 白术三钱 白芍一钱半 陈皮 枳实 姜连各一钱 人参 木香各五分

煎服。为丸亦可。

因虚下陷致虚痞者

人参汤 人参 白术 甘草 干姜各一钱

或用补中益气汤。

若心下满而痛，喘息咳唾，胸背痛，短气是胸痹

吴萸散 吴茱萸 半夏 赤苓 鳖甲酥炙黄 三棱 前胡 青皮 厚朴 槟榔各一钱 白术 桂心各一钱 枳壳五分

膈间坚而软，无块是痰

消痞汤 二陈汤加姜连、山楂、木香、青皮、砂仁。

痞由气食积者

内消汤 青皮 陈皮 三棱 莪术 神曲 麦芽 香附

中食伤食病论

忽然厥逆，昏迷不能言，四肢不举，亦似中风，误以风药治之必死。凡遇此卒暴病，必细审其饮食，但觉胸满痰壅，气口脉紧盛者，且作食滞治之。

中食伤食备用诸方

中食

先以姜盐汤探吐其食。视其风寒尚在者，头痛憎寒：

藿香正气散 腹皮 白芷 茯苓 苏叶 藿叶各一钱 厚朴

白术各七分　陈皮　桔梗　半夏各七分　炙草三分半

姜枣煎，热服。

中食气滞不行

宜服顺气散。见中气门。

食病腹胀满痛，口苦呕恶嗳酸，体倦体重

平胃散　厚朴一钱三分　苍术一钱八分　陈皮一钱三分　炙草八分
盐少许

盐姜煎，温服。小便涩加茯苓、泽泻，食过加枳实，气痞不快加枳壳、木香，脾弱加人参、黄芪，腹胀厚朴倍加、炙草减半，夏加炒黄芩，湿加茯苓、泽泻，有痰加半夏、陈皮，便秘加大黄，或再加芒硝。

食病呕恶

藿香平胃散　藿香一钱　半夏　陈皮各二钱　厚朴一钱　苍术三钱　炙草二钱

姜煎服。

伤酒呕逆，神烦胸满，手颤食少，小便不利

葛花解醒汤　青皮一钱半　木香二分五厘　陈皮　人参　猪苓　茯苓各八分　神曲　泽泻各一钱　干姜　白术　白蔻　葛花　砂仁各一钱

寻常饮食伤胸满闷

红丸子　莪术　三棱　陈皮　青皮　胡椒　干姜　阿魏　矾红

水丸，姜汤下六十丸。此方神效。心痛，菖蒲汤下。两肋乳痛，沉香汤下。妇人腹块，寒热往来，醋汤下。产后癫痫败血，热醋汤下。

伤寒物内寒

七香丸　香附二钱　麦芽一钱　丁香皮三钱半　砂仁　藿香

官桂　甘草　陈皮各二钱半　甘松　乌药各六分半

蜜丸。

伤湿面

除湿丸　枳实　白术　生芩　神曲各五钱　红花一钱五分　莱菔二钱五分

饭为丸。

伤生冷硬物，不能消化

术棱汤　神曲　三棱　莪术各七分　茴香五分　青皮　陈皮各五分　丁香皮　益智各三分　巴豆和米炒焦，五分

醋糊丸，每服十丸。

伤食内热或伤热物

芩连二陈汤　二陈汤加姜芩、姜连、枳实、神曲、麦芽。

虚人伤食

六君子汤　六君子汤加香附、砂仁、神曲、麦芽、山楂。腹胀加厚朴。

疟疾论

疟发在夏至后、处暑前者，三阳受病，浅而轻。发在处暑后、冬至前者，三阴受病，深而重。子后午前，阳分受病，易愈。午后子前，阴分受病，难愈。邪浅一日一发，邪深间日而发。深入三阴，三日一发。作于子午卯酉日，少阴病。作于寅申巳亥日，厥阴病。作于辰戌丑未日，太阴病。又，先寒后热，或寒多热少，为寒疟。先热后寒，或热多寒少，名热疟。寒热往来名风疟，但热不寒名温疟。兼骨节烦痛，时时呕逆，名瘅疟。肺素有热，阴气先绝，阳气独发也。但寒不热，名牝疟，阳气素虚也。

脉弦应风木，又主痰饮，故疟脉自弦。弦数多热，弦迟多寒，弦短多食，弦滑多痰，弦虚宜养正除邪。疟名不一，惟无痰不成

疟、无食不成疟二语最得致疟之由。治法亦不一，惟无汗要有汗、有汗要无汗二语深得治法之要。清脾饮，青皮、厚朴、草果、半夏、柴胡、黄芩、茯苓、甘草、白术。无汗换苍术、生姜。草果饮，草果、知母、常山、槟榔、川甲、乌梅。元气强壮及初起时用之或验。

不知人以脾胃为主，未有脾胃实而患疟症者。发表攻里，降火导痰，俱是忘本之治。要知初发若内伤饮食，必恶食，单感风寒则不恶食。审系劳伤元气，虽有百症，但用补中益气自愈。外感则用柴胡五钱，橘红三钱，甘草五钱，一服愈。或香附、红花各五钱，河水、井水各一碗，一服愈。药必露一宿，五更温服。疟邪在暑，暑得露则散也。邪退急用补中益气实表，不实表或过发表，亏损脾胃，皆致绵延难治。

若久疟未有不虚寒者，气虚则寒，血虚则热，胃虚则恶寒，脾虚则发热，阴火下流则寒热交作。投清脾、截疟二饮，多致不起。补中益气，人参加至一两，煨姜五钱，半夏二钱，一服愈。又人参、生姜各一两，姜服亦效。若遇便滑呕吐发疟，山甲、知母、柴胡、归身各四两，神曲糊丸，新病神效。新发忌茯苓、黄芪、白术。茯苓引邪入阴经，术补里邪，芪补表邪，不能速散故也。

三疟治法，太阴理中，少阴、厥阴八味丸。病已入脏，不可以劫剂求速效。三疟汤，人参、黄芪、白术、柴胡、升麻、甘草、陈皮、归身、首乌、红花、抚芎、姜、枣。

似疟非疟辨

一日二三发，病后常有，理中、六君子各加升柴愈。其有面赤口渴，即阴虚，六味加柴、芍、五味，大剂一服愈。又要晓得真阴真阳。凡昼见夜伏，夜见昼止，按时而发，是为无水，宜壮水之主。倏忽往来，时作时止，是无火，宜益火之源。

疟母　疟经数年不愈，结成癥癖，伏肋下。此皆痰食瘀血，非兼剂可愈。又不可急攻。六君子加木香、莪术、鳖甲治之。

疟疾备用诸方

一切疟疾　肌皮生粟，阿欠鼓颔，腰头疼，渴饮水。

疟初起热多寒少

柴苓平胃汤　柴胡一钱半　黄芩　苍术　半夏各一钱　甘草三分 白术一钱半　陈皮　茯苓　厚朴　猪苓　泽泻各八分　桂枝五分

姜枣煎服。一方加人参八分。服一二剂不愈再服：

清脾饮　白术一钱半　厚朴八分　半夏一钱　茯苓一钱　甘草四分　柴胡钱半　青皮七分　黄芩一钱二分　草果七分　槟榔七分

姜枣煎服。

疟先寒后热，无汗恶寒宜发散

散疟汤　草果　茯苓　炙草各五分　苍术一钱　橘红七分半　厚朴　半夏各一钱　藿香五分　干葛八分　紫苏八分　乌梅一个

疟先热后寒，是温疟此为伤寒坏病，与风疟同

若热多寒少，服小柴胡汤。热少寒多，小柴胡汤加官桂。

疟单热不寒，骨节痛是温疟

白虎汤加桂　知母一钱半　甘草五分　石膏四钱　官桂七分半 粳米一捻

疟单寒不热气虚泄，是牝疟

柴胡桂姜汤　柴胡四钱　桂枝一钱半　花粉二钱　干姜　黄芩 牡蛎各一钱　炙草五分

疟，饥不能食，食则中满，呕逆腹痛是食疟

四兽汤　半夏　人参　茯苓　白术　橘红　草果　生姜　乌梅各等分　炙草减半

枣煎，入盐少许。

久疟不愈气虚

补中益气汤或十全大补汤、六君子汤。

久疟肋满有块

鳖甲饮 鳖甲醋煮　白术　黄芪　草果　槟榔　川芎　橘红
炙草　白芍　厚朴

疟不论新久

疟丸 白术　山楂并子　槟榔　常山白酒煮干，各四钱　草果二
钱，醋煮

神曲糊丸，临发日五更时滚水服。虚，人参汤下。[眉批] 二服愈。

疟间日一发

柴葛汤 柴胡　干葛　茯苓各五分　陈皮　苍术　花粉　半夏
各七分　桔梗　枳壳　紫苏　黄芩各五分

姜枣煎，不病日临卧服。骨痛加羌活，饮食少加神曲，呕吐
加藿香，头痛加川芎，泻加猪苓、泽泻。

疟一日一发

首乌一两　青皮　陈皮　知母各三钱　甘草一钱

水酒各二碗煎，露一宿，鸡鸣时温服。

疟无汗散之

要汗散 川芎　白芷　麻黄　白芍　荆芥　防风　紫苏　羌
活　甘草

姜葱煎服。

疟有汗止之

正气汤 柴胡　前胡　川芎　白芷　半夏　麦冬　槟榔　草
果　青皮　茯苓　桂枝　甘草

姜枣煎。

疟不拘远近，并间日三日

常山一钱半　知母　香附各一钱　白芷　陈皮　甘草各一钱

酒浸三日夜，发日早空心略温服之，只服一盅立效。［眉批］效方。

阴疟发在午后，或间日三日宜提起阳分截之

提疟汤　当归　川芎　酒黄柏　生地　知母　升麻

痰病论

咳必有痰，故痰咳并见，亦有痰而不咳者，怪异百出，不可不辨。痰者病名，人身原无痰，气血清顺，津液流通，何痰之有？痰从气血浊逆熏蒸结聚而成，故痰之本，水也，非水泛为痰，则水沸为痰，泛与沸分在有火无火。肾虚不能制水，逆行泛滥，纯见清水，是无火之痰。仲景用肾气丸补而逐之，吴茭山用八味丸治痰之本，正谓此也。阴虚火动则水沸腾，动于肾，犹龙火兴而水附，动于肝，犹雷火出地，疾风暴雨从之。水皆浑浊白沫，是有火之痰，宜六味丸。二痰皆肾病所作，若脾气壮盛，即二痰亦自克化，何至为害？惟脾弱不能摄涎，或脾郁不能运化，不但二水生痰，饮食入胃，莫非痰饮，所谓脾无留湿不生痰也，故健脾尤为治痰第一义。痰之大原如是，而猖獗各有所因。

因风动痰　成瘫痪癫狂、麻痹眩晕等症，宜吐，忌补润酸咸。星半、天麻、牙皂、僵蚕、秦艽皆治风痰。或因痰闷绝，乌药、枳壳、胆星、姜汁灌之即醒。

因火生痰　成眩晕嘈杂喘急、背心一点冰冷等症。礞石治火痰最捷，宜丸不宜煎。瓜蒌仁、芩、连、青黛、山栀、二冬、竹沥、童便可用。

因寒结痰　成骨痹、气刺痛、四肢不举、胸前痞塞等症。干姜决不可少，甚则加桂、麻黄、细辛，入二陈可用。

因湿聚痰　多见倦怠痿弱，泄痢肿胀。又湿痰流注，关节不利，或走注疼痛，或作肿块，或麻痹不仁。二术、星、半、茯苓、泽泻，肿块加乳、没，臂痛加薄桂①、片姜黄，肋胀加柴胡、白芥、青皮，滚痰丸最利。

因食积痰　多成疟痢、痞块痞满。山楂、神曲、麦芽、黄连、木香、枳壳，滚痰丸亦妙。

因气动痰　走刺不定，两肋胀痛。二陈汤去甘草，加香附、木香、砂仁、枳壳、乌药、苏子、青皮、竹沥、姜汁。外用姜渣揉熨法。

因惊生痰　惊则神出舍，舍空痰生，多成心痛癫疾。妇人因产事月事惊最多，必有如孕一块在腹，转动跳跃，痛不可忍。用控涎丹，甘遂、大戟、白芥子加朱砂。痛加全蝎，成块加山甲炒、鳖甲、玄胡、莪术，臂痛加薄桂、姜黄。

血虚有痰　忌半夏。丹皮为主，加二冬、二母、归、地、竹沥、姜汁、韭汁。

老痰　即郁痰结成黏块，吐咯不出。非南星、半夏、茯苓、苍术可治，青黛为主，五倍、海石、苦梗、旋覆花、瓜蒌仁、芒硝。

痰核　痰结喉咙，如梅核状，用梅子半青半黄，每一个用盐一两浸晒数次，以水尽为度，用大钱三个，夹梅两个，麻线扎定，贮瓦罐，埋地下百日，含口中，汁下即消。噙用丸，用海石、乌梅、瓜蒌、桔梗、芒硝、射干、海藻、姜汁，蜜为丸。

头面颈项身之中下有结核　不红不痛不硬，不作脓，皆痰核。脾肺气逆，痰滞于内，顺气消痰自愈。亦有郁怒伤损肝脾，血病结核者，宜养血清肝火。外用白果肉、南星捣贴。

---

① 薄桂：即桂枝之皮薄者。

痰之所在论

痰在身 习习如卧芒刺，如虫行，或走注疼痛，或燥痒，搔之则瘾疹随生。

痰在皮毛 烘热，色如锦斑。

痰在头 偏头风，雷头风，头眩。

痰在额 额闷痛，眉棱痒痛。

痰在目 目晕，眼𧏾动，如姜蛰，胶黏痒涩，目中时出火星，眼前如见白气，或见两月交辉，或见金光道数，或眼前黑暗，或眼皮下烟灰黑色。

痰在耳 轮痒痛，蝉鸣水响。

痰在鼻 鼻塞或闻焦臭。

痰在口 齿颊痒痛，牙床浮，口糜舌烂，口燥唾稠，呕冷涎绿水黑汁，胡言不语。

痰在面 形枯发焦，颔腮肿硬，似疼非疼。

痰在颈项 无故肿绕项，结核见于咽喉，喉痹，痰如破絮、桃胶、蚬肉，咯不出，咽不下，或噎寒烦闷，如烟火上冲，头面烘热，或喉间豆腥。

痰在四肢 肩背酸疼肿硬，似疼非疼，或筋骨疼无常处，难名状，或手麻臂疼，状若风湿，或倏然仆地，四肢厥冷，或麻木不仁，或重滞，或牵引，或不举。非竹沥、姜汁不开。二陈加枳壳、南星、木香、姜黄。

痰在心胸 噫气吞酸嘈杂，或痛或哕，或心下如停冰铁，或惊悸怔忡，如畏人捕，或胸膈迷闷，如癫呆状，或痞满健忘恶心。

痰在脊背 脊上冰冷一条如线，或冰冷一点疼痛，或如热汤沃背。

痰在两肋 肋胀痛如汤沸，非白芥子不能达。

痰在腰肾　腰间骨节卒痛，呼吸难任。

痰在二便　癃闭秘结，遗同米泔，粪后鱼冻，妇人月水不通。

痰在足　足腕酸软，步履如踏灰上。

痰在梦寐　睡时魇梦刑戮刀兵。梦入人家，四壁围绕，一窦得出，不知何所。梦在烧人地上，烟火枯骨，焦气扑鼻，无路可出。或不因触发忿怒，悲啼而癔。怪诞百般，不可殚述。隐君悉以滚痰丸治之。

痰病备用诸方

诸痰症，一切恶怪症皆痰也

滚痰丸　酒大黄蒸一次，八两　黄芩八两　礞石硝煅　沉香　百药煎各五钱

水丸。

痰盛胸满

导痰汤　半夏一钱　南星　枳实　赤苓　橘红各三分　炙草二分　姜十片

水煎服。

痰多，胃不和

二陈汤　半夏　橘红各一钱　茯苓八分　炙草五分　姜七片　乌梅一个

热痰，头目痛

旋覆汤　旋覆　炙草各一钱　枳壳　石膏各四钱　赤苓一钱二分　麦冬　柴胡　犀角　防风　黄芩各一钱二分

姜煎服。

一切痰症，脾不和

清气化痰丸　半夏　南星各一两　陈皮　青皮各五钱　苏子　莱菔　杏仁　干葛　神曲　麦芽　山楂　香附子各五钱

姜糊丸。

膈间漉漉有声，是饮

五饮汤　旋覆　人参　陈皮　枳实　白茯苓　白术　厚朴
半夏　泽泻　猪苓　前胡　桂心　白芍　炙草

姜十片煎服。

一切痰逆头面胸膈诸病

人参半夏丸　人参　茯苓　南星　薄荷各五钱　寒水石　生白
矾　半夏　姜片各一两　蛤粉二两　藿香二钱半

面糊丸，每三十丸，日三服，加黄连五钱、黄柏一两尤效。兼
治酒病。

脾虚痰盛，呕恶少食，便不实

理中化痰丸　人参　白术　干姜　炙草　茯苓　半夏

姜汁丸。

痰火上炎，呕晕咳嗽

蛤粉丸　南星　半夏　香附　蛤粉　瓜蒌仁　贝母各一两五钱

牙皂十四个，煮杏仁，去牙皂，杏仁泥和姜汁蒸饼丸，青黛
为衣。

痰盛癫狂，脚气走注，痞块嘈呕，喘肿，心痛连小腹，膈噎

玉芝丸　大黄五钱，酒浸　礞石煅，二钱　南星矾水浸　半夏
皂角水浸，各二钱　枳壳一钱　风化硝五分　黄芩五分

神曲糊丸，服百丸。服后小便赤，大便胶，其验也。

老痰积久稠黏，咯吐不出

软坚汤　苦桔梗一钱半　海石　香附　瓜蒌　半夏　贝母各七
分　黄芩　橘红各一钱　风化硝四分

有痰人筋惕肉𥆧，眩晕麻木恐防中风

竹沥化痰丸　南星　半夏　茯苓各五钱　陈皮　姜连　枳实

白芥　当归　白芍　山楂　酒芩各五钱　苍术　白术各一两　人参二钱半　木香一钱　神曲六钱

姜汁、竹沥为糊丸。

热病热盛痰多

清热导痰汤　人参　白术　茯苓　陈皮　半夏　南星　枳实桔梗　黄连　黄芩　瓜蒌　甘草

膈噎反胃病论

噎　咽喉噎塞不通，饥欲食，独饮可下。食则眼白口开而难入。

膈　胃口截住不受食，才下咽，未入胃，带痰涎吐出，入胃即消化，不复出。

反胃　食久而吐，已入胃矣。不能别清浊，化精微，当心而痛，旋复反出，或从胃之下口翻腾上出。或初食一次不吐，二次食下则吐。或朝食暮吐，暮食朝吐。或积至一日一夜，胀闷不可忍，复吐原物，酸臭不化，必尽所食，日日如此，不稍变易。变易不定即谓之呕吐，不谓之膈。皆膈之受病也，故谓之膈气。

巢氏治膈分五噎十膈，烦惑勿从。张子和引《内经》三阳结为膈，力辨世人热药之误。三阳者，大小肠、膀胱。结，热结也。三阳热结，前后闭塞，下不通，必反上，直犯清道，所以噎食不下，纵下复出。此主火结不下，论亦明悉。但用承气下之，失之太峻。丹溪主内火炎上，胃脘干槁①。槁在上近咽，水可行，食难入，名曰噎。槁在下，食可入，久复出，名反胃。俱见大便闭结，细若羊屎，滋血养津，润肠胃，最是正论。主方用四物，牛羊乳加竹沥、姜汁皆治标不治本之药。张洁古分上中下三焦。上焦暴

---

① 槁：通"槁"。汉·刘向《说苑·建本》："父以子为本，子以父为本，弃其本者，荣华槁矣。"

吐从气，噎膈是也。中焦痛吐从积，反胃是也。下焦迟吐从寒，翻胃是也。均为命门火衰，釜底无薪，不能蒸腐水谷，故胀满翻腾。王太仆则曰：食入即出，是无水也。噎膈反胃是也。无水者壮水之主，大剂六味汤久服，十中可挽四五。食久反出，是无火也，翻胃是也。无火者益火之源，先以八味丸补火，徐以附子理中汤理中上二焦，此万举万全之法。四说俱有至理，四说亦确有合者，然更有紧要捷法。

此症多因忧郁不开，思虑太过，遭变惊恐，身处逆境所致。故治者多以开郁顺气、消痰养血健脾为主。须知既已郁成燥结枯稿之疾，香燥热药断难复用。设或无火，当急用八味补元，若用通利耗气，致中气不运，津血耗竭，病将益甚。

治法，粒米水浆不入，必用开膈法。一法，附子一个，和狗涎、牛涎、童便煮二滚。候脐发时，手心中先涂麝香少许，取所煮附子手中搓弄嗅之，亦就罐口嗅其热气，如是者半日即开。开后不可用饭，须用陈米粥、八仙粥同后膏子药调治。一法，真郁金一味作饼服。一法，昆布、白蔻、海石、橘红、杵头糠、苏子、藿香、石碱、凤仙子扎汁丸，开后看其火盛，用黄连膏，见火痰条。火微用养胃膏，人乳一碗，牛乳一碗，韭汁、姜汁、童便各一碗，人参五钱，甘草、莲肉各五钱，共煎汁一碗，蜜收。若虚甚，独参汤亦妙。

似噎非噎辨

有一种肝火郁而不伸之病，亦呕，亦不食，亦心痛。但所呕者酸水、苦水、蓝水，大小便不闭。先用加味逍遥散，愈后六味丸。

膈噎反胃备用诸方

膈气噎皆由气滞未成者

香砂宽中散　白术　陈皮　香附各一钱五分　白蔻　砂仁　青

皮　槟榔　半夏曲　茯苓各一钱　厚朴一钱二分　甘草三分　木香磨，五分

姜煎，入蜜一匙。

若服耗气药过多中气不运者

补气运脾汤　人参二钱　白术三钱　橘红一钱五分　茯苓一钱五分　黄芪一钱　砂仁八分　炙草四分

姜枣煎服。痰加半夏曲一钱。

若服通利药多致液竭愈结者

滋血润肠汤　当归三钱　芍药　生地各一钱半　红花　桃仁　大黄酒煨　枳壳各一钱　韭汁半盏

膈噎便结，常服润燥

人参利膈丸　木香　槟榔各七钱五分　人参　当归各一两　藿香一两　甘草一两　枳实一两　熟大黄　厚朴各二两

水丸，每三十丸。

若火逆，冲食不入脉必洪大数有力

滋阴清膈散　当归　白芍　黄柏盐炒　黄连各一钱半　黄芩　栀子　生地各一钱　甘草三分　枇杷叶二钱　芦根一两　童便　竹沥各一盅

痰多者

涤痰丸　半夏曲　枯矾　皂角去皮弦　玄明粉　茯苓　枳壳各等分

霞天膏丸，每三十丸。

阳火衰者脉必沉微而迟

五膈宽中散　白蔻四分　炙草一钱　木香六分　厚朴三钱　砂仁　丁香　青皮　陈皮各八分　香附三钱　盐少许

姜煎。仍佐以益阴药。

有瘀血者饮水不肯下咽，大便黑

代抵当丸　大黄二两　芒硝五钱，玄明粉代之更稳　桃仁三十个
归尾　生地　山甲各五钱　桂二钱

为丸。去枕仰卧，细咽三钱，血下。善调理将息自愈。

有虫者

泰川剪红丸　雄黄　木香各二钱五分　槟榔　三棱　莪术　干
漆炒烟尽为度　贯众　陈皮各五钱　大黄七钱半

面糊丸。每服五十丸。

消瘦是血稿

补阴药　地黄、麦冬、当归煎膏，入韭汁、人乳、童便、芦
根、桃仁泥，和匀细呷之。

便秘，倍桃仁，加玄明粉。

噎，喉中如有肉块食不下

麦昆煎　昆布二两，洗去咸水　小麦二合

水煎，俟麦熟去渣，不拘时服一小盏，再口中长含昆布两三
片，咽津极效。

噎，喉塞，食不下

昆布丸　昆布去咸　麦冬　天冬　诃子各七钱五分　木通　炒
大黄　朴硝　郁李仁　桂心　百合各五钱　杏仁　苏子　羚羊角
射干各二钱五分　柴胡　陈皮　槟榔各一钱五分

蜜为丸，弹子大，每一丸含化。

膈气痰火重者

至宝丹　木香　沉香　狗宝各三钱　硼砂三钱　雄黄一钱五分
朱砂一钱五分　鸦片一钱　冰片　麝香各五分　牛黄一钱　金箔四十张
射干四两

煎汁丸。如稀，加蒲黄末同和，每丸重三分，金箔为衣，服

时用梨一块，挖一孔，入丸一粒，临卧连丸化。

神方

膈噎方 黄连二钱，用水十五盅煎至三盅，下金银各二钱，浸汤内，田螺五个，莱菔汁、韭汁、侧柏汁、梨汁、竹沥、童便各一盅，人乳、羊乳、牛乳各一盅，先煎田螺汁至盅半，以次一味一味下汁，入一处，共煎至盅半，成膏止，埋土中，出火毒一宿。每用一大匙，滚汤下。

人前不食，凡食必于密地偷食，见人则畏置之肌瘦面黄，名鼠膈

鼠膈方 十大功劳叶名鼠怕草，叶似蒲扇，有五角，角尖有刺焙干为末，每一钱，早晚用酒下，半月愈。

膈噎便秘常服

荣润汤 四物汤加桃仁、红花、麻仁、枳壳。

结甚，暂加熟大黄。中年人，加童便、韭汁、牛乳、羊乳、竹沥、姜汁。

募原病论

募原一说，诸书不及。朗仲云：原者，广野之意，在脏腑之外，与胃相近。邪在此，不怕寒，一味发热不止。药用槟榔、草果、知母、黄芩、厚朴、橘红，极效。

疰夏病论

春末夏初，五心烦热，倦怠不快，名疰夏。由脾弱，胃有湿热及留饮所致。治宜益气健脾，无倦汤，人参、白术、白茯苓、橘皮、半夏、扁豆、白芍、木瓜、泽泻。

痞癖病方

内服

阿魏化痞散 川芎　当归　白术　赤苓　红花　阿魏　鳖甲

尖酥炙，各一钱　大黄酒炒，八钱　荞麦面一两，微炒

为末，空心酒调三钱。

外贴

乾坤一气膏　当归　白附　赤芍　白芍　白芷　生地　木鳖肉　熟地　山甲　巴豆仁　蓖麻仁　三棱　莪术　五灵脂　续断肉桂　玄参各一两　乳香　没药各一两二钱　麝香三分　阿魏二两

油五斤，将上草药入油浸，火熬药枯，去渣，每油一斤，入丹十二两，膏成，下阿魏片化尽，方下乳香、没药、麝香，搅匀摊贴。

痞癖，小儿病，与大人痞块不同。

虫病方

吐蛔①

理中汤加　人参　茯苓　白术　炮姜　炙草　川椒　槟榔

虫积，好食生米、泥土、茶炭、咸辣等物面黄肌瘦

指迷七气汤　青皮　陈皮　莪术　三棱　香附　益智　藿香官桂　桔梗　熟大黄　槟榔　甘草等分

水煎，露一宿，五更温服，不可饮食，服后腹疼，下积物，至午下尽，方用温粥止之。后服：

退黄丸　苍术　厚朴　陈皮　炙草各六两　绿矾一两

醋糊丸，每六十丸，忌生冷发物湿面，一料全愈。

一切虫病

集虫丸　锡灰一钱　使君子三分　槟榔五分　三棱三分　莪术三分　芜荑三分　大黄五分

醋糊丸，砂糖水下三十丸。又方：

---

① 蛔：原作"吮"，据锦章书局本改。

追虫散 使君子一钱 槟榔二钱 雄黄五分 苦楝根一钱

为末，白汤调下一钱五分。

一切虫病积块，水肿鼓胀，痰盛酒癖

剪红丸 槟榔一钱六分 商陆 金毛狗脊 贯众各四分 三棱 莪术各醋煮，各八分 青木香 西木香各四分 雷丸醋煮，二分半 南木香二分 大黄酒浸，一钱六分 黑丑半生半炒，取头末，一钱六分 枳壳一钱六分 茵陈八分 丁香 芦荟各一分 皂角一钱六分 阿胶二分

水丸，五更茶清下五钱。

取虫积

万应丸 黑丑头末 大黄 槟榔各八分 雷丸醋煮 南木香各一分 沉香五厘

以皂角、苦楝皮各四分，煎汁水为丸，每四十丸，五更砂糖水下。

治寸白虫

圣功散 木香 槟榔等分，为末

每服三钱，黎明米饮下。先嚼炙肉，咽津吐渣，后服药，辰巳间虫下。

肝 胆 分

胞络下有膈膜，肝在膈膜之下，有独叶者，有二三叶者。其系亦上络心包，为血海，下无窍。肝短叶中有胆附焉，胆有苦汁，藏而不泄。胆寒不眠，胆热喜睡。

痉病论

痉病身热足寒，时恶寒，时头热面赤，头摇口噤，颈项强急，背弓，手足搐搦，脉弦紧数，属太阳、督脉二经，与痫相似。痫身软时醒，痉身强不时醒。其病湿为本，风为标。无汗恶寒，脉

弦长，为刚痉，属阳。多汗不恶寒，脉迟弦细，为柔痉，属阴。大抵风性刚急，风气胜为刚痉。湿性柔和，湿气胜为柔痉。又本于血气虚弱，筋无荣养，故外邪袭而搐见。如太阳发汗变痉，风病下多变痉，疮家发汗变痉，产后多汗遇风变痉，跌扑冒①风变痉，汗后复汗变痉，或表虚不任风寒，或一切去血过多，皆成此疾。有绝无风邪而筋脉挛急，血脱也。故痉又虚为本，兼火兼痰，不可纯用风药，宜补血降火清痰，去湿平木。痉风汤，首乌、当归、白芍、黄连、牛膝、秦艽、荆芥、南星、木瓜、钩藤。刚痉加羌活、防风，柔痉加防己、半夏。症发腹暴胀，不治。

痉病方

外症　发热恶寒似伤寒，但脉沉迟弦细，项皆反张为异。

有汗是柔痉

桂枝如圣饮　白术　桂枝　防风　川芎　白芷　柴胡　白芍　人参　当归　甘草　半夏　黄芩　乌药

无汗是刚痉

麻黄如圣饮　苍术　麻黄　干葛　防风　川芎　白芷　柴胡　白芍　人参　当归　甘草　半夏　黄芩　乌药

如口噤咬牙，便实，加大黄。

痉病手足冷，面肿，筋拘急，无汗

八物白术散　白术　茯苓　五味各一钱七分　桂心七分　麻黄一钱七分　良姜半分　羌活一钱七分　炮姜一分

姜煎服。

痉病发热，腹痛脉沉细

桂枝防风汤　桂枝三钱　防风　防己各二钱　芍药四钱　生姜三

---

① 冒：原作"胃"，据锦章书局本改。

钱　枣一个

续命汤亦可。

痉病四肢暖，牙关紧，热不解

防风散　防风　麦冬　升麻各一两　虎杖　葛根各一两　炙草
七钱　半　石膏二两

每服五钱。

痫病论

痫有三种，总之非痰不发。

风痫　衣暖汗出，风因而入，初得之，先屈指。

惊痫　或母腹受惊，或闻大惊而得。惊则神不守舍，舍空痰
归之，故作。

食痫　食伤脾，不能运痰，致迷心窍而成。

痫本虚痰，脉应虚缓。若沉小急实而弦，皆难治。病发时旋
晕颠倒，口眼相引，目睛上视，手足搐搦，背脊弦直，少顷乃醒，
此痫候也。然亦有阴阳之别。

阳痫　先身热瘛疭，惊啼叫呼而后发，脉浮，病在腑也，
易治。

阴痫　先身冷，不惊掣不啼呼而即发，脉沉，病在脏也，
难治。

脏病久则有禽畜之状，反折上窜，声如犬吠，属肝。目瞪口
呆，声如羊叫，属心。直视腹满，声如牛叫，属脾。惊跳反折，
手纵，声如鸡鸣，属肺。如尸吐沫，声如猪叫，属肾。然治法不
必细分，总以行痰为主，搜风次之。痰盛必用吐，茶子捣烂煎汤，
先一夕勿食，次早束小腹饮之即吐。实者攻之，虚者先补后攻，
逐痰饮，南星、半夏、竹沥、姜汁、瓜蒌、僵蚕、天麻、龙齿、
石菖蒲、远志、防己、附子少许。犬加柴胡，羊加黄连，牛加白

芍，鸡加黄芩，猪加知母。

痫症备用诸方

痫症　发则昏仆瘛疭，目上视，口眼邪，口作声，将醒时吐沫。

羊痫风

五痫通明丸　牙皂去筋皮，一两六钱，羊肝一片，煮牙皂，去羊肝，半夏六钱，用朱砂五分炒黄色，去朱砂，生南星二钱，黑丑二钱，炒，姜糊丸，朱砂为衣，姜汤下七十丸。

诸痫

妙功丸　丁香　木香　沉香各五分　乳香　麝香　熊胆各二分五厘　白丁香三十个　轻粉四分半　雄黄　青皮　黄芩　胡连各五分　黄连　黑丑　三棱　炙草　莪术　陈皮　雷丸各一钱　鹤虱一钱　大黄一钱半　赤小豆三十粒　巴豆一粒　荞麦面一钱半

作糊丸，每丸重一钱，朱砂为衣，阴干。每服一丸，先用温水浸一宿，去水，再用温水化开，空心服。轻者一服愈，若未愈，三五日再服，至重者不过三服。

又方：

镇风散　鳔胶微焙，杭粉炒黄色　皂矾各一两，炒黄色　朱砂三钱

共为末，每服三钱，热酒下，二服即愈。

转筋病论

肝血虚烦转筋，治有三捷法。一，手拔肾囊，女人拔乳根。二，脚踏实地。三，口含①木瓜。平日服转筋丸，木瓜、牛膝、归身、白芍、石斛、续断、甘草、砂仁，蜜丸。

---

① 含：原作"念"，据扫叶山房本改。

转筋备用诸方

数转筋，十指爪甲皆痛苦，倦不能久立

猪膏酒 猪膏、姜汁各二盅，熬至三盅，入酒半盅和匀，分三服服之。

属血热

四物汤加黄芩、红花、苍术、南星。

筋转于足大指，上至大腿近腰得之饮酒感寒

四物汤加酒芩、苍术、南星、红花，姜煎服。

肝虚转筋

赤蓼茎叶，水酒煎服。

脚转筋，疼痛挛急

松节细剉　乳香一钱

慢火同炒令焦，只存一分性，为末，木瓜酒调下。

筋急，形色外见

尺脉数，腹必急，阴不足以养肝而木乘土也。宜补肾，养肝阴，壮脾。

肥气论

肥气因气血两虚，逆气瘀血相并而成，在左肋下，如覆杯，痛引小腹。宜和肝散结行血，瘠肥丸，川芎、当归、肉桂、沉香、红花、玄胡、香附、莪术、赤芍、青皮。

卷之十　周身部

任脉　起于脐下四寸中极穴之下，即少腹胞宫之所，由两阴间会阴穴上毛际，循腹里之中央，历关元，在脐下三寸，至气海，在脐下寸半，越阴交，在脐下一寸。脐之中央曰神阙，脐下二寸为下脘，四寸为中脘，五寸为上脘。鸠尾在蔽骨下五分，膻中在两乳之间。循是至咽喉，上颐入目。其病男子内结七疝，女子带下瘕聚。

督脉　起于溺孔，即前阴，绕臀贯脊，历命门穴，在十四椎至大椎，即百劳穴，在第一椎，循风府，在发下一寸，上头至脑户，在百会穴后四寸半，百会穴在前发上五寸，下鼻，至人中之水沟穴。其病脊强反折。

冲脉　起于气街，即气冲，阳明经穴，在毛际两旁，并足少阴经，挟脐上行，至胸中而散，亦并足少阴，下至足，上至头，前至腹，后至背。内自溪谷，外自肌肉，阴阳表里无所不涉，为十二经之海，曰血海。阳明为水谷之海，多血多气，主润宗筋。冲脉为精血之海，主渗灌溪谷。凡病逆气里急，则知血海不调，有余重滞，不舒不足，索然不广。

六淫分上

中风病论

中风必有暴仆暴喑、蒙昧喝邪、瘫痪、不省人事、语言蹇涩诸候，无此非中风也。古人治法止有小续命一汤，中用附子，以其性壮，有斩关夺将之功能，升麻①、麻黄、桂枝、防风、杏仁开发腠理，驱邪表邪，引人参、甘草行十一经②，追复失散之元阳，引当归、川芎入血分，滋养亏损之真阴。加防己去湿淫，石膏降胃火，黄芩清肺金。看所见症与时月寒温为加减，其病自退。

至刘河间出，则曰：中风者，非肝木之风内动，亦非外中于风，由将息失宜，内火暴甚，水枯莫制，心神昏昧，筋骨不用，卒倒无所知。此河间主火之说，但不用六味丸而用地黄饮子辛热之味，亦未是。

李东垣则曰：中风者，气虚而风邪中之。病在四旬以后，壮盛希有，肥白气虚则间有。亦非寻常药饵能疗，必用三生饮，生南星一两，生川乌五钱，生附子五钱，生姜制毒，行经络，治寒痰最捷。再用人参一两助真气，木香二钱调之。即不治危症，亦有得生者。

丹溪则曰：西北气寒，有中风，东南气温，非真中风，皆气血先虚，湿土生痰，痰生热，热生风也。治法，病在左，四物加姜汁、竹沥。病在右，四君子加姜汁、竹沥。左右俱病，八物加南星、半夏、姜汁、竹沥。

据三子主火、主气、主湿痰之说，反以风为虚象。若以三子为是，则三子未出，固有从昔人而治愈者。若以昔人为是，则三子既出，亦有从三子而治愈者。王安道则谓昔人、三子之论皆不可偏废，而以昔人所云为真中风，以三子所云为类中风。虞天民则谓真中、类中之说亦未全是，四方病此者，尽因气湿痰火挟风而作，何尝见有真中、类中之分。盖百病皆有因有证，古人类中风，言其证也。三子论中风，言其因也。知此，则知真中风原因

---

① 升麻：前疑脱"引"字。
② 十一经：诸本同，疑"十二经"之误。

气体虚弱、荣卫失调所致。若非体虚所致，则西北风寒大盛，宜中风者比比皆是矣。其因火、因气、因湿者亦未必无外邪侵侮，若无外邪，则火气湿各自为他症，岂有喎僻瘫痪、暴仆暴喑之候。治者，外感重，先祛外邪，小续命汤可用。内伤重，先补中气，六味、八味、四君子、四物酌用。此天民得中妙论，独未曾说明类症。

类症有八，其因火、因湿、因气，止可用兼，不可云类。大要初中风先用乌药顺气散，枳壳二两，炙草、白芷、桔梗各一两，川芎、僵蚕、炮姜各五钱，麻黄、陈皮、乌药各一钱。久则用八味顺气散，四君子加乌药、青皮、橘红、白芷。此中风之大端也，而分经按症必一一详明，方可下手无误。

真中风类中风辨

中暑、中寒、中湿，痰厥、气厥、食厥、热厥、虚晕，皆卒倒不语，但中风必有喎邪搐搦，或偏枯之症为异。而诸症惟气厥尤近，但中风多痰，气厥无痰，中风身温，气厥身冷，阳气不能四达故也。而脉亦沉伏，不若中风之浮洪。

初中急救之法　凡中风卒倒，急以手大指掐人中，候醒即提起头发，以通关散一字吹鼻中。有嚏可治，否则肺气绝不治。通关散，石膏为君，藜芦、川芎、细辛、生甘、人参为末。如口不开，乌梅肉擦牙关。口开用吐法，轻者用瓜蒂、赤小豆，名瓜蒂散，或牙皂、枯白矾，名稀痰散。重者口闭，藜芦末加麝香灌入鼻内令吐。如是口不开，筋绝不治。苏合、牛黄等丹剂勿轻用，冰麝、牛黄、雄黄、琥珀、金珠等药引邪透骨，勿用。大约初时当顺气，日久当活血，祛风次之，兼扶正气。扶正气，健脾也。大忌破气，如青皮、枳实、厚朴、牵牛之类。

中腑中脏中经　脏腑有俞，俞在背，中风从俞入，有三中之分。

中腑　必痛，病在表，多着四肢。脉浮恶风，证同伤寒太阳，头疼身热脊强，阳明目痛鼻干，少阳耳聋胁痛，呕，口苦。凡此俱宜小续命汤通经发散，随症加减。

中脏　无痛，病在里，多滞九窍。中肺鼻塞，中心不言，中脾唇缓失音，二便闭，中肝目眵，中肾耳聋。轻则导滞丸，大黄、枳实、神曲、泽泻、白术、茯苓、黄连、黄芩。重则三化汤，大黄、枳实、厚朴、羌活，通其壅滞，然后随症施治。

中经　病在半表半里，外无六经之症，内无二便之闭，但见口眼㖞斜，半身不遂，语言謇涩，惟当养血通气，大秦艽汤主之。八物去参兼二地，加秦艽、石膏、黄芩、细辛、防风、白芷、羌活、独活。至于顺时令，调阴阳，又勿胶柱鼓瑟。

闭　牙关紧闭，两手握固是也。用苏合香丸或三生饮开之。然必实系中脏之症，是闭非脱者方可。若中腑中经，即闭亦不宜用。谓牛麝等引邪入髓，如油入面故也。

脱　口开心绝，手撒脾绝，眼直视肝绝，遗尿肾绝，声鼾肺绝。更有吐沫肉脱，发直摇头上撺，面赤如妆，汗出如珠，皆是也。宜大剂理中汤灸脐下，可救十中之一。若误服苏合、牛黄等，如入井而下之石也。

不语　有口噤、舌强、语涩。口噤者，足阳明经挟口，风寒乘虚入其筋则挛，故牙关急而口噤。先用乌梅擦牙法，更用寸许甘草二段，涂麻油，炭火炙干，抉开牙关，令咬定，约人行十里许，又换一段咬定，然后以秦艽升麻汤灌之，秦艽、升麻、葛根、白芷、白芍、防风、炙草、桂枝、人参、葱白。舌强者心脾受风，肾脉挟舌本，虚火上炎亦有之。审系心脾，用清火导痰祛风之药。审系肾火，或壮水之主，或益火之源。外用龟尿少许点舌神效。置龟新荷叶上，以猪鬃戳其鼻立出。语涩为声不清，有舌纵，有舌麻，皆以火治之，节斋谓诸不语皆火与痰塞肺络是也。语涩汤，乌药、僵蚕、胆星、黄芩、黄连、枳壳、防风、竹沥、姜汁。

半身不遂　人有四肢，犹木有枝干，有枝干必有根蒂。人患半身不遂，迁延不死者，犹木之根蒂未甚枯，一边枝干先萎耳。人有壮盛而忽仆毙者，犹木之根蒂先绝，枝叶虽荣，枯杨生华之象，何可久也。何谓根蒂？真火为阳气之根，真水为阴气之根，肾间之动气是也。阳虚，大剂参附峻补其阳，阴虚，六味丸或十全大补填实真阴，痰不治而自去。仲景谓气虚痰泛，以肾气丸补而逐之是也。旧分左为瘫，属血虚①与死血，右为痪，属气与痰。夫血属左，右无血乎？王节斋均主血虚兼痰火湿热治，极是，不用风药尤高。手足不随，是脾病太过耳，下虚则补。

口眼㖞斜　是胃之筋脉受病，用油包头一个烧灰，同麝五分，安蚬壳合水，布包②扎定即正。蛀竹屑、陈曲屑、蓖麻子、麝香共碎，蚬壳内照前法扎。

小便闭遗　勿药，热退自利。遗尿气虚，参芪加益智仁。

预防　人手足渐觉不遂，或臂股指节麻痹不仁，皆中风先兆。预防之法，宜节饮食，戒七情，远房欲，然后察其脉之虚实而治之。两尺虚弱，水衰六味丸，火衰八味丸。两寸虚弱，左衰四物汤，右衰四君子汤，左右俱衰，十全大补汤。若专用搜风清气豁痰，适所以招风取中也，不可不知。

中风备用诸方

一切中风　解表攻里行中道，治法尽矣。

脉　中风浮吉，滑兼痰气，其或沉滑，勿以风治。或浮或沉，而微而虚，扶元治痰，风未可疏。浮迟者吉，急疾者死。

---

① 虚：原作"阴"，据锦章书局本改。
② 布包：原为墨丁，据锦章书局本补。

中风之初恶风寒，拘急不仁，面见五色是中腑，易治

先以：

续命汤 麻黄一钱 人参 黄芩 白芍 甘草 川芎 杏仁 防己 官桂各一钱 防风一钱半 炮附五分

发之。[眉批]解表。中腑多着四肢，故多手足半身不遂，喘声如雷，然犹能目视口言，二便不闭，以此为别。**恍惚**，加茯神、远志。**惊热**，加犀角五分。骨痛有热，去附子，倍白芍。骨冷疼，倍肉桂、附子。小便涩，去附子，倍白芍，加竹沥。下利，去防己、黄芩，加附子、白术各一钱。若热利，去附子。脚软，加牛膝、石斛各一钱。浑身疼，加秦艽一钱。腰疼，加桃仁、杜仲各五分。失音，加杏仁一钱。狂妄，加麻黄三钱，人参、桂、术各二钱，去附子、防风，加当归一钱。自汗，去麻黄、杏仁，加白术一钱。春更加麻黄一钱，夏加黄芩七分，秋加当归四钱，冬加附子五分。

如兼中脏，则大便多涩

三化汤 更服厚朴、大黄、枳实、羌活等分，微利即止。[眉批]攻里。老弱则以：

滋润汤 当归 生地 枳壳 厚朴 槟榔 大黄 火麻 杏仁各一钱 羌活七分 红花一钱三分

代之。

若表里既定，别无变端

当服愈风汤行中道。

羌活 炙草 防风 蔓荆子 防己 黄芪 川芎 独活 细辛 枳壳 麻黄 地骨 人参 知母 菊花 白芷 薄荷 枸杞 当归 杜仲 秦艽 柴胡 厚朴 半夏 前胡 熟地各四分 茯苓 黄芩各六分 生地 苍术 石膏 白芍各八分 官桂二分

久阴，加生姜三片。春加半夏、人参、柴胡各四分，木通八分。夏加石膏、黄芩、知母各四分。季夏加防己、白术、茯苓各

四分。秋加厚朴四分，藿香、桂各二分。冬加附子、官桂各二分，当归四分。久服大病既去，纵有小邪，只以此汤加减治之，自全愈。

如中风外无表症，内无便塞，止手足不能动，舌强难言此血弱不养筋

秦艽汤 秦艽 石膏各一钱 甘草 川芎 当归 白芍 羌活各六分 独活 防风 黄芩 白术 白芷 茯苓 生地 熟地各六分 细辛二分半

天阴加生姜三片，如痞满加枳实四分，春夏加知母五分，秋冬不加减。

如唇吻不收，舌失音，鼻无闻，耳塞目昧，二便秘是中脏
多难愈。

如中风面目青，左肋痛，筋急目动，头眩此中肝胆，脉左关浮弦

犀角散 犀角一钱 石膏一钱 羌活 羚羊角各七分五厘 人参 菊花 独活各五分 黄芪 川芎 白术 黄芩 天麻 枳壳 当归 枣仁 防风 白芷各五分 炙草二分半 姜五片

如面赤汗多，恶风，心神乱，语艰舌强，口干怔悸此中心小肠，左寸脉浮

牛黄散 牛黄 麝香 犀角 羚角 龙齿 防风 天麻 独活 人参 沙参 茯神 升麻 炙草 鲜皮 远志 竺黄各二钱半 冰片一钱 朱砂 铁粉 麦冬各五钱

为末，麦冬汤下二钱。

如面唇黄汗多，口㖞语涩，身重好卧，肌不仁，肉动，腹胀不食，右关脉浮缓或浮大此中脾胃

防风散 防风 麻黄 人参 川芎 炮附 桂心 黄芪 赤苓 枣仁 白术 独活 桑白 羚羊角各七分半 炙草五分 姜五片
眼下及手足青黑者不治。

如鼻涕，喘，短气自汗，声嘶，四肢痿弱此中肺大肠，右寸脉浮涩短

五味汤 五味子 杏仁 桂心 防风 炙草 赤芍 川芎各一

钱　川椒二分半

若鼻两边色黄，难治。掇空指地，拈衣摸床，数日必死。

如面黑，腰脊背小腹痛，不能俯仰，耳鸣骨疼，足痿多恐此中肾膀胱，左尺浮滑

独活散　独活　炮附　当归　天麻　桂心各一钱　川芎　菊花　枳壳　山萸　黄芪　丹参　牛膝　炙草　细辛　菖蒲　白术各五分　草薢四分　姜五片

中风口眼㖞邪

改容膏　蓖麻子一两　冰片三分

共捣为膏。寒月加干姜、附子各一钱。㖞在左以此涂右，在右以此涂左，一日即正。

中风口眼邪，颊紧，胃火盛，无汗，小便数

清阳汤　黄芪　归身　升麻各二钱　干葛一钱半　炙草　红花　酒柏　桂枝各一钱　生甘草五分　苏木五分

酒煎，食前热服，服后用热物熨摩紧急处，即愈。

口眼邪，拘急，恶风寒

秦艽升麻汤　升麻　干葛　炙甘草　白芍　人参各一钱　秦艽　白芷　防风　桂枝各六分

葱白煎服取汗。

半身不遂，口眼㖞斜

先服此：

顺风匀气散　白术二钱　人参五分　天麻五分　沉香　白芷　紫苏　木瓜　青皮　炙草各三分　乌药一钱半

姜煎服。继服：

虎胫酒　石斛　石楠叶　防风　虎胫酥炙　当归　杜仲　茵芋叶　川牛膝　川芎　狗脊去毛　续断　巴戟各五钱

渍酒，每饮一盏。诸风摩拳皆效。

痰多，舌强难言

涤痰汤 南星 半夏各二钱五分 枳实 茯苓各二钱 橘红一钱半 石菖蒲 人参各一钱 竹茹七分 甘草五分

姜煎服。

手足不遂，麻木

愈风丹 天麻 牛膝 萆薢 玄参各一两 杜仲一两一钱六分 羌活二两三钱三分 当归 生地 熟地各二两四钱 独活八钱 肉桂五钱

蜜为丸。

怀妊中风，口噤，语言不出

白术酒 白术五钱 独活二钱半 黑豆二钱

酒煎温服。口噤则抉开灌之，得汗即愈。

产后中风，口噤，不知人事

白术四两，水煎，一服大效。

中风，十指面目俱麻气虚也

补中益气汤加木香、香附、羌活、防风、乌药。

半身不遂

右属气虚：

四君子汤加 人参三钱 白术一钱 茯苓二钱 炙甘草五分 竹沥半盏 姜汁五茶匙

左属瘀血：

四物汤加 当归 川芎 白芍 熟地 桃仁 红花各一钱 竹沥半盏 姜汁五茶匙

中风在左半身

生地 熟地各八分 茯苓 白术 南星各一钱 半夏 川芎 天麻各一钱 白芍二钱 陈皮 枣仁各八分 牛膝 酒芩各八分 桃

仁　防风　羌活　薄桂各六分　红花　炙草各四分　酒柏三分

手不遂倍芩、桂，足不遂倍柏、膝。

中风在右半身

陈皮　半夏　茯苓　赤芍　苍术　乌药　枳壳　当归　羌活
酒连　酒芩各一钱　白芷九分　人参八分　川芎　防风　桔梗各八分
白术一钱二分　甘草五分

身痛加姜黄，脚痛加牛膝、防己、灵仙。

病人骨节疼，缓弱无力，预防中风

豨莶丸　豨莶草晒，用好酒层层匀洒蒸之，复晒九次，为末，炼蜜丸，梧子大。空心服五十丸，酒下。

伤寒伤风

冬月正伤寒，头痛如破，身热如火，脊强无汗

发表汤　麻黄　桂枝　甘草　杏仁　升麻　川芎　防风　白芷　羌活

姜葱水煎服。如有汗是伤风：

实表汤　桂枝　赤芍　甘草　防风　川芎　羌活　白术

汗不止，加黄芪。

三时暴寒感冒，发热无汗

羌活汤　羌活一钱半　苍术一钱半　防风　黄芩　川芎　白芷
甘草各一钱　生地二钱　细辛　五加皮　苏叶

有汗者，去苍术加白术。汗不止，加黄芪。再不止，加：

小柴胡汤　黄芩二钱　柴胡三钱　半夏一钱　甘草八分

加桂枝，白芍各一钱，神效。

又方，初伤寒发散

伤寒单方　生姜一两　葱白十茎

酒二盅，煎一盅，热服，被盖取汗，周身即解，勿令太过。

忌荤七日。春秋依此方，夏月减半，冬月倍加，再加黑豆一合。

伤风无汗

伤风单方 苏叶三钱 油核桃五个 姜三片 葱白二根

热服，取微汗。夏月去葱不用。

感冒，发热恶寒

芎芷香苏散 川芎 白芷 香附 苏叶 陈皮 甘草 枳壳

感冒寒热，鼻塞咳嗽

参苏饮 苏叶 桔梗 枳壳 陈皮 白茯苓 干葛 前胡
半夏 木香 甘草 柴胡 人参

内热生风，绝类外感

防风通圣散减 防风 川芎 当归 连翘 赤芍药 薄荷
桔梗 黄芩各八分 山栀 荆芥各三分 石膏六分 滑石六分 紫苏
五分

壮盛加大黄。

暑月伤风寒

二香散 香薷二钱 扁豆 厚朴各五分 紫苏一钱 陈皮一钱
香附二钱 苍术一钱 甘草五分 木瓜一钱

姜煎服。

破伤风

破伤风初传在表脉浮弦

羌活防风汤 羌活 防风 川芎 藁本各一钱 当归 白芍各
一钱 地榆 细辛各五分

热服。热甚加芩连，便秘加大黄，自汗加防风、白术。或用：
防风汤 防风 羌活 独活 川芎等分

调下。又：

蜈蚣散　蜈蚣一对　鱼鳔炒，五钱　左蟠龙①炒烟尽为度，五钱

共为末。

脏腑秘，小便赤

先服：

芎黄汤　川芎五钱　黄芩三钱　甘草一钱

服二服。后用：

大芎黄汤　川芎一钱　生大黄二钱　黄芩二钱　羌活二钱

利之。

惊搐便秘是病在里

江鳔丸　野鸽粪五分，炒　江鳔烧灰存性，五分　僵蚕糯米炒，五分　明雄②一钱　蜈蚣二条　天麻一钱

共为末，分作二分，将一分蒸饭为丸，梧子大，朱砂为衣。将一分加巴霜二分五厘，饭丸梧子大。每用朱砂药二十丸，巴霜药一丸合服之。二服加二丸，至利便为度。后再单服朱砂药，以病愈即止。

破伤风牙紧角张

玉真散　南星　防风　白芷　天麻　羌活　白附

每热酒服下二钱，重者童便调下三钱。昏死心温者，连服二服即苏。

此病因皮肉破，风邪乘虚客袭，又诸疮不合口，风邪亦能内袭。或用汤淋洗，或着艾焚灸，汤火毒气亦与风邪无异。此症因血受病，能传播经络，烧烁真气，最是恶症。若见头目青黑，额上汗珠不流，眼小目瞪，身汗如油，皆不治。治法亦如伤寒汗下和三法。若风热怫郁在表，筋脉拘急，恶寒脉浮，宜辛热治风之

---

① 左蟠龙：即左盘龙，鸽粪。可疗破伤风及诸疮。

② 明雄：即雄黄。

药开冲结滞。若里热甚，舌强口噤，项背反张，搐搦唾黏，胸塞便闭，脉洪数，宜除风散结。若传至三阴，腹满自利，口咽燥干，舌卷卵缩，皆无生理。搜风散结饮：羌活、独活、防风、蝉蜕、秦艽、白芷、川芎、当归、红花、乳香、没药、甘草。便闭加大黄。初肿时，用杏仁罗白面，水和如膏，敷患处。

疠风

此病热毒风寒所致，病在胃与大肠二经，为脾肺之腑。脾主肌肉，肺主皮毛，内受湿热，气浊血虚，外感酷烈暴悍之气，内外皆毒恶凝滞。初起白屑云头，紫黑疙瘩，麻木不仁，久至四肢拳挛，肌肉腐败，热毒盛，故面上起油光。热反生虫，传历脏腑。虫食肝眉落，食肺鼻崩，食脾声哑，食心足底穿，膝虚肿，食肾耳鸣啾啾，耳弦生疮，或痒痛如针刺，食身皮痒如虫行。

治者先分上下。气受病，上体先见或多。血受病，下体先见或多。上下皆然，气血两病。最急者，勿犯禁忌，别居静室，断酒戒色，耐气宽心，一切发风动气、荤腥盐酱、椒醋煎炙，及大寒大热等物皆勿用。止食淡饭白粥，白煮时菜而已。愈后亦须守禁久久，不则再发不救。

轻者内服去热祛风杀虫之药，外用芭蕉根搽，除巅顶心口愈后擦。重者先汗后下，后用补气泻荣法。其乌梢蛇、菜花蛇等，能搜骨髓之毒，不可早食，早则引毒入髓，反致不救。万不可太燥，血枯则死。

先用大黄、皂角刺等分，酒糊丸，服三两，然后制十九味良方，服二十七贴收功。归尾酒洗，四两，何首乌酒拌蒸，二两，白芍酒炒，二两，牛膝酒洗，二两，白芷半生半酒炒，二两，川芎、羌活、独活、防风、荆芥、防己，大黄半生半熟，黄柏半生半酒炒，苦参米泔浸炒，黄芩半生半酒炒，各二两，黄连酒炒，连翘各二两，生甘草、炙甘草各一两，桔梗二两，制好听用。

初服　大黄　黄芩　羌活　桔梗上　防己　牛膝　白芷　独活　当归中　连翘　荆芥　甘草下

水煎服，后随量饮酒，资助药力，后悉如此。

二服　大黄　荆芥　羌活　桔梗　防风上　防己　牛膝　白芷　独活　黄芩　当归中　甘草下

三至八　熟大黄　羌活　桔梗　防风　荆芥上　防己　牛膝　白芷　独活　黄芩　当归　黄连中　甘草下

九至十四　羌活　防风　独活　荆芥上　生黄芩　熟大黄　白芷　牛膝　桔梗　当归　川芎中　甘草下

十五至十八　荆芥　黄柏　苦参上　羌活　独活　桔梗　白芷　黄芩　连翘　川芎　白芍　黄连中　甘草下

十九至廿二　羌活　黄柏　连翘　苦参　防风　荆芥上　熟大黄　生黄芩　牛膝　当归　黄连　独活中　甘草下

廿三至廿四　羌活　白芍　苦参　防己　荆芥　桔梗上　大黄熟　牛膝　白芷　连翘　当归　独活　防风中　甘草下

廿五至廿七　防风　独活　桔梗　防己上　苦参　白芍　当归　白芷　牛膝　荆芥　防风中　甘草下

外浓煎萍汤浸①半日，候汤如油即安。

治一切疬风并大麻疯

神效松脂散　黄香十二两，研细末，用水十碗，入铜锅内煮一时辰，离火候温，即下手在水内，将香揸②拔数次，冷定取出，再研再煮，如此九次，其香即酥，磁器收贮，不可泄气。每用一服三钱，空心滚黄酒调下，服后其毒从大小二便而出。预先令人

---

① 浸：原作"侵"，据锦章书局本改。
② 揸（zhā扎）：把，取。

在空野之地挖一深坑，如病者毒行，解在坑内，俟毒行尽，用土盖之，恐毒气染人。毒行之后，需用淡饭静心养之，不可用厚味动火发疾，并忌生冷腥荤①诸般发物，大忌房事。如犯之，断不可救矣。

痛风

痛风即痛痹，走痛于四肢，骨节如虎咬之状，故又名白虎历节风。其源起于饮食起居失节，七情劳役失宜。脾胃亏损，血虚受热，热血沸腾之时，或风寒侵入，或涉水受湿，血热得寒，污浊凝滞不得运行，以故作痛。夜则痛甚，知是血症。然瘦人是血虚与热，脉必涩。肥人多湿痰流注经络，脉必滑，肢节必沉重。治法，痛而不敢按者，病气、元气俱实，手按而痛缓者，病气、元气俱虚，药如羌活、川芎、茜根、虎骨、川椒、威灵仙、没药、木通，虚实皆宜。

是虚症必以固元气为主，审是劳役作痛，气虚也，四君子加前药。饮食失宜作痛，脾胃虚也，补中益气加前药。恼怒作痛，肝血耗损，火动风生也，加味逍遥合钩藤加前药。又有脾郁作痛，加味归脾汤加前药。血虚作痛，四物汤加前药。气血两虚，八珍汤加前药。此合补治虚之法。若实痛，则先治痛，后用补。风痛脉浮紧，小续命汤。骨节痛，僵蚕、穿山甲、五灵脂合前药。走注痛，当归、牛膝、桂合前药。湿痰，苍术、南星、半夏合前药。痛在上，必用薄桂、威灵仙、桑枝。痛在下，非乌附不能引经。如关节痛，遇阴寒即发，作湿郁治，苍术、香附、羌活、木通、桂枝、枳壳皆宜。

大概此症虽曰痛风，不宜纯作风治，风药燥血，终不能愈。

---

① 荤：原作"晕"，据锦章书局本改。

宜以通利血脉为主，切要忌肉、鱼腥、酱、醋、面，皆宜断去。

痛风备用诸方

浑身筋骨痛

立效散 当归五钱　生地三钱　茯苓二钱　木通三钱　故纸盐炒，三钱　枸杞四钱　鹿茸炙，五钱

为末，作四服，酒调下立愈。

身痛，觉骨节冷是寒

甘草附子汤 甘草　白术各二钱半　桂枝五钱　炮附二钱　秦艽二钱

身痛，觉骨节热是湿热

当归拈痛汤 羌活　甘草　酒芩　茵陈各二钱五分　人参　苦参　升麻　干葛　苍术　归身各一钱　泽泻　猪苓各一钱半　防风知母各一钱五分　白术七分

身痛，觉气力弱甚是内伤劳倦，兼感风湿

补中益气汤 黄芪一钱　人参　白术　归身　炙草各八分　陈皮五分　升麻　柴胡各三分　羌活　防风　藁本　苍术各四分

四肢倦怠，走注身痛，阴室中汗出懒语是风湿，阳气不升

麻黄复煎汤 麻黄二钱，先煎去沫方入　黄芪二钱　白术　人参柴胡　防风　生地各五分　羌活　黄柏各一钱　甘草三分　杏仁三个

不可饱，临卧服。

身拘急是寒

小续命汤 麻黄　人参　黄芩　白芍　炙草　川芎各一钱　杏仁　防己　官桂各一钱　防风一钱半

骨节痛，肉色不变，昼静夜甚，痛彻骨湿寒风通用

虎犀汤 虎骨二钱　犀屑　沉香　青木香　当归　赤芍　牛膝羌活　秦艽各一钱　骨碎　桃仁各一钱　甘草五分　榭叶两个　麝香

少许

又方：

麝香丸　川乌大八角者，三个　生全蝎二十一个　生黑豆二十一粒 生地龙五钱　麝香一分　二厘

糯米糊丸，服七丸，酒下，出冷汗即愈。

走注疼痛，行而不定是风

防风汤　防风　当归　赤苓　杏仁各一钱　黄芩　秦艽　干葛 各二钱　羌活八分　桂枝　甘草各五分

姜酒煎。

疼痛苦楚不在骨节是寒

五积散　照臂痛方去姜黄，加炮附、五积散。

手足流注痛，麻木

当归拈痛汤。

筋骨痛，不能起床

立效方　当归一钱三分　生地八分　木通八分　故纸八分　枸杞 一钱　鹿茸一钱二分　茯苓五分

为末，酒调下。

体常如风吹，瘦弱汗出，卧则不时动摇是血痹

当归汤　当归二钱　赤芍药一钱五分　独活　防风　赤苓　黄 芩　秦艽各一钱　杏仁八分　甘草六分　桂心三分

姜煎服。

身体烦疼，背项拘急，或脚腿沉重，手足麻木是周痹

蠲痹汤　当归　赤芍　黄芪　姜黄　羌活各一钱半　甘草五分

姜枣煎。

肢节沉重，疼痛无力

温经除湿汤　羌活　独活　黄柏　麻黄　当归各三分　柴胡

黄芪　黄连　木香　草蔻　神曲各二分　人参　炙草　猪苓　泽泻
白术各一钱　陈皮　苍术各二钱　白芍三钱　升麻五分

热服。

手足麻木，臂痛多睡，忍尿不便，膝冷是支饮痹

茯苓汤　半夏　赤苓各二钱　橘红二钱　桔壳①　桔梗　炙草各
一钱

骨重不可举，或兼痛善胀是骨痹

五痹汤　人参　茯苓各一钱　当归　白芍　川芎各二钱　五味
十五个　白术一钱　细辛七分　甘草五分

或加独活、官桂、杜仲、牛膝、黄芪、萆薢各一钱。

皮肤无所知觉，气奔喘满是皮痹

五痹汤加　照五痹汤原方，当归、川芎、白芍各减半，加半
夏、紫菀、杏仁、麻黄。

身体倦怠，发喘呕吐是脾痹

五痹汤加　照五痹汤原方，当归、川芎、白芍各减半，白术
倍，加厚朴、枳实、砂仁、神曲。

肌热，体上如鼠走，唇口坏，皮肤色变是热痹

石楠散　石楠叶　山药　葳蕤　天雄炮去皮脐　升麻　甘草各
五分　黄芪　桃花　菊花未开者　石膏一钱　珍珠二分五厘　山萸一
钱半　朱砂二分半

为末，每二钱酒服。

筋骨不能屈伸

舒筋丸　海桐　没药　血竭　木香各二钱　肉桂二钱半　牛膝
虎骨　防风　木瓜　天麻各二钱半　乳香三钱　甜瓜仁五钱　沉香

---

① 桔壳：即枳壳。

楮实各一钱五分　自然铜　当归各一钱

炼蜜丸，弹子大，每一丸，先饮酒半盏，以酒下药，忌热物。

一切走注疼痛

如意通圣散　当归　陈皮　麻黄　炙草　川芎　米壳去项膜
丁香等分，炒黄色

每五钱水煎。腰脚走注痛，加虎骨、乳香、没药。心痛，加
乳香、良姜。赤眼，加胆草、黄连。

肢节走注疼痛

小乌犀丸　犀角　全蝎　僵蚕　地龙　朱砂　天麻　川芎
防风　甘菊　蔓荆各五钱　炮姜　麝香　牛黄各二钱半　虎胫　败
龟　白花蛇　南星　肉桂　炮附　海桐各二钱半　木香三钱半　人
参三钱半　当归三钱半

蜜丸酒下。

走注疼，兼手足麻

没药丸　没药　五加皮　山药　桂心　骨碎去毛　防风　羌活
白附　白芷　苍耳　自然铜醋淬，各二钱半　血竭一钱二分　虎胫败
龟各五钱，俱醋炙酒煮

曲糊丸，日二服，每三十丸空心温酒下。

腰膝走注痛

一粒金丹　草乌　五灵脂各五钱　地龙去土炒　木鳖各二钱五分
白胶香五钱　好墨煅　乳香各二分半　没药　当归各五钱　麝香五分

糯米糊丸，梧子大。每服三丸，酒下。遍身微汗取效。

贴走注痛

神效膏　牛皮胶一两，水镕成膏　云苔子　安息香　川椒各五钱
生附子五钱

为末，入胶和膏，随痛处摊贴。又方：

熨方　芫花　桑白　川椒各二两　桂心一两　柳蛀屑五钱　麦麸一升

用醋拌炒热，以青布裹熨痛处，冷即入醋再炒。

腰背痛，遍身麻木

活血应痛丸　狗脊六两　苍术十两　香附十二两　陈皮九两　没药一两二钱　草乌炮，二两五钱　五灵仙三两

酒面糊丸，梧子大，每服十五丸，酒下。

历节肿痛

犀角汤　犀角二钱　羚角一钱　前胡　黄芩　栀仁　射干　大黄　升麻各四分　淡豉一合

水煎。再服：

茵芋丸　茵芋　朱砂各一钱　苡仁一钱　牵牛一钱半　郁李五分

蜜丸，轻粉滚为衣，梧桐子大，每服十五丸，以利为度。

疯犬伤方

救生散　斑蝥七个，去头足翅　杭粉一钱，同研

空心温酒调服，一时许，小便行，出血片白脂。如便痛，煎甘草汤饮之自利。如毒未尽，次早再一服，小便清白，方为毒尽。外敷：

追风如圣散　细辛　防风　川乌　草乌　薄荷　川芎　白芷　苍术各一两　雄黄四钱

温酒调敷伤处，以纸盖扎，早晚二次。又方：

木鳖子二个，用泥沙炒黄　雄黄五分

各为末，和匀。每服一半温酒调，临卧时服，永不再发。〔眉批〕又秘方。

瘟疫病论

瘟疫非伤寒也，世医误以为伤寒矣。伤寒感天地之常气，此

感天地之厉气也。邪自口鼻入，内不客脏腑，外不客经，舍于伏脊之内，去表不远，附近于胃，乃表里分界，是为半表半里，《针经》所谓横连膜原是也。凡邪在经为表，在胃为里。今邪在膜原，正当经胃交关之所。病之始发，凛凛恶寒，甚则肢逆，阳热郁极而通则厥回。而中外皆热，始而恶寒，既而发热，非若伤寒发热而兼恶寒也。

瘟初起

先憎寒，后发热，头痛身疼，脉洪而数。其脉不浮不沉，盖以邪在膜原故也。不可认为伤寒表症发汗。邪不在经，汗之徒伤。又不可下，邪不在里，下之无益。宜达原饮疏之。

达原饮　槟榔二钱　厚朴一钱　草果五分　知母一钱　芍药　黄芩各一钱　甘草五分

午后温服。上槟榔、厚朴、草果三味消滞破结，协力并逐，使邪气速离膜原，后四味为滋液和血、清燥和中之用。其邪气游溢诸经不同。本方加减法：

肋痛耳聋寒热，呕而口苦　邪溢于少阳也，加柴胡一钱。

腰背项痛　邪溢于太阳也，加羌活一钱。

目痛，眉棱骨痛，眼眶痛　鼻干不眠，邪溢于阳明也，加干葛一钱。

若不见三阳经症　不必加药，止照本方。

表病①

服此药其邪不传里者，一二剂自解。其症候头痛身疼，发热而复凛凛，但内无胸满腹胀等症，谷食不绝，不烦不渴，此邪气外传，由肌表出，或自发斑消，或从出汗解。斑有斑疹、桃花斑、紫云斑，汗有自汗、盗汗、狂汗之异。此病气使然，不必较论，

---

① 表病：原为眉批，为便于阅读，做标题处理。本节以下标题同此。

但求得斑得汗为愈疾耳。此邪自外传，顺症也，勿药亦能自愈。

其有汗出不彻而热不退者，宜白虎汤。

白虎汤　石膏一两　知母五钱　甘草五钱　炒米一撮

服此药辛凉解散，或战汗，或自汗而解。盖前服达原饮，毒结渐开，邪气已离膜原，尚未出表。然内外之气已通，故多汗，脉长洪而数，故宜白虎辛凉散之也。

其有斑出不透而热不退者，宜举斑汤。

举斑汤　白芍　当归各一钱　升麻五分　白芷　柴胡各七分　穿山甲二钱，炙黄

水姜煎服。

其有斑汗并行而热不除者，宜白虎汤合举斑汤。

再表病

斑汗既愈，一二日或四五日后依前发热，无胸满腹胀等症，脉洪而数，此膜原有隐伏之邪发未尽也。勿药，一二日间当仍自汗自斑而愈。未愈者仍如前法治之，然亦少有。至于再愈三发者，更少有也。

里病

若服达原饮而无汗无斑，外亦无头疼身痛，惟胸膈痞满，此邪传里也。有欲吐不吐者，有得少吐不快者，邪传里之上也，宜瓜蒂散吐之。

瓜蒂散　甜瓜蒂一钱　赤小豆二钱，研　生栀仁二钱

用水二盅，煎至一盅，后入赤豆，煎至八分，先服四分，一时后不吐再服，尽吐之。如未尽，烦满尚存者，再煎服。如无瓜蒂，以淡豆豉二钱代之。此病饮食不能，胸膈烦而腹不满，吐之则邪减，邪尽病自已。

有心腹胀满，不呕不吐，或燥结便闭，或热结膀胱，或胁热下利，或大肠胶闭，此邪传里之中下也。宜承气汤下之。

大承气汤　大黄五钱　厚朴一钱　枳实一钱　芒硝二钱

小承气汤　若但上焦痞满，无便结等病，去芒硝，即小承气汤也。然虽无结粪，而大便黏腻极臭者亦加之。

调胃承气汤　若不痞满，止便结者，去厚朴、枳实，芒硝用二钱五分，加甘草一钱，即调胃承气汤也。服此导去其邪，邪减病自减，邪尽病自已。

有胸膈满闷，心腹胀满，下部热结胶黏者，此上中下皆病也。不可吐，吐之为逆，但用承气汤导之，则上邪顺流而下，呕吐立止，胀满渐除。

再里病

其有吐后下后既愈，二三日或四五日依前复发者。在上者仍用吐药，在下者仍用下药。此为再里之证，常事也。甚有三发者，亦少有。

表里分病

若服达原饮后，或病失治而三阳症悉具，里症亦具，又舌根先白胎，至此时根黄至中央，此表里分传也。其症外则身热头痛身疼，腰背项痛，眉棱痛，口苦耳聋鼻干，内则胸膈心腹满闷，下部热结。此瘟病常事也，断不可强求其汗。宜用承气汤先通其里，里邪去则气通，乘势尽发于肌表矣。

若表里症悉去而热仍不退，此膜原之邪未尽也。宜三消饮。

三消饮　槟榔　草果　厚朴　白芍　甘草　知母　黄芩　大黄　干葛　羌活　柴胡

姜枣煎服，调之可愈。

服药既愈，三两日复发者，仍用三消饮复下复汗，如前而愈。此亦常事也，至有三发者，亦少有。

表胜里病

若表邪多里症少，当治表兼治里，三消饮大黄少用。

里胜表病

若里症多表症少，但治里，或吐或下，表病自愈。

先表后里病

若始病但发热，头痛身痛，口苦鼻干，而内无里症，止宜达原饮加减法。若不见三经病，止于发热，不用加法。继而脉洪大数，自汗而渴，邪离膜原，未能出表也。宜白虎汤辛凉解散，邪从汗解，脉静身凉而愈。愈后数日，依前发热，仍宜达原饮，至后反加胸满腹胀不思食，烦渴，舌上胎刺等症，此由表传里也，达原饮加大黄微利之。久而不去，在上者用吐方，在下者用承气下方。

先里后表病

若始则发热，渐加里病，既用承气等汤下之，而里病除矣。数日内复发热，反加头痛身疼，此由里出表也，脉浮者宜白虎汤。下后热减，不甚热，虽无头痛身疼，而三四日后精神不慧，脉浮者，亦宜白虎汤汗之。若服白虎汤不得汗者，因精液枯竭也。加人参，覆卧则汗解。

愈后病

若大下后大汗后，表里症悉去矣，继而一身尽痛，身如被杖，甚则不可转侧，周身骨寒而痛，非表症也，当自愈。

瘟病备用诸方

天行大头发热，头项肿或喉痹肿痛

芩连消毒汤 柴胡　甘草　桔梗　川芎　黄芩　荆芥　黄连　防风　羌活　枳壳　连翘　射干　白芷

上方先入大黄，利去一二次后去之，加人参、当归、牛蒡，姜煎服。

时行风瘟寒热，身头痛，咳嗽

神术散 藁本　羌活　甘草　白芷　细辛　苍术　川芎

姜葱煎。

感冒声哑是浪子瘟

败毒散　羌活　独活　前胡　柴胡　枳壳　茯苓　川芎　干葛　甘草　桔梗

一乡人皆感冒咳嗽亦是瘟

用败毒散。

一乡人多发热内热

逐瘟汤　黄连戊癸年倍　黄芩乙庚年倍　黄柏丙辛年倍　甘草甲己年倍　山栀丁壬年倍　香附　紫苏等分　大黄三倍

加朱砂、雄黄为丸亦可，汤则冷服。

岚瘴溪毒中人，病发则迷困燥狂或声哑此败血毒涎乘脾也

玄妙散　人参　枳壳　大黄　柴胡　黄芩　半夏　甘草

肿头伤寒

玄黄辟瘟丹　玄参　大黄　连翘　牛蒡各一钱　酒黄芩　酒黄连各二钱五分　羌活　荆芥　防风各五分　石膏　桔梗各一钱半　甘草一钱

食后作二十次频服。

虾蟆瘟类伤寒，身生浓泡疹子

防风通圣散　防风　当归　川芎　白芍　连翘　薄荷　麻黄各四分　石膏　桔梗　黄芩各八分　白术　栀子　荆芥各三分　滑石二钱半　大黄　芒硝各四分　甘草一钱

瘟疫杂病论

汗论

不得汗，虽被覆火灼亦无。邪初发，定在半表半里。至于传变，有出表者，有入里者，有表里分传者。凡见有表复有里之病，必先攻里，里邪去而后得汗。若里气壅滞，阳气不舒，四肢且厥，

安能气液蒸蒸以达表？此如水注，闭其后窍，则前窍不能涓滴。凡见表里分传之症，务宜承气，里气一通，不待发散，多有自能汗解。不然者，虽大剂麻黄汤连进，不惟一毫无汗，且加烦躁矣。

战汗　邪先表后里，忽得战汗，经气舒泄，当即脉静身凉，烦渴顿除。若应下失下，气消血耗，欲作战汗，但战而不汗者危，以中气亏蔽，但能陷降，不能升发也。次日当期复战，厥回汗出者生，厥不回汗不出者死，以正气脱，不胜邪也。战而厥回无汗者，真阳尚在，表气枯涸也，可使渐愈。战而不复，忽痉者必死。凡战不可扰动，但可温覆。扰动则战而中止，次日当期复战。

自汗　不因发散，自然汗出，邪欲去也。若身热大渴，脉长洪而数，宜白虎汤，得战汗方解。若下后得自汗，数日不止，热甚汗甚，热微汗微，此表有留邪，实病也。邪尽汗止。如不止者，柴胡汤佐之，表解，汗当自止。设有三阳经症，当照前用本经药加减法。若误认为表虚自汗，用实表止汗之剂则误矣。有里症时当盛暑，宜白虎汤。若面无神，唇刮白，表里无阳症，喜饮热畏冷，脉微忽自汗，为虚脱，夜发昼死，昼发夜死。急当峻补，补不及者死。大病愈后数日，每饮食及惊动即汗，此表里虚怯，宜人参养荣汤。

人参养荣汤　人参　麦冬　五味子　地黄　归身　白芍　知母　陈皮　甘草　黄芪倍加

盗汗　里症下后得盗汗者，表有微邪也。凡人目瞑，卫气行于阴。今内有伏热，两阳相抟，则腠理开而盗汗出。若伏热一尽，盗汗自止。如不止者，柴胡汤佐之。

柴胡汤　柴胡三钱　黄芩一钱　陈皮一钱　甘草一钱　生姜一钱大枣二个

煎服。

愈后脉静身凉，数日后反得盗汗及自汗，属表虚，宜黄芪汤。

黄芪汤　黄芪三钱　五味三钱　当归　白术各一钱　甘草五分

仍不止，加麻黄根一钱五分。如有热者，属实，不宜用此。

狂汗　邪将去而欲汗解，因其人禀素壮，阳气盛，不能顿开，忽然坐卧不安，发狂燥，少顷大汗而燥止，脉静身凉，霍然而愈。

发癍　邪留血分，里气壅闭，则伏邪不得外透而为癍。若下之，内壅一通，则卫气疏畅，或表为癍，则邪外解矣。若下后癍渐出，不可更大下。设有宜下症，少与承气汤缓缓下之。若复大下，中气不振，癍毒内陷则危，宜托里举癍汤。

托里举癍汤　白芍　当归各一钱　升麻五分　白芷　柴胡各七分　穿山甲炙黄，二钱

水姜煎服。如下后癍渐出，复大下，癍毒复隐，反加循衣摸床，撮空理线，脉渐微者危。本方加人参一钱，补不及者死。若未下而先发癍者，设有下症，少与承气汤，须从缓下。

热结旁流，久下利清水，夺液不得汗　疫症失下，或挟热下利，脉沉，久不下之，致津液枯竭。后虽下，里症去矣，脉虽浮，宜汗而不得汗，此为夺液无汗。然里邪既去，但得饮食少进，十数日后中气和平，当做战汗而解。

下论

舌胎　白胎，邪在膜原也。若变黄胎，邪入胃也，黄胎者宜下。黑胎，邪毒在胃，宜下，下后二三日黑皮自脱。有一种舌俱黑而无胎，此经气，非下症也，妊娠有此，阴症亦有此。不可不下，后里症去而舌尚黑，胎皮未脱，不可再下。若无下症，设见舌见离离黑色者危，急补之。舌芒刺，热伤津液，此疫毒最重者，急下之。若老人微疫无下症，舌上干燥生胎刺，用生脉散生津润燥，胎刺自去。舌裂日久失下，多有此症，急下裂自满。舌短、舌硬、舌卷，皆邪气盛，真气亏，急下之，舌自舒。白砂胎，白

胎干硬如砂皮，急下之。

唇　唇燥裂、唇焦色、唇口皮起、口臭、鼻孔如烟煤，胃热多有此症，当下。鼻孔煤黑，急下之。若唇皮起，仍用别症互较，慎下之，无遽也。

口渴　详有下症者下之，邪去而渴自减，若用生津止渴药无效也。如大汗，脉长洪而渴，未可下，宜白虎汤，汗更出而身凉渴止。

目赤咽干，气喷如火，小便赤黑作痛，小便臭，扬手踯足，脉沉数　皆内热也，当下之。

心下满，心下高起如块，心下痛，腹胀满，腹痛按之愈痛，心下胀痛　皆宜下，气通则已。

头胀痛　详有下症者下之。若初起头痛，别无下症，未可下。

小便闭　行大便则小便通，利水药无益也。

大便闭　下之无辞。若老人及素弱人用蜜胆导法。

大便胶黏　下之自愈。胁热下利宜下。

四逆，脉厥，体厥　此气闭也，宜下之。下后反见此症者为虚脱宜补。

发狂　胃实阳气盛，宜下之。

下后诸变症论

下后脉浮　既下矣，脉浮而微数，身微热，神思或不爽，此邪热浮于肌表。虽无汗，宜白虎汤汗解之。若大下数下，脉空浮而数，按之如无，白虎汤加人参，覆被则汗解。

下后脉浮而数，宜汗不得汗　或迁延五六日，脉症不改，终不得汗，或其素有亏虚也，亦或利久使然，用加人参白虎汤，得汗而解。

下后脉复沉　既下脉宜浮，是汗解兆也。今不汗而脉复沉，余邪复入胃也，宜更下之。

更下后脉再浮　仍当汗解，宜白虎汤。

下后病愈，数日复发热　此非关饮食劳役，勿归咎于病人也。此余邪匿而复发，必然之理，再少下之即愈，勿用大剂也。

下后身反加热　下后当身凉，今反加热，此结开而气通，郁阳伸越也。即如炉中伏火，拨开虽焰，不久自熄，此与下后脉反热义同。若无下症而妄下之过早者，其发热乃病势原当逐渐发热，非因误用承气更加发热也。日后邪气传胃，有下症者宜更下之。

下后脉反数　应下失下，口燥舌干而渴，身热反减，四肢时厥，欲得近火壅被，此阳气壅伏也。既下矣，厥回不冷，脉大而加数，舌亦不干渴，此里邪去，阳气暴伸也。宜柴胡清燥汤。

柴胡清燥汤　柴胡、黄芩、陈皮、甘草、花粉、知母，加葛根，随其性而升泄之。

下后数日，舌上复生胎刺　邪未尽也，再下之。苔刺未去，然已软，但热渴未除，更下之。胎刺既去，日后又热，仍宜下之。其中或缓或急，或轻剂或重剂，或兼用柴胡清燥汤、犀角地黄汤，至投承气汤，或宜多与，或宜少与，宜临症斟酌。

下后病全①愈，但腹中有块，按之痛，气时不利，常作蛙声　此邪气尽而宿结未除也。此不可攻，徒损无益，待胃气平复，自能润下。

下后腹满去，思食知味而热未除　脉近浮，此表尚有余邪也，当得汗解。如不汗，以柴胡清燥汤和之。复不得汗者，以渐而解也，勿苛求其汗

战汗后复下后，越数日，腹痛不止　欲作滞下也。勿论已见病未见病，宜芍药汤。

---

① 全：通"痊"。唐·韩愈《祭十二郎文》："孰谓少者殁而长者存，强者夭而病者全乎！"

芍药汤 白芍 当归各一钱 槟榔二钱 厚朴一钱 甘草七分

里急后重加大黄三钱，红积倍白芍，白倍槟榔。

下后自汗不止详自汗下。

下后盗汗详盗汗下。

下后癍渐出详发癍下。

下后癍出复下，癍反隐详发癍下。

下后或数下亡阴 瘟病有宜下者，不得已数下之，致两目涩，舌枯干，津不到咽，唇口燥裂。由其人素多火而阴亏，今重亡津液，宜清燥养荣汤。

清燥养荣汤 知母 花粉 归身 白芍 陈皮 地黄汁 甘草

灯心煎服。

如热渴未除，里症仍在，宜承气养荣汤。

承气养荣汤 知母 当归 白芍药 生地 大黄 枳实 厚朴

姜煎服。

如表有余热，宜柴胡养荣汤。

柴胡养荣汤 柴胡 黄芩 陈皮 甘草 当归 白芍 生地 知母 花粉

姜枣煎服。

如痰涎涌甚，胸膈不清，宜贝母养荣汤。

贝母养荣汤 知母 花粉 瓜蒌仁 贝母 橘红 白芍 当归 苏子

姜煎服。忌参、术。

下后余热不能顿除 以膜原之邪未尽，传胃故也。当宽缓两日，以柴胡清燥汤缓剂凋理。

下后反痞 下后痞应去而反痞者，虚也。其人素弱，或新病初起，脾失健运故也。再用行气药则非矣。宜参附养荣汤。

参附养荣汤 当归　白芍　人参　炒干姜各一钱　生地黄三钱
炮附子七分

若果是虚，一服必愈。虚实宜辨。表虽微热，脉不甚数，口
不渴者是虚。若潮热口渴，脉数者，是实痞。实痞宜再下之，用
此则大害。

下后反呕　下后呕宜去而反呕，此胃气虚寒，少食便吞酸，
宜半夏藿香汤，一服呕止。

半夏藿香汤 半夏一钱半　藿香　炮姜　陈皮各一钱　白茯苓
白术各一钱　甘草五分

姜煎服。

下后脉浮，宜汗不得汗

下后夺气不语　下后气血俱虚，神思不清，惟向里床睡，似
寐非寐，似痞非痞，呼之不应，此正气夺也。与其服药不当，莫
如静守，宜人参养荣汤补之。能食者自然虚回，前症自愈。设不
食者病转加，法当峻补。

瘟病兼症论

吐蛔　此胃热也，必非脏寒，乌梅丸、理中汤万不可用。但
用调胃承气，蛔自愈。

畜血　疫久失下，血为热搏，败为紫黑，溢于肠胃，饮水不
下咽，小便利大便黑，是其候也，宜桃仁承气汤。

桃仁承气汤 大黄　芒硝　桃仁　当归　芍药　丹皮
服此药热除为愈。若余热尚存者，宜犀角地黄汤。

犀角地黄汤 地黄五钱，捣烂加水绞汁，其渣入锅煎　白芍一钱半
丹皮一钱　犀角一钱

同地黄汁服。

发黄　疫邪传里，移热下焦，小便不利，邪无输泄，经气郁滞而发黄，身目如金，宜茵陈汤。

茵陈汤　茵陈一钱　山栀二钱　大黄五钱

姜煎服。

循衣摸床，撮空理线　筋惕肉瞤，肢体振战，目中不了了，皆为耽搁失下，或用缓药羁迟之，故此元神将脱也。补之则毒甚，攻之则气已虚，盖危症也。不得已勉用黄龙汤。

黄龙汤　大黄　厚朴　枳实　芒硝　人参　地黄　当归

或用人参养荣汤亦可。但虚候少退，即宜屏去，勿久用也。

服药不受，额汗肢冷，振战心烦，坐卧不安　此中气亏不能胜药也，名药烦。急投姜汤立已。或药中多加生姜煎服，则无此状矣。更宜均药为两三次服，以防呕吐。

服承气汤全不行，或次日方行，或半日仍吐原药　此因中气亏不能运药也，大凶之兆。宜加生姜、人参以助胃气。然有病重剂轻，亦致不行，不在此例。

思冷饮　热渴甚也。勿论四时，宜量与之。若尽意饮，则水停心下矣。

虚烦　坐卧不安，手足不定，六脉不显，尺脉不至。此元气不能主持，法当大补。

神虚谵语　未下之前谵语，必有内热烦渴之症，此为实病，宜下。既下之后，数日内谵语不止，此元神未复也，急宜清燥养荣汤。

协热下利　泄泻稀粪，色必赤黄或焦黄，此胃不留邪也。一二日利止热退，为病愈。利不止者，宜小承气下之而利自止。若利止一二日，忽烦渴又泄，此伏邪又发也，仍照前治。

大便闭结　内热故也，宜下之，诸病如失。

呃逆　有寒有热，以本症参之。热则白虎、承气，寒则四逆汤。

热结傍流　先便闭，后纯利清水，全无粪，此粪结于内也，宜承气汤下结粪而利立止。若服药后结粪不下，仍利臭水，邪犹在也，病必不减，再下之。

大肠胶闭　极臭如黏胶而却不结，此热极也。不下即死。

小便赤色　胃热也，宜调胃承气汤。

小便急数，白膏如马遗　膀胱热也，宜猪苓汤。

猪苓汤　猪苓二钱　泽泻一钱　滑石五分　甘草八分　木通一钱
车前二钱

小腹按之硬痛，小便自调　此畜血也，桃仁汤。

桃仁汤　桃仁泥三钱　丹皮　当归　赤芍各一钱　阿胶二钱
滑石五分

脉厥　神色不败，言动自如，别无怪症。忽六脉如丝，甚至于无，或一手先伏，此失下气闭故也。宜承气汤缓缓下之，六脉自复。若生脉散，断宜忌。

愈后诸病论

愈后大便久不行，作呕不进食　此下格病也。宜调胃承气热服，下宿结而呕止，止后勿骤补。

愈后数日腹痛里急　此下焦伏邪，欲作滞下也。宜芍药汤。

芍药汤　白芍药　当归　厚朴各一钱　槟榔二钱　甘草七分

愈后大便数日不行　别无他症，此虚燥也，切不可攻。宜蜜导法，甚则宜六成汤。

六成汤　当归一钱半　白芍　麦冬　天冬各一钱　地黄五钱　肉苁蓉三钱

日后更燥，宜六味丸减泽泻。

愈后五更夜半作泻　其脉迟细而弱，此命门阳虚也。宜七成汤。

七成汤 故纸三钱　炮附　白茯苓　人参各一钱　五味八分
甘草五分

愈后更发者，八味丸倍加附子。

愈后微渴微热，不思食　此正气虚也，强与之即为食，复渐
进稀粥，以复胃气。

愈后能饮食，肢体浮肿　此气复也，胃气大健则浮肿消，勿
误为水气。若小便不利而肿，乃是水肿，宜金匮肾气丸。

愈后因劳而复发热　宜安神养血汤。

安神养血汤 茯神　枣仁　白芍药　当归　远志　桔梗　地
黄　陈皮　甘草　圆眼

愈后伤食，吞酸嗳气而复热　轻则少食，重则消导，自愈。

若无故自复　此前邪未尽除也。稍与前症所服之药以彻其余
邪，自愈。

妇人小儿瘟病论

经水适来而瘟　邪不入胃，入于血室。至夜发热谵语，或只
夜热而不谵语，宜柴胡汤。

柴胡地黄汤 柴胡　黄芩　半夏　甘草　生地

经水适断而瘟　宜柴胡养荣汤。与适来有虚实之别。

妊娠瘟病　宜下者照前法下之，毋惑于参术安胎之说而用补
药，则大凶矣。但下药得下则已，勿过剂也。

小儿瘟病　遇时气盛行时，发热目吊，惊搐发痉是也。宜太
极丸。

太极丸 天竺黄　胆星各五钱　大黄三钱　麝香三分　冰片三分
僵蚕三钱

糯米饭丸如芡实大，朱砂为衣。凡遇疫症，姜汤下一丸，

神效。

补遗病论

疫兼痢　发热身痛，渴燥满吐，最为危急。宜槟芍顺气汤。

槟芍顺气汤　槟榔　白芍　枳实　厚朴　大黄　生姜

煎服。

疫兼水肿　宜小承气汤下之。

阳症似阴　外寒而内热，则小便必赤，最易辨也.

阴症似阳　此惟伤寒有之，瘟病无有也。

卷之十一 周身部①

六淫分下

中恶

忽然手足冷，肌肤粟栗，头面青黑，无神妄语，牙口紧，头晕，倒不知人　虚弱人吊死问丧，入庙登塚，多有此病。急灌苏合丸，候稍苏，用：

调气平胃散　木香　砂仁各一钱　乌药　白蔻　檀香各一钱　甘草五分　藿香一钱二分　苍术一钱半　厚朴　陈皮各一钱

姜煎服。

自缢死　徐抱解，勿截绳，上下俱安，被围之。

五人救命法　一人以脚踏其两肩，手挽其发，常令弦急，勿使纵缓。一人以手按据胸上，数摩动之。又一人摩捋臂胫，屈伸之。已僵直者，渐渐强屈之，并按其腹。如此一炊时，若得口中气出，呼吸眼开，仍引按勿置，亦勿重劳之。少顷可与桂汤少许，及粥清含与之，喉润渐渐能咽乃止。更令两人以管吹其两耳。此法最善，无不活者。

跌死压死　心头温者可救。安放正坐，一人将其头发控低，用半夏末吹入鼻，如活，以生姜汁、香油打匀灌之。以热小便灌之亦可。

溺水死　捞起横凳上，控去水，冬月以棉被围之，用皂角末以生姜汁和灌之，上下以炒姜擦之，可苏。若五孔有血，不治。

---

① 周身部：此标题原无，据目录补。

睡死　属神虚，风痰盛，浊气闭塞，气动不苏，面青黑者可治。急以细辛、牙皂末少许吹鼻中，[眉批] 搐鼻散。引出膈痰，用苏合丸灌之，身动则苏。若身不动，色陷者不治。或以皂角为末吹鼻，雄黄末亦可。

暑病论

其病多中于元气虚脱之人。气本虚，暑复伤气，无气以动，故治暑急补气，惟肺热多火者忌参、术。暑病如喘呕霍乱，瞀郁转筋，暴注，小便浊赤皆是，而有中暑、中热之分。

静而得之为中暑，阴症也。或落凉广厦，或过食生冷，阳气为阴寒所遏，不得发越，此心脾二经症。面垢自汗，烦渴毛耸，前板齿燥，脉虚或伏或迟。忌破气，忌升，忌下，宜温散健脾。重者大顺散，甘草、杏仁、干姜、肉桂。[眉批] 大顺散。轻者中暑汤，香薷为君，扁豆、木瓜、葛根、麦冬、五味、白术、黄芪、人参、甘草、陈皮、茯苓、乌梅。[眉批] 中暑汤。

动而得之为中暍。暍者，热也，阳症。或长途远行，或赤日务农。其症烦躁头痛，大渴多汗少气，乃太阳经病。人参白虎汤、竹叶石膏汤、六一散，或童便一味，西瓜一味，或冷井水加青蒿汁饮，丝瓜叶一片，乌梅肉一枚，并核仁同研，水调灌。

又急救法　夏月劳苦，卒时昏晕，甚而死者，少与冷水即不苏。亦禁卧冷地，宜置日中，或令近火，以热汤灌之。如在道途，急移阴处，取路上干热土拥脐作窝，令人尿满，使暖气透脐即苏。若昏迷时手足发搐，为暑风，药中加羌活二钱即定。

暑病备用诸方

中暑　昏倒不知人事，烦渴口燥。[眉批] 脉虚。

伤暑　身热头痛类伤寒。但背寒面垢，手足微冷，烦渴口干，泻吐喘满皆是。脉必虚，中暑伤气也。暑病身不痛，异伤寒。

中暑闷乱

不可与凉水，卧冷地，得冷则死。先以：

热熨法 布衣蘸热汤熨脐中气海。或：

土溺法 掬土至脐心，人更溺之。候醒，以米汤徐灌之，然后随症调治。

中暑揹搦，不省人事，脉浮而虚是暑风

以热水化苏合丸灌之。俟渐醒，却以：

黄连香薷饮 香薷四钱 厚朴二钱 黄连二钱 甘草一钱 羌活二钱

水煎冷服。作痫症治则不可救。

暑病吐利，腹痛气逆，发热头痛，身疼或肢冷烦闷

香薷饮 香薷四钱 厚朴 扁豆各二钱 甘草一钱

冷服。痰加南星、半夏，虚加人参、黄芪。

元气虚人当暑，体倦神疲，胃不和，食无味

十味香薷饮 香薷、人参、白术、黄芪、扁豆、炙草、厚朴、木瓜、茯苓、陈皮，冷服。

湿热盛，时体倦神疲，胸满气促，肢疼或气高喘，身热烦，小便黄数，大便溏频，自汗不食

清暑益气汤 黄芪一钱 人参五分 苍术一钱 升麻一钱 白术神曲 陈皮 泽泻各五分 甘草 酒黄柏 麦冬各三分 干葛二分当归三分 五味子九粒 青皮一分半

温服。

暑，身热，小便不利

益元散 滑石六两 甘草一两

凉水调，每服三钱。

暑病吐泻，寒热喘嗽，痞满体肿，倦卧便赤

六和汤 砂仁 半夏 杏仁 人参 炙草 木瓜 白术 赤

苓　藿叶　扁豆　厚朴各一钱　香薷二钱

姜枣煎服。

暑病，发热呕恶

酒连汤　黄连二钱，酒煎服。

辛苦人劳甚暑病

人参白虎汤　知母一钱　石膏三钱　甘草八分　人参五分　粳米一合

安乐人暑病，恶寒身重，昏眩，寒热呕吐，腹痛乃夏月感寒，非中暑也

温辛散　木香、陈皮、羌活、紫苏、苍术、厚朴，姜葱煎。

暑天身热，头痛燥渴

麦冬汤　石膏一钱半　麦冬　茯苓　白芍　栀子　香薷各一钱
白术　扁豆各八分　人参五分　陈皮七分　知母一钱半　甘草三分
莲肉十粒　乌梅一个

暑天发渴

生津丸　乌梅、薄荷叶、白砂糖、硼砂、柿霜，蜜丸嚼化。

火病论

凡热皆属火。五行各一其性，惟火有二，一曰君火，一曰相火。相火之害甚于君火，寄位包络、三焦、肝胆之间，百病皆其所致。大者为元气之贼，胜负不两立，又能煎熬真阴，阴虚则病，阴绝则死。火内阴外阳，主动，凡动皆属火。醉饱火起于胃，大怒火起于肝，悲哀火起于肺，房劳火起于肾。五脏火炽，心火能自焚。火又变化莫测，能令人多食，胃火盛，中消也。又能令人不食，如伤寒发热等病皆不食。

凡病有形者是痰，无形者是火。如红肿结块，或痛或不痛，皆形也，痰也。但痛不肿，无形也，火也。君火正治，可以直折，黄连之类是也。相火乃龙雷之火，得水湿愈焰，宜从其性而伏之。

又火盛不可骤用寒凉，必须温散。又虚实宜辨。凡遇发热，须先看脉，沉实大为实，浮洪数为虚。又燥湿宜辨，燥火痛而不肿，湿火肿而不痛。又筋缩痛是燥，胀痛是湿。口渴大便闭是燥，口不渴大便滑是湿。

火变病

睡觉忽腰背重滞，转觉不便。隆冬薄衣不冷，非壮盛。平时筋不缩，偶直足，一曲即缩。食时有涕无痰，不食时有痰无涕。弱症左侧睡，心左坠一响，右侧睡，心右坠一响。心中滴滴当当响，头眩耳鸣。

治火备酌方

治火，寒凉药不可久用。脾胃重伤不可救。

心火　黄连、生地、木通。

小肠火　木通。

肝火　柴胡、片芩佐之。

胆火　龙胆草。

脾火　白芍。

胃火　石膏。

肺火　黄芩、桑皮佐之。

大肠火　子芩。

肾膀胱火　知母、黄柏。凡丹、知、柏、芩、连，少加枳壳行之，否则凝滞。

三焦火　山栀。

上焦中焦火　连翘。

郁火　青黛。

无根游火　玄参。

血中火　生地。

实火　大黄、朴硝。

虚火　姜皮、竹叶、麦冬、童便、生甘草、生姜缓之散之。

实火热甚　黄芩、黄连、山栀、黄柏，宜下者，加大黄下之。

虚火宜补　人参、黄芪、甘草、白术、生姜。

血虚发热　当归、熟地、生地。

无根之火游行作热　肾水受伤，真阴失守也。六味丸加玄参，作汤服。

气如火，从脚下起入腹虚极也　十不救一，六味丸加肉桂五钱作汤。外用附子末，津调涂涌泉穴，引火下行。

燥火　当归、地黄、麦冬。

湿火　苍术、茯苓、猪苓、木通。

郁火　重按烙手，轻按不觉，此热在肌肉之内，取汗则愈。亦有过食冷物，抑遏少阳之火于脾部者，加减发郁汤。

发郁汤　升麻、葛根、羌活、柴胡、细辛、香附、葱白。

燥病论

有风燥、热燥、火燥、气血虚燥之不同，一切皆血少火多所致。外则皮肤皱揭，上则咽鼻干焦，中则烦渴，下则便难。此阳有余阴不足，肺失清化之源，肾乏滋生之本。痿消噎挛，皆本于燥。治忌升散，忌下，忌大辛热药，宜滋燥饮。

滋燥饮　生地一两　二冬　花粉　白芍　秦艽各一钱

加生蜜、童便服。人乳、牛乳、甘蔗、梨汁，时时可服，痰条黄连膏最妙。

燥病备用诸方

皮肤皱揭，筋燥爪干

养荣汤　当归二钱　生地　熟地　白芍　秦艽　黄芩各一钱五分　防风一钱　甘草五分

咽干鼻焦

清凉饮 黄芩 黄连各二钱 薄荷 玄参 当归 白芍各一钱五分 甘草一钱

便干加熟大黄二钱。

一切燥热

大补地黄丸 酒柏 熟地各二两 当归 山药 枸杞各一两半知母酒制 山萸 白芍各一两 生地一两三钱 肉苁蓉 玄参各八钱

蜜丸，空心盐汤下。

大肠风闭燥结

搜风顺气丸 生大黄 熟大黄各二钱五分 麻仁 山萸各三钱山药三钱 槟榔 郁李 菟丝子 牛膝各二钱 车前子一钱 枳壳独活各一钱 防风一钱半

蜜丸。或：

元戎四物汤 四物汤加煨大黄、桃仁煎。或：

辛润汤 生地 熟地各一钱 炙草 红花各六分 升麻一钱 归身 桃仁各二钱 槟榔末五分

皮肤揭裂血出，肌肤燥痒火刑金

加减四物汤 当归 白芍 生地黄 麦冬 人参 花粉 黄柏 五味 甘草

消病论

此病皆原于燥，分上中下。

上消 舌赤裂，咽如烧，大渴引饮，古用人参白虎汤。

中消 多食易饥，肌肉瘦，口干饮水，大便硬，小便如泔，古用调胃承气汤。

下消 烦躁引饮，耳轮干枯，便溺不摄，古用六味丸、缫丝饮。

惟赵献可言消症之起皆由水枯火胜，津液竭槁，煎熬既久，五脏燥烈。能食者必发脑疽背痈，不能食者必发中满鼓胀。治者不必分上中下，概用六味丸加麦冬、五味，上焦小剂，下制大剂。其有命门火衰，火不归元，游于肺为上消，游于胃为中消，必用八味丸冰冷服之，引火归元，渴病如失。若过用寒凉，内热未除，中寒复起。一有消中而口苦者，为胆热也，口甘者为脾热也，治同上。

类消辨

有人渴欲求饮，饮一二口即厌，不比消渴之无厌。此因中气虚寒，寒水泛上，逼出浮游之火于喉舌间，故上焦欲得水救。水到中焦，以水遇水，故易厌。治以理中汤送下八味丸。

有一种二阳病，二阳者，阳明也，胃与大肠也。大肠主津液，胃主血。津液不足，血中伏火，燥结为消。经云：二阳之病发心脾，有不得隐曲，女子不月。王安道曰：脾胃合，胃病及脾固宜。大肠不与心合，大肠而及心何哉？盖胃主受纳，大肠主传化，肠胃热结不能受，不能化，食入胃，浊气熏心，心脾无所资，精血不生。故男子隐曲之中枯涩不能自得，而女子则不月也。其治不外三消。

肾消，有茎长而坚，精自出者，此孤阳无阴也，最难治，大剂六味汤。

三消备用诸方

消渴饮水多，小便亦多

烦渴能食者

人参白虎汤　人参二钱半　石膏五钱　知母三钱半　甘草二钱

消渴，胸满心烦，无精神

人参宁神汤　人参　茯神　五味　生地　甘草　知母　干葛

花粉　竹叶各二钱

老人虚弱人大渴

人参麦冬汤　人参　枸杞　茯苓　甘草各七钱五分　五味五钱
麦冬五钱

消渴便干，阴头短，舌白燥，口唇裂，眼涩而昏

止渴润燥汤　升麻一钱半　杏仁　桃仁　麻仁　归身　荆芥
酒柏　知母　石膏各一钱　熟地黄二钱　柴胡七分　甘草五分　川椒
细辛各一分　红花少许

水煎热服。

消渴后身肿

紫苏汤　紫苏　桑白　赤苓各一钱　郁李二钱，炒　羚角七分半
槟榔七分半　桂心　独活　枳壳　木香各五分

消渴，面目足膝肿，小便少

瞿麦饮　瞿麦穗　泽泻　滑石各一钱　防己一钱半　黄芩　大
黄各五分　桑螵三个，炒

温服。

消渴，消中消肾并治

人参白术汤　人参　白术　当归　白芍各一钱　大黄一钱　栀
子一钱　泽泻一钱　连翘　花粉　干葛　茯苓各二钱　官桂　木香
藿香各五分　寒水石四钱　甘草六分　石膏八钱　滑石　芒硝各一两
六钱

每服五钱，入蜜少许煎服，渐加至两许，日三服。

消渴，咽干面赤，烦燥

地黄饮　人参　生地　熟地　天冬　枇杷叶　麦冬　枳壳
石斛　泽泻　炙草　黄芪各等分

消渴盛于夜

加减地黄丸　熟地八两　山萸　山药各四两　茯苓三两　丹皮三

两　百药煎三两　五味三两

蜜丸大效。

消中饮食多，不甚渴，小便数，肌肉瘦

消中，消谷善饥

加减白术散　人参　茯苓　白术各二钱　枳壳　柴胡各一钱

藿香　干葛　五味　木香　炙草各一钱

能食而瘦，口干自汗，便结溺数

清凉饮　羌活　柴胡　黄芪　甘草各用梢　酒芩　酒知　炙草

各一钱　生地　防风梢　防己各五分　桃仁五个　杏仁五个　当归六

分　红花少许　升麻梢　黄柏　胆草　石膏各一钱五分

水二酒一，煎服。

消中，后腿渐细是将成消肾

茯苓丸　茯苓　覆盆　黄连　花粉　熟地黄　萆薢　人参

玄参各一两　石斛　蛇床子七钱半　鸡肶胵三十个，炒

蜜丸，磁石汤下。

消肾大渴大饮水，下部消瘦，小便脂液

肾虚水涸，燥渴

双补丸　鹿角胶　茯苓　人参　薏苡仁　熟地黄　肉苁蓉

菟丝子　覆盆　五味　石斛　当归各一两　黄芪一两　木瓜一两

沉香　泽泻各五钱　生麝一钱

蜜丸。

消肾，大渴便数，腰膝痛

肾沥散　鸡肶胵炙　远志　人参　黄芪　桑螵炒　泽泻　桂心

熟地　茯苓　龙骨　当归各一两　麦冬　川芎各二两　五味　炙草

玄参各五钱　磁石三两，研碎，水淘去赤汁

用羊肾煮汤，煎药入姜，日二服。

湿病论

六气之中，湿症十居八九，体气虚弱则中之。在天雨露，在地泥水，人饮食酒水、乳酪瓜果，与夫汗衣湿衫，皆能伤人，此为外来之湿。其症头面如裹，滞重，骨节疼，手足痠软倦怠，筋脉拘挛，腿膝肘肿。挟风痰则麻，兼死血则木，动火邪则肿痛，或疝气偏坠，目黄。又有脾土所化之湿，不从外入，火盛化为湿热，水盛化为寒湿。其症发热恶寒，身重自汗，筋骨痛，小便秘，大便溏，腰痛胕肿，肉如泥，脚如石坠。其脉必缓，浮缓湿在表，沉缓湿在里，弦缓风湿相抟。

治法燥脾利小便为主，散湿汤，苍术、茯苓、猪苓、木通、木瓜，石斛。湿在上加防风，风能燥湿，犹湿衣悬通风处则干也。在中多苍术，犹地有湿，灰多则渗干也。在下则利小便，犹欲地干，开水沟也。在通身必加乌药、羌活，在两臂必加桑条、威灵仙，在两股必加牛膝、萆薢、防己。

有寒湿，虽暑月亦觉清凉，多中于血虚之人。关节不利，牵掣作痛，加虎骨、当归、官桂。有风湿痠痛不能转侧，恶风寒，宜微汗，勿用麻黄、葛根大汗，大汗则风去湿留，反能为患。依前条治法斟酌用药。

湿病备用诸方

中湿　脉濡而缓，或亦涩小，入里缓沉，浮缓在表。若缓而弦，风湿相搅。

伤湿　湿流关节，身体烦痛，为湿病。夹风则烦热流走拘急，夹寒则痛，浮肿，三者合则为痹。湿病惟当渗利小便，别无治法。

伤寒湿，身重，下部痠痛，便溏

除湿汤　半夏　厚朴　苍术各一钱　藿叶　陈皮　茯苓各五分
炙草三分，半　生白术五分

伤湿，小水赤，大便泻

五苓散 泽泻　猪苓　苍术　茯苓　肉桂　防风　升麻　陈皮

湿热，肢节疼，肩背重，胸满，身疼流走，胫肿痛

当归拈痛汤 羌活一钱　酒芩　炙草　茵陈各一钱　人参　苦参　升麻　干葛　苍术各四分　知母六分　归身四分　泽泻　猪苓　防风各六分　白术三分

痛甚，加五倍服之。

湿痰为病

祛湿痰汤 茯苓　陈皮　防己　薄荷　南星　半夏　威灵仙　香附子　羌活　独活　当归　黄芩　白术　苍术　甘草

坐卧湿地、当风凉致腰背痛，足膝疼，偏枯拘挛

独活寄生汤 独活　桑寄续断可代　人参　秦艽　防风　牛膝　炙草　细辛　熟地黄　桂心　茯苓　白芍　川芎　当归　杜仲等分

老人、女人肾虚血弱，腰脚痛皆宜。

一切湿病

二陈汤加　陈皮　半夏　茯苓　甘草　酒芩　羌活　苍术

姜煎。湿在上，头重呕吐，倍苍术。在下，足胫胕肿，加升麻。在内，腹胀中痞，加猪苓、泽泻。在外，身重浮肿，倍羌活取汗。肥人湿病，沉困怠惰，是气虚，加白术、人参。瘦人是湿热，加白术、黄芩、白芍。瘦白者亦是气虚。

肾虚伤湿，身重，腰冷如坐水中，不渴，小便利

肾着汤 炮姜　茯苓各二钱　炙草　白术各一钱

如小便赤大便泄者，加：

渗湿汤 苍术一钱　陈皮　丁香各二分五厘

黄病论

黄肿

非黄疸。黄疸眼目皆黄，无肿状。黄肿色带白，眼目如故。虽同出脾病，黄疸由湿热，黄肿湿热未甚，多虫与食积。有虫必吐黄水，毛发皆直，或好食生米、茶叶之类。用使君子、槟榔、铅灰、雷丸、川楝之属。食积用消食药，剂中不可无针砂，消积平肝，其功最速。又须带健脾去湿热，如二术、茯苓、泽泻之类。

黄疸

有五，黄汗、黄疸、谷疸、酒疸、女劳疸是也。丹溪云不必细分，以湿热概之，极有理。脾土虚甚，湿热郁积于中，久而不散，流入皮肤，遍体如涂金，小便如姜黄。犹之罨曲罨酱，因湿热而变色。湿气胜如熏，黄黑晦，热气胜如橘，黄鲜亮。不渴易治，渴者难治。治法，上半身黄宜发汗，下半身黄宜利小便，不可下。惟谷疸有食积，宜茵陈汤。余则利水除湿，清热养胃，化疸汤，茵陈、苍术、木通、泽泻、猪苓、山栀、白伏苓、薏苡仁。停滞加神曲、麦芽、山楂。酒疸加苴蓿、葛根。女劳亦由醉饱而成，额上黑，微汗，薄暮发热者是，加当归、红花活血。又有瘀血发黄，身热，小便自利，大便黑，脉芤涩，桃仁承气汤，下尽黑物则愈。又有阴黄，四肢冷，自汗泄利，脉沉迟，茵陈四逆汤。大概疸症不宜太寒凉，再伤脾胃。有神验方，黄蜡、香油摊膏，长六寸，筋头卷湿面二指厚，大如掌，中以指穿一孔，对脐贴。将膏卷入孔，燃火熏，最久者九条立愈。

黄疸备用诸方

一切黄病　以十八日为期，十日以外宜瘥，反甚则难治。

黄胖与黄疸暴病不同，是宿病

大温中丸　香附一斤，童便浸　甘草二两　针砂一斤，炒红色，醋

淬三次　苦参春夏二两，秋冬一两　厚朴姜炒黑，五两　白芍五两　陈皮三两　山楂五两　苍术五两　青皮六两　白术三两　茯苓三两

醋糊丸，米饮下。弱者白术汤下，忌一切生冷油腻、荤发磁硬之物。服过七日手心即凉，内有红晕起，调理半月愈。虚人宜佐以四君子汤。

色如熏黄，一身尽痛是湿病，非疸

茯苓渗湿汤　茵陈七分　茯苓六分　猪苓　泽泻　白术　陈皮　苍术　黄连各五分　栀子　秦艽　防己各四分　干葛四分

色如橘黄，身不痛，是疸

分为五。

体肿发热，出汗，渴，汗黄染衣是黄汗，脉沉，得之热浴水入①汗孔

黄芪汤　黄芪　赤芍　茵陈各一钱　石膏二钱　麦冬　豆豉各五分　炙草二分　竹叶十片

食即饥，身黄寒热是黄疸

茵陈五苓散　苍术　赤苓　猪苓　泽泻各一钱　官桂一钱　茵陈五钱　车前　木通　柴胡各一钱五分

若伤酒，加干葛二钱，灯草一捻，连服，以小便清为度。无汗者宜汗之：

桂枝黄芪汤　桂枝　白芍　生姜各一钱五分　黄芪　甘草各一钱枣二个

热服，须臾饮热汤即汗。若不汗，更服。若腹满欲吐，宜吐之，不可汗。以鸡翎探吐。若腹满，小便涩，出汗当下之：

大黄硝石汤　大黄　黄柏　硝石各二钱　栀子三个

若呕：

小半夏汤　半夏五钱　姜四钱

---

① 入：原作"如"，据扫叶山房本改。

煎服。

寒热头眩，心拂郁①**，久则身黄**是谷疸

茵陈汤　茵陈六钱　栀子三个　大黄二钱

兼服红丸子。见脾胃门。

身目黄，腹如水状，心怏热不食，时欲吐，足胫满，小便黄赤，面赤斑是酒疸

栀子大黄汤　栀子七个　大黄五钱　枳实　豆豉　干葛各二钱

煎服。或：

加味柴胡汤　柴胡　半夏　黄芩　茵陈　豆豉　大黄　黄连
干葛

若但心满不食，便赤：

当归白术汤　当归　黄芩　茵陈　炙草各一钱　白术二钱　半
夏　枣仁　枳实　前胡各一钱五分　茯苓二钱

若变腹胀，渐至面足肿及身：

藿香脾饮　厚朴　炙草　半夏　藿叶各一钱　陈皮二钱　木香
麦芽各五分

日三服。

日夕热，恶寒，额黑出汗，手足热，腹胀如水，大便黑，时溏此
女劳疸，非水湿

加味四君子汤　人参　白术　茯苓　白芍　黄芪　扁豆各二钱
炙草一钱

姜枣煎。兼小便不利：

滑石散　滑石一钱半　枯矾一钱

为末，大麦汤下。若兼身目黄，便不利：

---

　　① 拂郁：愤闷。拂，通"怫"。汉·焦赣《易林·比之咸》："杜口结
舌，心中拂郁，去灾患生，莫所冤告。"

肾疸汤 升麻二钱半 苍术五分 防风二分半 独活 白术 柴胡 羌活 干葛各二分半 茯苓 猪苓 泽泻各一分半 甘草一分半 黄柏一分 人参 神曲各三分

一方，四苓散合四物汤，去川芎，加茵陈、麦冬、滑石、甘草。

诸疸新起

通用茯苓渗湿汤、茵陈五苓散。或用：

胃苓汤 苍术 厚朴 陈皮 猪苓 泽泻 白术 茯苓 官桂 炙草

或加大黄、槟榔下之。

久疸病宜补

参术健脾汤 人参 白术各一钱五分 茯苓 陈皮 白芍 当归各一钱 炙草

枣煎。间服前剂。色疸，加黄芪、扁豆各一钱。

若久疸，口淡咽干，发热微寒，或杂见虚症，赤白浊

当归秦艽散 白术一钱 茯苓 秦艽 当归 川芎 白芍 熟地 陈皮各一钱 半夏 炙草各五分

久而虚，宜人参养荣汤见补益，或四君子汤下金匮肾气丸。至于素虚弱，避渗利而过滋补，以致湿热增甚，又不在久病调补之例矣。

身不黄，独目黄其人肥，风不外泄故也

青龙散 地黄 威灵仙 防风各二钱五分 荆芥穗一两 何首乌二钱半

食后服，日三服，沸汤下一钱。

黄疸，大便黑，小便利是血

桃仁承气汤 大黄二钱半 厚朴 枳实 桃仁各一钱半 芒硝六分

黄疸，肢冷自汗，泄利，小便白是阴黄

四逆汤加茵陈。见厥病门。

黄疸，服对症药不愈，耳目皆黄，食不消是胃中有干粪

猪脂煎，热饮一盏，日三次，燥粪下乃愈。

水肿病论

肿有风、气、湿、热水之别。其本皆由脾虚，土不能制水，水逆上行，渗透经络，流注溪谷，灌入隧道，血亦因而化水，故令人肿。阳水脉沉数，发热，阴水湿重，脉沉迟。大约脉宜浮大，不宜沉细，又无风，湿不能自上于高巅清阳之分。治者惟知泄水，不知益胃。若果为水湿之气浸入皮肤，如水晶光亮，按之随起者，用开鬼门、洁净府法，一服而愈。

开鬼门，发汗也。腰以上肿甚、大小便通则用之，麻黄、羌活、独活、防风、苍术、葱白。洁净府，利小便也。下身肿，大小便不通，则用泽泻、木通、桑皮、海藻、浮萍、茯苓、猪苓。若是大病久病，或元气素弱者，不可概用前法，补中益气、六君子，虚寒理中汤。初时不觉大快，后深受益。又火衰则水胜，三焦为决渎之官，水道出焉者，气化也，气即是火。三焦病，气满，小腹光坚，不得小便，溢则水流作胀，仲景肾气丸为治肿神方。

水肿备用诸方

肿满　先从目窠上微肿，颈脉动，时咳，足胫肿，腹大，以手按其腹成窟，应手而起。唇黑，缺盆平，脐凸，背平，足心平，皆不可治。水肿气急便涩。血肿气满肢寒，有赤点。

肿病色青白，不烦不渴，小便少而清，大便泄是阴水，脉沉迟

先用：

实脾饮　厚朴　白术　木瓜　腹子　炮附　木香　草果　茯苓　炮姜各一钱　炙草五分

姜枣煎。数剂后，面色黄则效。次用：

复元散　炮附一钱　木香　茴香　川椒炒　厚朴　独活　白术

陈皮　吴萸　桂心各五分　泽泻七分　肉蔻　槟榔各三分

一二服。不全愈，再用：

金匮肾气汤加减　茯苓三钱　炮附五分　川牛膝　官桂　泽泻
车前　山萸　山药　丹皮各一钱　熟地四钱

蜜丸亦妙。

肿病色黄赤，烦渴，小便黄赤，大便闭是阳水，脉沉数

疏凿饮　泽泻　白商陆　赤小豆　羌活　腹皮　椒目　木通
秦艽　槟榔　茯苓皮各等分

姜煎。或用：

五皮散　陈皮　桑皮　姜皮　腹皮　茯苓皮各等分

水肿，心腹坚胀，喘满

当归散　当归　桂心　木香　赤苓　赤芍药　木通　槟榔
丹皮　陈皮　白术各一钱三分

水肿，四肢浮肿，皮肉红痕赤纹名曰血分，是瘀血留滞化为水

调荣饮　莪术　川芎　当归　玄胡　白芷　槟榔　陈皮

治湿肿

二蛟散　三年老黄米炒焦黄色，为末　芒硝三两，一锅内镕化，炒
干为末

每用一杯和匀研细，大人三钱，小儿一钱二分，用黑糖白滚
汤空心调服。至午便一次，至晚再便一次。日久虚者间服：

加味胃苓汤　陈皮　茯苓　白术　白芍各一钱　藿香　人参
厚朴　山楂　泽泻　半夏各五分　甘草　猪苓各三分

女人加香附一钱，姜、灯心煎服。至重不过五服愈。此二方
百发百中，无不验者。

以手揩肿处随起者是气肿

先须理气。起迟者是水肿，只须导水。

头身俱肿，腹并胀痛

蟠桃丸 沉香 木香 乳香 没药各三钱，俱箬上炙 琥珀一钱
半 白丑头末，生，六钱 黑丑以牙皂汁浸半日，焙半生半熟，八分槟榔
一两，半生，半用皂角汁浸，焙熟为末

以皂角水打糊丸，梧子大，每服二钱七分，五更砂糖煎汤下，
神效。治鼓病亦效。

水肿神方

回生丹 青皮 陈皮 三棱 莪术 连翘各三钱，用巴豆一两半
同炒，去豆 木香 甘遂炒 商陆 泽泻 木通 干漆炒去烟 莱菔
各三钱 赤苓 桑白 椒目各五钱 胡椒一钱 黑丑生，一两

醋糊丸。初服，酒葱汤五更下十五丸。二服，陈皮桑白汤下
十八丸。三服，射干汤下二十丸。忌食盐。

水肿、鼓病皆宜

大田螺四个 大蒜五个 车前三钱

为末，捣作饼，贴脐中，以手帕裹之，少顷水从小便出。[眉
批] 秘方。

赤芍 葶苈炒 瞿麦各一钱 大黄一钱半 细辛 官桂 甘草
炙，各五分

姜枣煎。

水肿，不能食卧，小便秘

白术木香散 白术 猪苓 槟榔 赤苓 泽泻各一钱半 木香
甘草各一钱 官桂七分 滑石三钱 陈皮二钱

姜煎服。

又有血热生疮，变为肿病，烦渴，小便少是热症

《内经》云，纯阳者肿四肢，用消风败毒散。便闭宜和气。

有面目四肢不肿而腹大者是鼓胀

非水肿。

妊妇遍身浮肿，腹胀满，小便不利

防己汤 防己二钱半 桑白皮 赤苓 紫苏各三钱三分 木香
八分

姜煎。少用亦可。或用：

葶苈散 葶苈一钱 白术五钱 茯苓 桑白 郁李各二钱

产后肿满喘急，渴，小便不利

大调经散 大黑豆五钱 茯苓三钱三分 琥珀三分五厘

为末，紫苏汤调三钱，日三服。

产后败血滞留，化水成肿，四肢肿，面皮黄

小调经散 没药 琥珀各一钱 桂心 白芍 当归各一钱 细
辛 麝香各五分

姜酒凋下。

瘴气方

出外不服水土

理脾汤 白术 茯神 陈皮 姜连 半夏 炒栀 山楂各一钱
苍术 神曲各八分 前胡七分 甘草五分

时或服之免瘴，游广南者尤宜。

中瘴寒热，或不服水土

藿术正气散 藿香 苍术 半夏 陈皮 厚朴 甘草

头痛加芎、芷，腹寒痛加姜、桂，寒热加柴胡、黄芩，呕加
砂仁，口燥加干葛，便秘加黄、硝，腹胀加香附、枳壳。

岭南饮食中蛊毒

才觉胸膈痛，急以米汤调郁金末服，即泻出恶物。

身体沉重

身重多是湿

补中益气合五苓散 黄芪 人参 白术各一钱 陈皮 炙草

当归各五分　升麻　柴胡各三分　茯苓　猪苓　泽泻　苍术各八分

身重，起卧难湿盛

黄芪芍药汤　黄芪二钱　炙草二钱　升麻　一钱　干葛　羌活各五分　白芍二分

身重出汗

防己黄芪汤　防己一钱　黄芪一钱三分　白术七分五厘　炙草五分

日二服。

夏月身重如山属风湿

胜湿汤　羌活　苍术　防风　猪苓　泽泻　黄柏　黄连甘草

身重腰冷，能饮食属下焦冷湿

干姜散　甘草　白术各一钱　干姜　茯苓各二钱

元气虚，身重

补气汤　黄芪二钱　人参　陈皮各五分　升麻　柴胡　酒柏各三分　神曲七分　当归二分　苍术一钱　炙草四分　青皮五分

中寒不可吐下

病　手足冷，脉息微，身不热，或微热不渴。

脉　厥逆身凉，脉细而沉，其或紧涩，阴阳俱盛。法当无汗，有汗伤命。

眩晕口噤，昏迷肢冷，身不热脉迟紧

附子理中汤　干姜　炮附　人参　甘草　白术

空心热服。若肢冷，腹绞痛，唇青宜灸丹田穴，不拘遍数，手足温为度：

温脐法　麝香、半夏、皂角各二分半，为末，填脐中，生姜切薄片贴之，放大艾火于上灸之。

若杂中寒，或乘风凉多食生冷致头疼身热，项背拘急，呕吐腹痛，但不似中寒之猛急

五积散 白芷　茯苓　半夏　当归　川芎　甘草　肉桂　白芍各六分　枳壳　麻黄　陈皮各一钱二分　桔梗二钱四分　厚朴　干姜各八分　苍术五钱

葱姜煎。中寒脉浮，挟外感者亦宜服。

因色欲致手足冷，脐腹痛

健阳丹 胡椒十五个　母丁香十个　黄丹一钱　生白矾三钱

醋调擦脐，被盖出汗愈。

急阴病腹痛，肢冷甲青

天乙还原丹 炮附　人参　白术　炮姜　半夏　陈皮　炙草各一钱　沉香　白蔻　丁香　茯苓各八分　神曲六分

姜枣入盐少许煎，热服。脐上用炒葱热贴，冷则易之。

七情分

喜主心

自笑　邪热攻心则自笑。止笑散，黄连、生地、麦冬、犀角、丹砂、童便、生甘草。笑不休，心火甚也。金花汤，黄连、黄柏、栀子、黄芩、半夏、竹沥、姜汁。

怒主肝

心烦冤善怒　香附三钱，甘草五分。

太息　忽忽①不乐，系肝气不调，忌补及闭气。调息饮，苏子、郁金、降香、橘皮、甘草、当归、玄胡、砂仁、香附。

悲主肺

妇人脏躁，喜悲多哭，数欠伸　甘草一两，小麦三合，大枣

---

① 忽忽：原作"怱怱"，据扫叶山房本改。

三个。

恐主肾

多畏，不能独处　胆虚。人参、枳壳、五味、桂心、甘菊、茯神、山萸、枸杞各七分半，柏仁、熟地各一钱，酒煎。

头眩疼，恐畏胸满　茯神一钱，远志、防风、细辛、白术、前胡、人参、桂心、熟地、甘菊各七分半，枳壳五分。

目眩梦斗，恐惧色变　此病属胆虚。防风一钱，人参七分，细辛、川芎、甘草、茯苓、独活、前胡。

虚损病论

何谓虚损？虚者，气血之虚。损者，脏腑之损。虚久致损，五脏皆有损。损肺伤气，皮焦毛槁，急宜养气。损心伤神，血脉不荣，急调荣卫。损脾①仓廪伤，饮食不为肌肤，及时饮食，适寒温。损肝伤筋，筋缓不收，急宜缓中。损肾伤精，骨髓消灭，急宜益精。然五脏虽分，而五脏所藏无非精气，其所以致损者有四，有气虚，有血虚，有阳虚，有阴虚。阳气阴血，精为血本，不离气血，不外水火。水火得其正则为精为气，水火失其和则为寒为热。此虚损之大概。而气血阴阳各有专主，认得真确，方可施治。

气虚者，脾肺二经虚也。或饮食，或劳倦，气衰火旺，四肢困热，无气以动，懒于言语，动作喘乏，自汗心烦，宜温补中气，补中益气汤。血虚者，心肝二经虚也。吐血泻血，女人产后，或崩漏，或诸血失道妄行，眼花头晕，渐至吐血不止，或干血痨，四物汤、当归补血汤。

阳虚阴虚皆属肾。阳虚者，肾中之真阳虚也。阴虚者，肾中之真阴虚也。皆劳心好色所致。骨蒸潮热，自汗盗汗，朝凉暮热，

---

① 脾：原作"皮"，据锦章书局本改。

干咳痰咳，口干咽燥，面白颊红。审是水虚，脉必细数，只宜大补真阴，亦不可伐阳气。忌辛燥，恐助阳邪也。尤忌苦寒，恐伐元阳也。惟喜纯甘壮水之剂补阴以配阳，虚火自降，而阳归于阴矣，六味丸是也。审是火虚，右尺必弱，只宜大补元阳，亦不可伤阴气。忌凉润，恐补阴邪也。尤忌辛散，恐伤阴气也。惟喜甘温益火之品补阳以配阴，沉寒自敛，而阴从乎阳矣，八味丸是也。

　　然虚痨之症疑难不少。阴虚火动，内热烁金，必致损肺。寒热内炽，多服寒凉，必致伤脾。补脾保肺，法当兼行。脾喜温燥，肺喜清润，保肺则伤脾，补脾则碍肺。须知燥热而甚，能食不泻者，急润肺，兼补脾。若虚羸食少肠滑者，虽喘嗽不宁，但当补脾而清润宜戒。脾能生肺，而肺不能补脾，故补脾尤要。痨症多死于泄泻可知也。

　　又如补肾扶脾，法当并行，然甘寒补肾不利于脾，辛温快脾愈伤于肾。两者并衡，土能生金，金为水母，即肾大虚，补肾勿脱扶脾，但壮脾不忘养肾可耳。又如补气补血均不可少。古论阳生阴长，血脱补气，皆是至论。血药腻滞，非痰多食少所宜。血药清润，久行必有滑泄之患。又劳症受补可治，不受补不可治。人参一味，肺热脉洪数者勿用，节斋服参必死之说大是误人。黄柏、知母苦寒泻实火，痨症无实火，断宜禁。持是法，再加保养，虚损无不愈者。

虚损备用诸方
暑天伤劳碌

清暑益气汤　黄芪　苍术　升麻各一钱　人参　白术　陈皮
神曲　泽泻　黄柏　当归　青皮　麦冬　干葛　甘草各三分　五味
子九个

伤房事过劳

人参养荣汤。见虚弱。

饮酒伤脾

葛花解醒汤。见脾胃。

劳倦内热，无气动作懒言，动则喘乏，表虚自汗，心烦

补中益气汤　黄芪一钱　人参三分，有嗽去之　炙草五分　归身
陈皮　升麻　柴胡各二分　白术三分

偶伤重者，二服必愈。若病久又当加减斟酌。

肾虚劳伤，脚膝痿①疼，面黑目眩，耳鸣心忡，气短盗汗，小便数

菟丝丸　菟丝　鹿茸酥炙　泽泻　石龙芮　肉桂　炮附各一两
熟地　茯苓　牛膝酒浸炒　山萸　续断　防风　杜仲　肉苁酒浸，
焙　故纸　荜澄　巴戟　沉香　茴香各七钱半　五味　川芎　桑螵
蛸酒浸，炒　覆盆各五钱

酒面糊丸，盐酒下。

**饥饱劳致肢疼，心烦体倦，口无味，胸满气短，吐痰耳鸣，目
昏，上虚热**

调中益气汤　黄芪一钱　人参　炙草　当归　白术各五分　白
芍三分　柴胡　升麻各三分　陈皮二分　五味子十五个

面寒足寒，耳聋膝软，小便不利

十补丸　炮附　五味子各二两　山茱萸　山药　丹皮　鹿茸
桂心　茯苓　泽泻各一两

蜜为丸。

**腹胀心痛，肋塞吐痰，鼻涕，小便多，骨乏无力，足痛，两尻
冷，阴阴作痛，腰背脊皆痛，时或妄见谵语，不渴不泻，脉盛大而涩**
此内伤之极，与外感相似，名曰寒中

白术附子汤　白术　炮附　陈皮　苍术　厚朴　半夏　茯苓
泽泻各八分　猪苓四分　肉桂三分二厘

---

① 痿：原作"脮"，据锦章书局本改。

姜煎。

虚痨

秋石丹　秋石一两　茯苓　莲肉各四钱　山药四钱　茴香二钱

酒糊丸。妇人加川芎三两，生地二两，熟地四两，枣肉丸，

米汤下

伤饥饿致脾病

补中益气汤加山药，去柴胡。

伤负重劳役

补中益气汤。

思虑伤心血虚

归脾汤　人参　白术　茯神　黄芪　圆眼　枣仁各一钱半　远

志七分　木香　炙草各三分　当归一钱

脾气虚弱，食少

四君子汤　白术　人参　黄芪　茯苓

血虚形瘦

四物汤加　熟地　当归　川芎　白芍　人参　白术　陈皮

炙草

诸虚不足，食少潮热，骨脊痛，色黄膝软，五心热

十全大补汤　肉桂　炙草　黄芪　川芎　人参　白术　茯苓

熟地　当归　白芍

血虚热燥渴，睡不宁，疮症脓水多致虚热渴

圣愈汤　熟地一钱　生地一钱　当归一钱　人参　黄芪　川芎

各二钱

肾气不足

六味丸　熟地八两　山萸　山药各四两　丹皮　茯苓　泽泻各三两

蜜丸。命门火衰致脾虚疼泻，夜多溺，加肉桂、附子各一两。

心肾一切虚损，腰脚重，体倦羸弱，小水浑浊

还少丹　山药　牛膝酒浸　远志　山萸　茯苓　五味　巴戟
肉苁　石菖　楮实　杜仲　茴香各一两　枸杞　熟地各二两

蜜同枣肉丸。

一切脾肺虚，发热恶寒，体瘦倦，食少，泻

人参养荣汤　白芍一钱半　人参　陈皮　黄芪　桂心　当归
白术　炙草　熟地　五味子　茯苓各七分　远志五分

姜枣煎。

虚弱，潮热自汗

乐令建中汤　前胡　细辛　人参　桂心　陈皮　当归　白芍
茯苓　麦冬　炙草各一钱　半夏七分半

一切虚损劳瘵，及亡血后或大吐下后见虚症

人参膏　人参一斤，切片，砂锅内水浮于药一指，文武火煎
去一半，倾汁出，渣再煎三次，嚼参无味乃止，再合一处，熬成
膏，点汤下。如虚有火，麦冬膏对服。

气血虚弱，无精神，体乏，腰腿痠

补中地黄汤　黄芪一钱　人参　当归各八分　白术　山萸　山
药各八分　陈皮　茯苓各六分　泽泻五分　丹皮五分　熟地一钱五分
升麻三分

姜枣煎服。

血气虚，两脚痿，久卧床褥

鹿胶丸　鹿胶一斤　鹿角霜　熟地黄各八两　牛膝　茯苓酒煮
菟丝　人参各二两　归身四两　杜仲四两　虎胫酥炙，四两　败龟酥
炙，二两

酒化鹿胶丸，姜盐汤下百丸。

接补真元，填实真气

五气丹　阴炼秋石八两　红铅四两，如无，以头生男胞四具代之

人乳粉人乳拌山药洒之　牛乳粉　酥油各四两

为末，绢裹糯米，水浸一夜，蒸饭，以药包安米中，饭熟为度。枣肉和鹿胶酒化丸，分作三百六十服。

阴虚欲成虚劳

人中白丸　人中白年久夜壶内入枣三十个，酒八分满，盐泥封，以炭火煅，待酒耗三分，再封住口，用慢炭火煅一夜，去枣取白，四钱　羚羊角　生地　当归　黄蒿子　银柴胡　鳖甲洗净，醋炙　阿胶珠　白术土蒸，不可炒　白芍炒，各二钱　熟地四钱

百部膏和丸，男用四钱，女三钱。

房劳精损，困乏虚火，晕聋遗精，步履欹邪，欲成痨瘵

鹿胎丸　鹿胎一个，去秽煮烂　熟地八两，人乳粉、山药各一两拌蒸，至五两为度　菟丝十两，酒煮五两　枸杞八两，人乳浸　何首乌连皮用黑豆煮干，去豆，以人乳浸，日晒夜露，八两　石斛酒炒，六两　巴戟酒浸，五两　黄芪酥炙，五两　人参四两　沉香二两

炼黄蒿膏丸，盐汤下百丸。

痨嗽骨蒸

清蒸丹　紫河车一个，洗去紫血，入瓶内，酒一杯，花椒一钱，封口煮，去椒　秋石一两五钱　人中白如前法制，一两半　五味一两　人参二两半　人乳粉二两半　阿胶珠　地骨皮　鳖甲醋炙，各一两五钱　银柴胡一两　半

以百部、青蒿、童便、酒共熬膏和丸，服四钱。

清暑益气，生脉补元

生脉散　人参、麦冬、五味，煎代茶。

气血两虚

调荣养卫丸　黄芪　白术　茯苓　白芍各一两五钱　人参　山药　归身　熟地　五味　麦冬　远志各一两　陈皮八钱　生地　山

黄各五钱

鸭血入，炼蜜丸。

虚损百病

神仙延寿酒　生地　熟地　天冬　麦冬　当归　川芎各一两
白芍一两　人参二钱半　茯苓　白术　牛膝　杜仲　肉苁蓉　小茴
巴戟　枸杞　故纸各一两　木香二钱半　砂仁五钱　石菖蒲二钱半
柏仁二钱半　远志五钱

煮酒三十斤。

虚痨

坎离既济丹　生地　麦冬　山萸　枸杞　五味　肉苁蓉　酒
柏　归身　白芍　天冬各一两　熟地二两　远志　茯苓各七钱半　丹
皮　茯神　枣仁各七分半　泽泻五钱　人参二钱半

老人或虚弱人但觉小水少即是病

却病延年汤　人参一钱　白术一钱五分　茯苓一钱　归身七分
白芍　牛膝　山楂各一钱　甘草五分

姜煎。小水长如旧止。

阴虚瘦弱

八仙长寿丸　熟地八两　山药　山萸各四两　茯神　丹皮各三两
五味　麦冬　益智各二两

蜜丸。腰痛加鹿茸、当归、续断、木瓜。下虚，小便不利，
去益智，加泽泻。淋，倍茯苓。夜多小便，加益智一两，减茯苓。
耳鸣，全蝎炒末，酒调送此丸。

瘦削少气，目视不明

二仙胶　鹿胶二斤　龟胶一斤　枸杞半斤　人参四两
为末，以酒化服。亦治遗精。

老弱长服补虚

大补茶羹　稻米　小米　糯米　苡仁　芡实　莲肉　山药

茯苓　白糖少许

炒熟黄色，白滚水调。

封髓益肾常服

沙苑蒺藜八两，取细末四两，余粗末熬膏，用水八碗，手搅至浓汁，再滤再熬，渣淡为度　莲蕊　芡实　山萸各四两　菟丝酒蒸，晒　覆盆酒浸，晒　枸杞　续断酒浸，各二两　龙骨火炙便淬七次，五钱，此味锁精，用之种子，则以金樱膏二两代

蜜十两，丸，同蒺藜膏和，空心盐汤下三钱，忌房事四十日。

延寿瓮头春酒

滋肾生精助阳，暖宫健脾，调经补阴。

头红花一斤　淫羊藿去边茎，净一斤，用羯羊油、腰眼油一斤，切碎锅化，候冷炒拌　杜仲便浸，炒去丝，一两　肉苁蓉一两，红色者，河水洗净，去甲，酒浸，焙干　牛膝酒浸　天冬去心，酒浸　故纸酒浸，焙　人参各一两　附子便浸，水煮三炷香，晒干，五钱　白蔻去皮　砂仁姜汁拌　川椒去目，焙　丁香　沉香　木香　枸杞　炙草各五钱　地骨皮一两　生地乳浸　茯苓黑牛乳浸，各一两　当归酒浸，二两　甘菊便浸，晒，一两　白芍一两　五加皮二两　白术泔浸，土炒　苍术泔浸，炒，各四两　熟地二两

上除红花、羊藿，余各为细末，用糯米四斗，每斗约十四斤，淘净，浸一日夜。蒸米为糜，取出冷定，用第三次淘米浆入锅温之，加葱白一斤，滚三沸，去葱，用浆冷定，洒糯糜上米散，用曲末六斤，同前药末拌匀，将羊藿、红花入绢袋，先置瓮底，以此糜压之，拍极实，用好烧酒十斤淋糜上，春发三日，夏一日，秋二日，冬四日。再加烧酒八十斤，加枣肉三斤，封瓮口，二七日开看，用木杷打四百下，仍封之。再二七日，榨出入坛内，酒恐坏味，则重汤煮之，埋土中，去火毒。

下体痿弱，不善食

六味肾气丸加故纸炒，三两　益智炒　砂仁炒，各二两（［眉批］嵩厓脾肾。）

蒸痨

寒热盗汗，梦交遗精，白浊，发干，耸腹有块，沉沉默默，嗽痰脓血下利，瘦困不自持。

积劳虚损，体瘦短气，好卧，发寒热

十四味建中汤　当归　白芍　白术　肉苁蓉　麦冬　炙草　人参　川芎　肉桂　炮附　黄芪　半夏　熟地　茯苓

姜枣煎服。

血虚劳，五心热，体痛颊赤，口干发热

逍遥散　茯苓　白术各一钱　当归　白芍　柴胡各一钱　甘草五分

姜煎服。

骨蒸热

清骨散　银柴胡一钱半　胡连　秦艽　鳖甲醋炙　地骨　青蒿　知母各一钱　甘草五分　当归　白芍　生地各八分

嗽加阿胶、麦冬、五味。

童男女骨蒸黄瘦，口臭肌热

麦煎散　赤苓　当归　干漆　常山煨　鳖甲　大黄　柴胡　白术　生地　石膏各一钱　甘草五分　小麦五十粒

煎服。

骨蒸，壮热肌瘦，舌红颊赤

鳖甲散　鳖甲醋炙　柴胡　地骨各一钱　秦艽　知母　当归各五分　乌梅一个　青蒿五叶

早晚各一服。

热嗽喘汗属阴虚者

清离滋坎汤 生地 熟地 天冬 麦冬 当归 白芍 山药 山萸 茯苓 白术各一钱 丹皮二钱 泽泻 酒知母 酒黄柏 炙草各五分

吐血，调京墨、童便，痰加竹沥、姜汁，汗加黄芪、枣仁，痰加贝母、瓜蒌，热加地骨皮，怔忡加远志、枣仁，嗽加五味，遗精加牡蛎、龙骨，膈碍加陈皮，咽疮加桔梗、玄参，痰喘加白芥、苏子、莱菔，久嗽加阿胶、五味、紫菀、冬花。

凡劳瘵治法

五更服地黄丸，天明服滋坎汤，一日常服：

万金膏 天冬八钱 杏仁 贝母 百部各四钱 紫菀三钱 冬花五钱 百合四钱

水煎味尽，去渣，入饴糖八钱，蜜一两六钱，再熬。又入阿胶、茯苓末各四钱，入前汁和匀如膏，不拘时挑服之。治劳嗽，卧时服：

噙化丸 天冬一钱半 麦冬 生地 熟地 当归各一钱五分 阿胶八分 枳实一钱半 桔梗一钱 杏仁二两半 半夏一两 黄连一钱 黄芩一钱半 知母 贝母各一钱五分 紫菀一钱 冬花一钱 苡仁七分 花粉一钱 礞石八分 薄荷二钱

蜜丸弹子大，噙化，每饭时则服白雪膏见脾胃。如此半年不间断。又须静居，远家务色欲，必愈。阴虚火动症切忌人参，若兼气虚始宜人参。

瘵病偏好一物此腹内有虫，成劳瘵也

先服：

黑虎丹 牛黄一钱 阿魏一钱 木香五钱 雷丸五钱 鸡肫皮焙，二钱 使君子四两

合前末，面糊丸，追虫后服滋养补脾之药，神效。癖疾、鼓

疾亦效。

蒸劳兼泻

三白广生汤 白术　白芍　茯苓　枣仁　陈皮　山药　贝母
丹皮　地骨　芡实　乌梅　炙草　莲肉

痨病火动，阳常起

痿阳兴阳法　皮硝放手心，两手合住自化，阳即痿矣。若欲
兴之，烧酒泥糊阴毛际处即起。

卷之十二　周身部①

皮肤分

麻木病

麻　非痒非痛。肌肉之内如千万小虫乱行，或遍身淫淫如虫行，甚至如虫行有声之状。按之不止，搔之愈甚，有如麻之乱。

木　不痒不痛，自己肌肉如他人肌肉，按之不知，搔之不觉，有如木之厚。

麻木皆有久暂。暂时虽因气血不足，未足为病，用重剂反损真元。惟经年累月，无一日不麻，必内气虚甚，风痰凑之。痰本不能作麻，为风所嘘，如波浪沸腾而起，阴阳失运行之柄，安得不麻。《伤寒论》曰：身如虫行，汗多亡阳也。则知气虚是本，风痰是标。

先以生姜为向导，枳壳开气，半夏逐痰，防风、羌活散风，木通、牙皂通经络，又僵蚕治如虫行之圣药。在手臂用桑条，在股足加牛膝。待病减用补中益气，多加参芪。若经年累月，无一日不木，乃死血凝滞于内，外挟风寒，阳气虚败，不能运动，用附子、肉桂向导，乌药、木香行气，当归、桃仁、红花、阿胶活血，木通、牙皂、川甲通经络，待病减，用八物补气血，无不验者。

麻木备用诸方

浑身麻木，目缩，或昏或热

神效黄芪汤　黄芪二钱　人参　白芍各三钱　炙草三钱　蔓荆二

---

① 周身部：此标题原无，据目录补。

分　陈皮五分

六服效。小便涩，加泽泻五分。如大热，加酒柏三分，麻木则不可加①。再加黄芪一钱。如麻木重甚，加芍药、木通各一钱。眼缩，去芍药。

皮肤间有麻木是肺气不行

芍药补气汤　黄芪二钱　白芍三钱　陈皮二钱　泽泻一钱　炙草二钱

暑天手麻木是热伤元气

人参益气汤　黄芪八分　人参　生甘草各五分　炙甘草二分五味子十二个　升麻二分　柴胡三分半　白芍三分

空心服，少卧，摩麻木处。午前又一服。第二次，黄芪四钱，红花三分半，陈皮五分，泽泻二分半，亦日二服。[眉批] 第二服。第三次，黄芪三钱，黄柏六分，陈皮钱半，泽泻，升麻各一钱，白芍二钱半，生甘草二钱，生芩四钱，炙草半分，五味子五十个，水煎稍热服，照前服法。[眉批] 第三服。

左腿麻木沉重

除湿补气汤　黄芪二钱　甘草一钱半　五味子三十个　升麻一钱半　当归　柴胡　泽泻各五分　红花六分　陈皮二分半　青皮一钱水煎热服。

体倦麻木，食汗善饥，舌强声嗄，身重

清阳补气汤　苍术一钱　藁本五分　升麻一钱半　柴胡八分　五味四分　黄柏八分　知母五分　陈皮六分　甘草五分　当归五分　黄芪八分

四肢肿，肌肉麻

续断丸　续断　当归　萆薢　附子　防风　天麻各五钱　乳香

---

① 麻木则不可加：诸本同，疑误。

没药各二钱半　川芎三钱七分

蜜丸酒下。

痹病甚者

黄芪酒　黄芪　独活　防风　细辛　牛膝　川芎各一两　炮附
炙草　川椒炒出汗，各一两　川乌炮　山萸　秦艽　干葛各七钱　官
桂　当归各八钱　大黄三钱四分　白术　炮姜各五钱

浸酒，日夜服三次。虚加肉苁蓉，下利加女萎，多忘加石斛、
菖蒲。

浑身麻木

八仙汤　当归一钱　茯苓一钱　川芎　熟地　陈皮　半夏　羌
活各七分　白芍八分　人参　秦艽　牛膝各六分　白术四钱　桂枝三
分　柴胡四分　防风五分　炙草四分

五积散亦可。

四①肢面目皆麻

补中益气汤　补中益气汤加木香、炮附、麦冬、羌活、防风、
乌药。

口舌麻木，吐涎或身麻有痰

止麻消痰饮　黄连　半夏　瓜蒌仁　黄芩　茯苓　桔梗　枳
壳　陈皮　天麻　细辛　南星　甘草

血虚加当归，气虚加人参。

瘀血麻木

四物汤　加桃仁、红花、韭汁。

身麻木，生疙瘩

散滞汤　防风　荆芥各四分　羌活　独活　连翘　当归　生地

----

① 四：原作"十"，据扫叶山房本改。

苍术　槟榔　玄参　牛蒡　忍冬各五分　升麻　防己各五分　赤芍　陈皮　萆薢各一钱　半夏二钱　茯苓　蒺藜各八分　乌药　牛膝各七分　木瓜六分　木香三分　黄连四分

姜葱煎，热服取汗①。初服加麻黄一钱，二三服加当归，四五服加酒大黄一钱半。五服愈。

因气麻木

开结舒经汤　紫苏　陈皮　香附　乌药　川芎　羌活各八分　苍术　南星　半夏　当归各八分　桂枝　甘草各四分

痹病论

痹，闭而不通也，或遍身或四肢拘挛而痛。有不痛者，病久入深也。初因元精内虚，外为风寒湿三气所袭，不能随时祛散，久则成痹。风气胜者为行痹，古称走注，今名流火，脉浮。寒气胜者为痛痹，世称痛风及白虎历节风，脉涩。湿气胜者为着痹，即麻木，脉沉缓。三痹各有所胜如此，治药以胜者为主。要知三气杂合成病，不可举一废二。忌收敛，宜辛敛，行气开痹饮。

行气开痹饮　羌活、川芎、防风、苍术、秦艽、红花、肉桂、细辛、续断。风胜，倍风药，寒湿偏胜，酌倍之。在上加片姜黄、桂枝、威灵，在下牛膝、防己、萆薢、木通。

又有五痹。筋屈不伸为筋痹，前方加木瓜、柴胡。血凝不流为脉痹，前方加菖蒲、茯神、当归。肌多不仁为肉痹，前方加白茯苓、陈皮、木香、砂仁。遇寒皮急，遇热皮纵，为皮痹，前方加紫菀、杏仁、麻黄。重滞不举为骨痹，前方加独活、泽泻。治痹不外乎此。

流注病论

或结块，或漫肿，或生于四肢关节，或流于胸腹腰臀，皆因

---

① 汗：原作"汁"，据文义改。

忧思忿怒，亏损肝脾，腠理不密，外邪因而客之，或湿痰流注，或跌蹼①血滞而成。妇人则产后劳役，复伤气血，以致营卫不从，逆于肉里，或产后恶露不尽，气注血凝，皆气血虚损之病。若气血充实，经络通畅，决无此患。

急用葱捣烂炒热，贴患处，冷则易，此外补阳气，运散壅滞之法。内用益气养荣汤，八物加黄芪、贝母、桔梗、陈皮、香附。或方脉流气饮，二陈加苏叶、黄芪、青皮、当归、川芎、芍药、乌药、桔梗、防风、枳实、木香、大腹子，则未成自消，已成自溃。

又须审其见症。畏寒阳虚，十全大补。晡热内热，阴虚，四物加参术。作呕胃虚，六君加炮姜。食少体倦，脾虚，补中益气加茯苓、半夏。四肢逆冷，小便数，命门衰，八味丸。小便数，作渴，肾水亏，六味丸。若不补气血，不节食饮，不慎起居，不戒七情，或用寒凉克伐，多至不治。

结核病论

遍身皆有，肉里皮外。有如榛如豆，焮肿有形者。有结于肉里，其色不变者。有形于肢节，累累如贯珠者。有大按则痛久不愈，或服消克之剂，不按自痛者。其症皆起于郁怒亏损肝脾，或暴怒触动肝火，妇人胎产经行，失于调养。形伤则痛，气伤则肿，慎不可轻用行气破血之剂。

结于项侧耳前后　胸肋肿痛，肝胆少血火燥，脉浮大而涩，滋肾养肝益元。六味丸、加味逍遥散参用。

结于喉间　肝脾郁结，归脾加半夏、山栀、升麻、紫苏。

结于腹内、小腹内　结块作痛，非肝脾气滞即亏损。脉虽洪

---

① 蹼：用同"扑"，倒下。

数弦紧，亦作真气虚、邪气实论。只于补中益气、六味、加味逍遥三方治之。

时消时作　气滞痰结。归脾、六君子调和肺脾之气，自愈。

溃而核不败，或肉不生　五脏皆虚。但用补中益气、六君子调补脾胃，以滋诸脏，各症自退。

血风病论

遍身疙瘩，或如丹毒，痒痛不常，搔破成疮，名血风疮。此症皆肝脾肺三经风热，或郁久血燥所致。内症则小便不调，夜热内热，或往来寒热，自汗盗汗。妇人则月经失常。断不可专用风药治外，复伤阴血，须审治之。

单热作痛　肝经风热血燥，当归饮，四物加刺蒺藜、黄芪、防风、荆芥、首乌、甘草，外加柴胡、山栀、钩藤。

寒热作痛　肝脾郁火，小柴胡加山栀、黄连。

疙瘩搔痒　肺经风热，宜清热消风，黄芩、防风、荆芥、连翘、沙参、玄参、紫苏。

体倦食少，口干潮热　肝脾郁火伤血，加味逍遥散。

夜热作渴　血分有热，小柴胡合四物。

瘢疹病论

瘢疹皆热毒，热则伤血，血热不散，传于皮肤。有色点，无颗粒，状如锦纹，曰瘢。点小有颗粒曰疹。

伤寒发瘢　胃热也。

吐泻发瘢　由胃虚，无根之火游行于外。此症不妨，但可补不可泻，可温不可凉。

阴症发瘢　伏寒在下，逼其无根失守之火聚于胸中，上热熏肺而发瘢。用调中汤温胃，羌活、白芷、麻黄、桂枝、藿香、苍术、川芎、桔梗、芍药、陈皮、半夏、枳壳、砂仁、甘草、生姜。

内伤寒物亦发瘢　暑月得之。先因伤暑，次食寒物，并居凉处，内外皆寒，逼暑火于外而为瘢。亦用调中汤。

风疹　经云汗出见湿，乃生痤痱。汗出则虚矣。露卧见风，沐浴见湿，使人身振寒热，致生风疹。勿专治风，调中汤最稳。

一方治瘾疹　浮萍焙干，牛蒡酒炒晒干，僵蚕各一两，为末。每服二钱，薄荷汤下。

赤白游风病论

肢体或腿臀腕间患痦瘤，或赤晕如霞，游走不定，瘙痒，赤曰赤游，白曰白游。白属气，赤属血，得风则游行。或因肝经血燥生风，或怒火内动肝风，或脾经郁结，血虚生热，风邪因而外袭。治法不宜祛风，风药燥血，血随火化，反成败症，加味逍遥散最妙。脾经郁热，加味归脾汤。晡热内热，六味丸。五味子、浮萍最利此症，宜加入。将鹿胶顿镕，涂之立愈。

遍身搔痒病

凡痒皆属虚。气虚午前痒，血虚午后痒。遍身搔痒，大约肺家血虚火盛而生风，不可误服风药，四物加二冬、桑枝、蝉蜕、僵蚕、牛蒡、刺蒺藜、威灵仙，外用苍耳叶、地肤子、浮萍，汤浴。

血虚作痒

加味四物汤　四物汤加黄芩，调浮萍末。

诸痒如虫行是血虚

四物汤大料服之。

风寒积聚，瘾疹瘙痒

消风散　茯苓　川芎　羌活　人参　荆芥　防风　藿香　甘草　蝉蜕　僵蚕　厚朴　陈皮

茶酒煎服。

皮肤病

皮肤痛，手不敢按

桑白二钱　干葛　柴胡　枯芩各一钱　玄参一钱　地骨皮　天冬　麦冬各一钱五分　甘草　木通各四分

姜葱煎服，取微汗。

皮肤枯燥如鱼鳞

牛骨髓、真酥油合炼一处，每日空心热酒调服三匙。

遍身青紫斑点，色若葡萄

初起：

羚角散　羚羊角　防风　麦冬　玄参　知母　黄芩　牛蒡各八分　甘草二分

痱病

痱子痒痛，常如草刺

苦参汤　苦参四两　菖蒲二两

水五瓢，煎数滚，添水二瓢，盖片时，临洗和入公猪胆汁四五枚洗之，不三次全愈。

痱子抓破皮损

鹅黄散　绿豆粉一两　滑石五钱　黄柏三钱　轻粉二钱

搽之自愈。

疥

内服：

消风散　生地　防风　蝉蜕　知母　苦参　胡麻各一钱　荆芥　苍术　牛蒡　石膏各一钱　甘草　木通各五分　当归一钱

煎服。外搽：

绣球丸　朝脑　轻粉　川椒　枯矾　水银　雄黄各二钱　枫子

肉一百个

为末。柏油一两，化开搅匀，作丸搽之。或用：

一扫光 苦参 黄柏各一两六钱 烟胶一两 木鳖肉 川椒 蛇床子 白矾 枯矾 硫黄 枫子肉 朝脑 水银各二钱 轻粉二钱 白砒五分

猪油调搽，二次愈。

漆疮

二粉散 杭粉一两 石膏三钱 轻粉五钱

为末，韭汁调敷。如无韭汁，凉水调敷。忌浴热汤。

癣

勿论干湿

土大黄膏 硫黄八钱 生矾四钱 川椒二钱

鲜土大黄根汁调，抓损搽之。多年顽癣，加醋和之。如此不效，用：

必效方 川槿皮四钱 轻粉 雄黄各四分 百药煎一个 斑蝥全用，一分 巴豆去油，一分半 大黄二钱 海桐皮二钱

抓损搽之。

瘤初起根小者

枯瘤膏 白砒 硇砂 黄丹 轻粉 雄黄 乳香 没药 硼砂各一钱 斑蝥二十个 田螺三个，去壳，晒干为末

糯米粥调作小饼子晒干，先灸瘤顶三炷香，以饼贴之，用黄柏末水调，盖敷药饼。十日外瘤自枯落。次用：

敛瘤膏 血竭 轻粉 龙骨 海螵蛸 象皮 乳香各一钱

鸡蛋煮熟，用黄熬油一小盅，药各为末，和入鸡蛋油内。每日早晚甘草汤洗净患处，用鸡翎蘸涂，太乙膏盖贴。

颤动

木克土，脾主肌肢，木鼓之故动，经谓风淫末疾。此病中年以后有之，老人尤多，惟血虚也。

手足颤，觉内寒

星附散 南星　半夏　人参　炮附　白附　茯苓　川乌　僵蚕　没药

水酒煎，热服，取微汗。

颤，觉内热

摧肝汤 胆星　钩藤　酒连　滑石　青黛　僵蚕各等分　天麻倍　甘草　竹沥

有痰，合导痰汤。

颤，心不宁

补心汤 当归一钱五分　川芎　炙草各一钱　生地钱半　远志二钱五分　枣仁　柏仁各三钱　人参一钱　琥珀五分　茯神七分　胆星五分　石菖蒲六分

为丸更妙。

老人颤

定振丸 天麻　秦艽　全蝎　细辛各一两　熟地　生地各二两　当归　川芎　白芍各二两　防风　荆芥各七钱　白术　黄芪各一两五钱　威灵仙五钱

酒糊丸。

气虚人颤

参术汤 人参　白术　黄芪各二钱　茯苓　炙草各一钱　陈皮一钱　炮附五分

仍间服：

独活汤 独活　羌活　防风　人参　当归　细辛　茯神　远

志　半夏　桂心　白薇　石菖蒲　川芎各五分　炙草二分半

姜煎服。

潮热

一日一发为潮热，一日三五发是发热。

潮热，大便坚，喜冷，畏热不寐此是气盛

参苏饮。见发热门。

潮热，气乏食少，神悴体瘦，病少去，五心常有余热

参苏饮合当归、川芎、白芍、熟地，[眉批]参苏饮。间服十全大补汤。见虚弱门。

病后欠调理，潮热者

八珍散　人参　茯苓　白术　黄芪　山药　粟米炒　扁豆　甘草[眉批]八珍散。

有潮热，似虚，背心痛，服补药不效是饮

五饮汤　旋覆花　人参　陈皮　枳实　白术　茯苓　厚朴半夏　泽泻　猪苓　前胡　桂心　白芍　炙草

姜煎服。

夜微热，早起自能动作，饮食如常，并无别症此血虚也

茯苓补心汤润之，俟热稍退，继以养荣汤、十全大补汤。[眉批]茯苓补心汤。

血虚，五心热，昼则减，夜则剧热

四物二连汤　当归　生地　白芍各一钱　川芎七分　黄连炒，五分　胡连三分

热在皮肤，日夕甚，喘咳洒淅肺热也

地骨散　柴胡　地骨　桑白　枳壳　前胡　黄芪各七分五厘茯苓　五加皮　人参　甘草　桂心　白芍各五分

姜煎服。

热在筋肉，寅卯时甚，便难转筋肝热也

柴胡散　柴胡　黄芪　赤苓　白术各一钱　人参　地骨皮　枳
壳　桔梗　桑白　赤芍　生地各三分半　麦冬一钱半　甘草三分

姜煎服。

产后蓐劳，寒热往来

黄芪散　黄芪　鳖甲　当归各一钱　桂心　白芍　续断　川芎
牛膝　肉苁蓉　沉香　柏仁　枳壳各六分半　熟地五分

寡妇尼僧独阴无阳，乍寒乍热

抑阴地黄汤　生地三钱　柴胡　秦艽各五分　黄芩五分　赤芍
一钱

为丸，亦可蜜丸，乌梅汤下。

子午潮热

加减逍遥散　当归　白芍　白术　茯苓　丹皮　柴胡　栀子
黄芩　胡连　麦冬　地骨　秦艽　木通　车前

寒热

身大热，反欲近衣是热在外，寒在内

先用：

桂枝汤　桂枝　白芍　生姜各三钱　炙甘草二钱

枣煎服。须臾吃稀粥一盅，以助药力，被覆一时，身微似有
汗为度，治内寒也。再服：

小柴胡汤　黄芩二钱　人参一钱　半夏一钱　柴胡三钱　甘草
八分

姜枣煎，治外热也。

身大寒，反不欲近衣是寒在外，热在内

先用：

白虎人参汤　知母三钱　石膏八钱　甘草一钱　粳米一撮　人参

三分

治内热也。再服：

桂枝麻黄汤 桂枝一钱六分　白芍　生姜　炙草　麻黄各一钱　枣一个　杏仁五个

解外寒也。

腰以下热，腰以上寒

至^①效散 炒栀二钱半　瞿麦五分　炙草三分　葱白三根　姜三片

煎热服。

腰以下寒，以上热头目赤肿，下部寒，足胕尤甚，大便微秘

既济解毒汤 熟大黄便利去之　酒黄连　酒黄芩　炙草　桔梗各二钱　柴胡　升麻　连翘　当归身各一钱

忌酒、面、生、冷硬物。

炎暑月得寒病身凉脉迟

附子理中汤 人参　炮附　炮姜　炙草　白术等分

寒减大半，止，脉得四至可矣。

阵阵寒如凉水，洒惨惨不乐，面色异于平时，兼倦怠好卧阳气不升也

升阳益胃汤 黄芪一钱　半夏　人参　炙草各五分　独活　防风　白芍　羌活各三分　陈皮二分　茯苓　柴胡　泽泻　白术各三分　黄连五分

姜枣煎，巳午未初服。服后如小便利，病益甚，是不宜利小便也。去茯苓、泽泻。

外症唇破口干，内却虚寒，脉沉迟，肢冷

大建中汤 黄芪　当归　桂心　白芍各一钱　炙草　半夏　炮附各一钱一分　人参五分

① 至：原作"王"，据扫叶山房本改。

姜枣煎。

内外皆寒，冷气刺痛，泄呕肢冷，小便不禁

二气丹　硫黄　肉桂各一钱二分半　炮姜一钱　炮附二钱半

面糊丸，朱砂一钱为衣，艾盐汤下三十丸。

心腹寒痛，泻利肠鸣，米谷不化，手足冷

已寒丸　荜拔四钱　肉桂四钱　炮姜六钱　良姜六钱

面糊丸。

表虚自汗，恶风寒

黄芪、桂枝、白芍、甘草。或汗后表虚，调中益气汤倍黄芪、桂枝。见劳伤门。

素歉弱脉，虚不能任风寒

四君子汤　人参　白术　茯苓　炙草各八分　黄芪　桂枝各一钱五分

甚者加炮附。

明明内火甚，反振慄恶寒是火兼水化

四物泻火汤　当归　川芎　白芍　生地　黄芪　黄柏　黄连

外感发热恶寒

治见伤寒、伤风门。

内外热

发热能食，大便难实也

三黄丸　黄连　黄芩　生大黄各等分

蜜丸。

内热，口唇燥，咽肿目赤，鼻血口疮，谵妄，二便结

凉膈散　栀仁　连翘　薄荷　黄芩　甘草各一钱五分　大黄　芒硝各五分　竹叶七片

入蜜煎服。

上焦热，咳衄，口甘口苦，神不定，消渴淋浊

麦冬汤 薄荷一两半　麦冬二钱　甘草一钱半　生地六钱　黄连一钱　黄芪　蒲黄　阿胶　人参　木通　柴胡各二钱

表虚热，夜则甚

退热汤 黄芪一钱　柴胡七分　生草　黄连酒炒　黄芩　白芍　地骨　生地　苍术各五分　当归　升麻各三分

感冒发热

参苏饮 干葛　前胡　半夏　人参　茯苓各七分五厘　木香　苏叶　枳壳　桔梗　炙草　橘红各五分

姜枣煎，频进，以热退为度。

妇人发热，经或来或断，昼则明白，夜则昏谵是热入血室

柴胡加地黄汤 柴胡六钱二分　人参　黄芩　炙草　半夏　生地各三钱五分

姜枣煎服。

妇人热病经来，寒热如疟，狂妄

姜柴汤 柴胡一钱　桂枝三分　花粉五分　牡蛎　炮姜　炙草各二分

煎服，汗出愈。

发热病二便如常，不恶寒，夜多热，昼少热，时作时止是杂症热入血室

泻血汤 酒生地　熟地　蒲黄　丹参酒炒　当归　防己酒炒　柴胡　炙甘草　羌活各一钱　桃仁三分

空心服。

手心热是热郁

火郁汤 升麻　干葛　羌活各五分　防风二分半　甘草半生半炙，六分　柴胡三分　人参　白芍各五分

葱白煎。

胸满嗳酸，便臭发热是伤食

柴胡二陈汤 柴胡 半夏 陈皮 茯苓 枳实 山楂 神曲 炙草

劳役甚发热是内伤

补中益气汤。挟外邪加羌活，因房事劳加酒知母、酒柏。〔眉批〕补中益气汤。或用：

人参二钱 白术二钱 麦冬二钱 黄芪一钱五分 陈皮一钱半 五味子十个 炙草七分

饮酒多发热

葛花解醒汤。

夜不热，昼热气分热

小柴胡汤加 柴胡 黄芩 半夏 栀子 黄连 知母 地骨皮

昼不热，夜热血分热

四物汤加 当归 川芎 白芍 生地 知母 黄柏 黄连 栀子 丹皮 柴胡

外 毒 分

肿疡

一切肿毒大毒未成

卫生汤 羌活 防风 白芷 穿山甲 沉香 红花 连翘 石决明煅，各六分 忍冬花 皂刺 归尾 草节 花粉各一钱 乳香五分 大黄酒炒，二钱，便利不用

在上，先药后饮酒。在下，先饮酒后药。

肿毒坚硬疼甚

内消沃雪汤 青皮 陈皮 乳香 没药 连翘 黄芪 当归

草节　白芷　射干　花粉　山甲　贝母　白芍　忍冬　皂刺各八分
木香四分　大黄二钱

水酒各半煎服。

肿毒发热，呕，便秘饮冷，舌干口苦，脉沉实

内疏黄连汤　木香　黄连各一钱　山栀　当归　黄芩　白芍
薄荷　槟榔　桔梗　连翘各一钱　甘草节五分　大黄二钱

肿毒初起寒热拘急，渴，便秘

双解复生散　荆芥　防风　川芎各五分　白芍　黄芪　麻黄
草节各五分　薄荷　山栀　当归　连翘各八分　滑石　忍冬　羌活
人参　白术各八分　大黄　芒硝各二钱

姜葱煎服。

肿毒内攻恶心

护心散　豆粉一两　乳香三钱　朱砂一钱　甘草一钱

白滚水调服二钱，日二服。

肿毒已成，未脓，防毒内攻

蜡矾丸　白矾一两二钱　黄蜡一两　雄黄一钱二分　琥珀一钱
朱砂一钱二分　蜜二钱

镕黄蜡为丸，如豆大，每服三十丸。

肿毒内干，大渴

竹叶黄芪汤　黄芪　甘草　黄芩　川芎　当归　白芍　人参
半夏　石膏　竹叶　麦冬各八分　生地一钱

灯草煎服。

肿毒已成不破

透脓散　黄芪四钱　山甲一钱　川芎三钱　当归二钱　皂针一
钱半

水煎，临服入酒少许。

阴毒，不肿不疼，不热不红，但坚硬者

回阳汤 炮附 人参各一钱 黄芪 当归 川芎 茯苓 枸杞 陈皮 萸肉各一钱 木香五分 甘草 紫草 厚朴 苍术 红花 独活各五分 皂角树上白皮二钱 煨姜三片

水酒各半煎，三服取效。

一切肿毒敷法

金黄散 花粉一两六钱 黄柏 大黄 姜黄各八钱 白芷八钱 厚朴 陈皮 甘草 苍术 南星各三钱

为末，蜜调敷肿上。

肿毒将溃，已溃根散不收

铜绿五钱 明矾四钱 胆矾三钱 五倍炒，一两 白及五钱 轻粉 郁金各二钱 麝香三分

陈醋一碗，慢火熬起金色黄泡为度。上药为末，每一钱搅入醋膏内，每用顿温，用笔蘸涂疮根上，以绵纸盖其疮根，自生皱纹，渐收渐紧，再不开大。

贴疮膏药

加味太乙膏 肉桂 白芷 当归 玄参 赤芍 生地各二两 大黄 木鳖各二两 阿魏三钱 轻粉四钱 槐枝 柳枝各一百段 血余一两 黄丹四十两 乳香五钱 没药三钱

油五斤，先将油浸药数日，入火熬至药焦浮，捞药渣过油净，入血余熬，待血余浮起，然后称油，每油一斤入黄丹六两半，却再熬，先发青烟，后至白烟则膏成矣，如稀亦可再加炒丹。离火下阿魏，次下乳香、没药、轻粉，倾入冷水浸，乘温扯拔，百转为妙。

阴毒不起，色变紫黑，急服

回毒银花散 忍冬枝叶花并用，二两 生黄芪四两 甘草一两

酒二十两

煮三炷香时，饮之即高肿。

肿毒已成，瘀肉不腐，及不作脓或内有脓而外不溃

作腐紫霞膏　蓖麻仁　轻粉各三钱　血竭二钱　巴豆五钱　朝脑一钱　砒五分　螺蛳肉二个，晒干

共为末，麻油调搽，以绵纸盖之，或膏贴俱可，不过二次即烂。

肿毒成不消者服之易溃

内托千金散　白芍　黄芪　川芎　当归各一钱　防风　桔梗花粉　忍冬　人参各一钱　肉桂　白芷各五分　甘草　乳香　没药各五分

煎成入酒一杯。

肿毒初起，寒热骨痛，呕恶似伤寒

梅花五气丹　冰片五分　麝香五分　轻粉　辰砂各六分　乳香没药　血竭　雄黄各一钱　鲜酥自取蟾酥二钱，用男乳调

将上药为末，入酥乳汁内调丸，即刻晒干，用川椒、灯心同药收藏瓶内，以蜡封口。凡遇恶疮大毒，用葱白食后嚼下，然后将药丸放舌下，睡暖处盖被，药化徐咽之。疮大者二三丸亦可，即得汗而愈，寒月将葱白汤催之。如暗疔势急，用葱白煎酒一杯，研药五丸灌下，其效如神。此外科第一奇方也。

诸毒诸疮内服外敷

太乙紫金丹　山慈菇去毛皮，焙，二两　五倍去末，焙，二两　麝香三钱　千金子白仁，去油，一两　红牙大戟去芦，焙，一两半　朱砂三钱　雄黄三钱

糯米浓汁调和，杵千余，每锭一钱，每用一锭，病重者连服二锭，取利后以温粥补之。

膏粱金石热毒及消病，恐生痈疽

金液戊土丹 人中黄 乌梅肉 茯神 胡连 五味各一两 石菖蒲 辰砂 雄黄 远志各三钱 硝石三钱 牛黄 冰片各一钱 金箔二十张

炼蜜为丸，每丸重一钱，人乳、童便下。

溃疡

肿毒已溃洗药

猪蹄汤 猪前蹄一只，煎汤去肉并油入 羌活 甘草 赤芍药 黄芩 白芷 当归 蜂房等分，共一两入汁内煎，去药，以绢蘸汤，淋于疮上，轻手去瘀腐恶物，随汤而下，洗毕贴膏

已溃流脓

生肌玉红膏 白芷五钱 甘草一两二钱 归身二两 血竭四钱 轻粉四钱 白蜡二两 紫草二钱 麻油一斤

先将归、草、芷、紫入油浸，火熬枯色，去渣，再熬令滚，下血竭化尽，次下白蜡化尽。先用碗顿水中，将膏倾碗内，方下轻粉则成矣。每用先用猪蹄汤洗去瘀腐，却将此膏挑掌中捺化，遍搽疮上，以太乙膏盖之。大疮早晚洗换二次，兼服补脾胃气血暖药，其腐肉自脱，新肉易生。

脓清稀，并见虚症
宜服十全大补汤。

虚热
宜服八珍汤。

气不足，倦怠身热
宜服补中益气汤。

发热恶寒，痿黄消瘦
宜服人参养荣汤。

病久郁结

宜服归脾汤。

不思食

呕恶，香砂六君子汤。

已溃血虚，疼痛不可忍

托里定痛散　归身　熟地　乳香　没药　川芎　白芍　肉桂各一钱　粟壳去筋蜜炙，二钱

热大脓多，气血大虚

参术膏　人参四钱　白术　熟地各三钱

日二服。

已溃流脓，常服无变症

小保安汤　当归　茯苓　川芎　黄芪　麦冬　陈皮　桔梗人参　白术各一钱　半夏　甘草　藿香各五分

姜枣煎服。

疔毒

初起项以上，用铍针刺入疮心四五分，挑断疔根，出恶血，用回疔丹或蟾酥条插入孔内，膏盖之。项以下当艾灸，亦用前治法。后俱用蟾酥丸，冬月万灵丹发汗。红丝疔挑断丝出血，其初疮亦用前法治之。

恶症歹疮不痛，止麻木呕吐昏愦

蟾酥丸　蟾酥二钱，酒化　轻粉五分　枯矾　寒水石煅　铜绿乳香　没药　胆矾　麝香各一钱　雄黄二钱　蜗牛二十一个　朱砂三钱

先研蜗牛，和酥酒调稠，入药末，匀丸如绿豆大。[眉批]为条即蟾酥条。用葱白五寸，患者自嚼烂，同药三丸，热酒送下，被盖，如人行五六里，出汗为效。甚者再一服。

疔毒入心，内热口干，脉实

黄连解毒汤 黄连 黄芩 黄柏 山栀 连翘 甘草 牛蒡

灯心煎。

疔刺后用此插之

立马回疔丹 蟾酥酒化 硇砂 轻粉 雀粪各一钱 蜈蚣炙，一个 雄黄 朱砂各二钱 乳香六分 麝香一字 砒五分

糊成麦子大，插入疔孔，膏盖之。追出脓血疔根效。

毒攻心，恶心不食，并一切肿毒

神效护心散 僵蚕 川甲 大黄 牙皂去皮弦 番鳖炒焦，去毛

各土炒，等分为末，热酒下一钱。如呕出，再服。待药存住，则毒不攻心矣。一切肿毒未成可散。

杨梅疮

大黄熟，五钱 玄明粉二钱 山甲炙，五钱 赤茯一钱

以上用酒煎好。再用乳香、没药各一钱，鹿茸一钱五分，为末和入，服后解下即愈。

卷之十三　下身部①

腰胯分

　　肾　分左右，人一身之中，有命门附脊骨对脐。其右旁一小窍，乃三焦之气所自出，即先天无形之火，曰肾间动气。左旁一小窍，乃真阴水气所自出，亦无形，随相火而潜行周身，以荣四末。命门居中，各开一寸五分，分左右肾。右肾衰补火，八味丸。左肾衰补水，六味丸。

　　腰　肝脉入腰，肾脉入腰，膀胱脉抵腰。

　　小腹　肝脉抵小腹。

腰痛病论

　　腰痛　主肝肾两经，肾虚其本。作强伎巧之官蛰藏封闭，则州都之地真气布护，虽六气苛毒勿之能害。以欲竭其精，耗其真，则肾虚，累及膀胱之腑，侵犯太阳，母不顾子，肝亦随病。其症有风寒，有湿热，有瘀血，有滞气，有闪挫，有痰积，皆标也，治者须审。是厥阴痛，腰如张弓弩弦。是少阳痛，腰如针刺皮中，循循不可俯仰。若夫腰引项脊尻背如重状，方是本脏本腑病，不可用黄芪等闭气之药，亦勿认诸痛属火，峻用寒凉。止痛须温散，当归、川芎、牛膝、续断、玄胡必用之药，又必少用官桂方验。

　　若腰肢痿弱，脚膝酸软，脉大或细，按之无力，痛悠悠隐隐不甚，亦不已，肾虚也。脉细，小便清，前药加熟地、沙苑蒺藜、五味、山萸、山药、菟丝子、鹿胶。若脉大，小便黄，六味丸加

---

① 下身部：此标题原列"前阴分"前，据目录移于此处。

前药。如风寒，脉必弦紧，前药加羌活、防风、秦艽。湿热，脉缓腰重，前药加苍术、白苓、泽泻。瘀血痛，脉涩，转动若锥刀之刺，日轻夜重，前药加桃仁、红花、苏木，痛甚加乳香、没药。挫闪跌打，脉必实，即用瘀血方加乌药、甘草、香附。虽发热不可用寒凉，恐血凝也。气滞痛，脉沉，前药加枳壳、乌药、木香、陈皮。痰积痛，脉滑或伏，前药加南星、半夏，再加快气之药，如苍术、香附、枳壳、乌药之类。

外此又有久泻腰痛，真水涸也。又有腰痛不能动摇，肾惫也。腰软者，肾肝伏热。凡腰痛之症，总于肝肾两部推之，百不失一。

腰痛备用诸方

一切腰痛

立愈汤 杜仲五钱　故纸四钱　草薢三钱半　当归一钱半　续断二钱　牛膝二钱　狗脊一钱　木瓜一钱半　炙草五分　胡桃肉一两五钱，一半同煎，一半嚼下药

酒二碗煎，加盐下。连二服立愈，戒房事。

痛牵两足，左右无常处是风，脉必浮

独活寄生汤 独活　桑寄　杜仲各一钱　牛膝　细辛　秦艽　茯苓　桂心　防风　川芎各一钱　甘草八分　当归　芍药　地黄各八分

闪挫跌伤

乳香趁痛散 虎胫　龟板俱酒炙，各五分　血竭　赤芍　当归各七分　没药　防风　自然铜醋淬　白附　辣桂　白芷　骨碎去毛　苍耳各七分　牛膝　天麻　槟榔　五加皮　羌活各三分

或用：

复元通气散 大茴　山甲各一钱　玄胡　牵牛　陈皮　炙草各五分　木香八分

不见火，为末，每服二钱，酒调。不应是有滞血，五积散加桃仁、大黄、苏木各一钱，当归倍用。[眉批]五积散。

腰痛因劳役负重

普贤正气散 陈皮 半夏 苍术 厚朴 藿香 甘草 生姜
或用寄生汤。

跌坠瘀血，或大便不通

调荣活络饮 大黄 当归 牛膝 杏仁各二钱 赤芍 红花 生地 羌活各一钱 川芎一钱半 桂枝三分

气滞腰痛脉沉

人参顺气散 人参 川芎 桔梗 白术 白芷 陈皮等分 枳壳 乌药 炮姜 甘草各等分

素有痰气

二陈汤加南星、香附、乌药、枳壳。[眉批]二陈汤加。

湿热痛

苍术汤 苍术五钱 柴胡三钱 防风 黄柏各一钱五分

腰软身倦，膝软痛，悠悠隐隐不甚是肾虚

如短气，小便利是肾阳虚，脉必细而无力：

大建中汤 当归 白芍 白术 麦冬 黄芪 肉苁蓉 甘草 人参 川芎 肉桂 半夏 炮附 熟地 茯苓

姜枣煎，送六味丸五钱。如有火，小便黄赤是肾阴虚，脉必洪而无力：

补阴丸 败龟板酒炙 黄柏酒炒 知母 侧柏 枸杞 五味 杜仲 砂仁等分 甘草减半 熟地加倍

盐酒下百丸。煎药方：

一服立愈汤 杜仲五钱 故纸四钱 草薢三钱半 续断二钱 牛膝二钱 狗脊去毛，一钱 木瓜一钱半 炙草五分 胡桃一两五钱，一

半同药煎，一半嚼下

酒二碗煎，加盐下。

五种腰痛常服

立安丸 故纸 木瓜 杜仲 牛膝 续断各一两 萆薢二两

蜜丸，盐酒下百丸。又方：

烧腰散 杜仲一钱 肉苁蓉 巴戟各五分 小茴 故纸各一钱
青盐五分

入猪腰内缝住，纸包煨熟，黄酒下。又方：

桃蜜膏 杜仲四两 故纸二两 核桃肉，三十个

炼蜜为膏，空心滚水服。或用大蒜一两，研膏丸，盐汤
下。又：

壮肾散 当归、故纸、杜仲、牛膝、小茴，为末，每酒调
三钱。

腰胯痛

补中地黄汤加杜仲最妙。

腰冷重痛，能饮食，小便利是肾着

牛膝酒 地骨皮 五加皮 川芎 薏苡仁 甘草 生地 海
桐 牛膝 羌活各一两

浸酒，日饮三次。

腰胯痛寒湿多

渗湿汤 苍术 白术 炙草各一钱 茯苓 炮姜各二钱 橘红
丁香各二分半 白芍 青皮 槟榔各四分

湿热者小便黄赤：

清湿散 黄柏盐炒，一钱 泽泻七分 苍术一钱 杜仲 白芍
牛膝 威灵仙 木瓜 陈皮各七分 甘草二分 乳香 没药各二分

又胯痛：

补胯丸 黄芪 独活 牛膝 秦艽 桑寄 石斛各五钱 人参

小茴　木瓜各二钱半　当归　苍术　杜仲各七钱半　熟地黄一两　官桂一钱半

酒糊丸，酒下。

腰软是肝肾热

丹溪方　黄柏、防己，为末。

天阴或久坐即痛是湿，脉必缓，体必重

生附汤　生附五分　白术　茯苓　牛膝　厚朴　生干姜　炙草各一钱　苍术　杜仲各二钱

腰冷如冰是寒，脉必紧

五积散　白芷　茯苓　半夏　当归　川芎　甘草　肉桂　白芍各六分　枳壳　麻黄　陈皮各一钱二分　吴萸五分　厚朴　干姜各八分　苍术二钱

虚弱，房劳腰痛

青娥不老丹　杜仲八两　故纸四两　核桃肉二十枚　大蒜二两
研膏丸，盐汤下五十丸。

腰痛，发渴便闭是热，脉必洪数

甘豆汤　黑豆二合　甘草二钱　续断二钱　天麻一钱半

小腹痛论

凡小腹痛皆血症，肝藏血故也。若气寒血结，威灵散，灵仙、当归、没药、木香、肉桂，为末，热酒下。若气滞血凝，当归散，当归、赤芍、刘寄奴、没药、玄胡、枳实，为末，热酒下。又有小腹连阴作痛，按之则止，为肝经血虚，四物加牛膝、人参、炙草。又白胶①一味最妙。其有青筋见于小腹及大腹，乃肝火乘脾之症，小柴胡合四物，加龙胆、山栀。

---

① 白胶：即鹿角胶。

疝气病论

睾丸连小腹急痛曰疝气。或无形无声，或有形如瓜，有声如蛙，俗名小肠气，又名肾与膀胱气，皆是肝病。人身自两肋、小腹至阴囊、睾丸地位，皆肝所主，与小肠、肾、膀胱无与。子母相关，病所由致则有之。肝主筋，阴器，筋之宗也。一着寒，宗筋短缩，小腹急痛，下牵睾丸，甚至有升上入腹者。若攻至心，名追心疝，不救。此症自《素问》以下皆作寒治，亦有踢水涉水，终身不犯。此症必肝有郁火。将军之官性急速，火性又暴，一为外寒所束，痛必难忍。疝虽属寒，郁热一说亦不可废。又有以左右两丸分气血者，患左属血，痛多肿少，患右属气，肿多痛少，亦可备参。

治法断不宜补，姜、橘同煎补肝，细辛闭肝气，大禁。疝脉必急，宜弦急、牢急，忌弱急。亦有挟虚者，脉沉紧，必豁大无力，痛亦轻，但重坠牵引，参、膝可用。余病皆作实治，破疝汤，木香、玄胡、橘核、荔核、茴香、川楝子、没药、地肤子、青皮，马鞭草根煮汁煎药。

寒疝

囊冷硬如石，茎不举，脉沉迟，主方加吴萸、附子、肉桂。亦有睾丸升上入腹者，加飞盐、沉香，或用鸡鹅蛋壳烧灰，空心酒下三钱，二服压至故所。亦有胁旁动气胀起，横入阴处，响如蛙声，坠下，照前方去盐、沉。

水疝

阴囊肿大如水晶，阴汗不绝，或阴痒搔出黄水，或小腹按之作水声，或一丸渐大，一丸渐小，小者消尽成独丸，沉沉牵小腹作痛。水疝汤，白苓、萆薢、泽泻、石斛、车前各二钱，临卧一服，五更一服愈。外用带须葱一大把，煎汤浸睾丸，频添热汤，以手挪之，即在汤内撒尿，其病易去。囊破水流，用灶心土糁之。

㿗疝

即顽疝。睾丸大如升斗，不痒不痛，皆湿气使然。此得于有生之初，无治法。

木肾

顽痹硬大，或痛或不痛。此肾经虚惫，水火不交，寒冷凝滞之故。惟当温散，使荣卫流转则愈。前方加海藻、昆布、川椒、附子，外用艾炒热裹丸，冷则频换。

狐疝

即气疝，状如瓦。夜卧则入小腹，肿胀皆消。昼则入囊，肾囊肿大。与狐之昼出夜入相似，故名狐疝。昼病夜安，气病血不病，不宜用辛香流气之剂，补中益气加黄柏、知母、虎骨治之。

血疝

状如黄瓜，在小腹两旁横骨之端，有时疼痛，睾丸偏大，俗名便痈。此内有瘀血，宜和血四物加桃仁、玄胡、橘核治之。外有按摩法，于夜分时一手托下，一手按上，由轻至重，丸弄百回，弥月瘀血尽散。

筋疝

茎筋挛痛，挺胀不收，白物如精，随溲而下。此得之房术，宜解毒缓急，用甘草梢、黑豆、五倍同煎服。

似疝非疝辨

膀胱气　阴囊胀大如斗，阴茎缩内，小便不快，肾受虚邪。五苓散加葱白、茴香、盐。

小肠气　小腹引睾丸连腰脊痛，上而不下，小肠虚冷，乘间而入也。治同寒疝。

外有发热，忽生痄腮　痄腮退，睾丸胀。耳后属胆，胆受风热，生疳腮，移热厥阴，睾丸大。加味逍遥入防风、荆芥、青皮。

疝气备用诸方

横竖弦绕脐走注，小腹攻刺是小肠气

喝起汤 杜仲 芦巴 芝麻炒 破故纸炒 小茴盐浸 萆薢各一钱 胡桃一个 盐少许

又方：

救痛散 肉蔻 木香各五分 三棱 马兰花醋炒 金铃子 茴香各一钱

痛时热酒煎服，立效。

毛际上小腹作痛是膀胱气

五苓散加 白术 茯苓 猪苓 泽泻 肉桂各八分 川楝子六分

小便不通

葵子汤 赤苓、猪苓、葵子、枳实、瞿麦、车前、木通、黄芩、滑石、甘草，姜煎。

痛而形如瓜①，声如蛙②，上入腹，下入囊是疝气

木香神效散 川楝三个，巴豆二个，同炒黄赤色，去巴豆 萆薢五分 石菖蒲 青木香各一钱 荔核二个 麝香少许 茴香炒，六分 盐少许

水酒各半煎。

疝气脐下冷，并腰胯亦痛

当归四逆汤 当归尾七分 炮附 官桂 茴香各五分 白芍四分 玄胡 川楝 茯苓各三分 泽泻二分 柴胡五分

---

① 瓜：原作"爪"，据扫叶山房本改。
② 蛙：原作"哇"，据扫叶山房本改。

一切疝气

消肾汤 海藻 海带 昆布俱洗淡 橘核 桃仁 楝子肉各二钱 木香 白术 茯苓各一钱 玄胡 木通 当归 肉桂 人参各五分 淫羊藿三分 盐酒少许

小肠疝气

白术 茯苓 猪苓 泽泻 官桂 小茴 川楝 木通 山楂 槟榔 海藻 橘子 昆布 枝核等分（［眉批］神验方。）

穿肠疝气立刻住痛

掐灸法 用手掐大敦穴，一炷香时即止。如不止，灸三五壮。

偏坠，不拘左右

川楝 木香 苍术 石菖蒲 大茴各一钱

为丸，每服三钱，空心盐汤下，安卧片时，微汗即止。［眉批］效方。

疝痛，小便不通

二苓散 赤苓 猪苓 车前 楝子 滑石各一钱 瞿麦八分 枳实 木通 黄芩 甘草各五分

左边痛不可忍

如神散 猪苓 泽泻 赤苓 赤芍 青皮 小茴 故纸 川楝 木通 车前 石韦 腹皮 官桂 槟榔 香附 急性子 红花子

外肾肿痛不可忍

四圣散 茴香、山甲、全蝎、木香，每二钱酒调，一服愈。

疝初起寒热宜表

枳壳散 枳壳、陈皮、香附、苍术、麻黄、香薷、猪苓、泽泻、木通、滑石、车前、三棱、莪术、川楝、玄胡、甘草。轻者一服愈。

外肾胀大，麻木痛硬

七治金铃丸 川楝四十九个，以小茴香、故纸、黑丑各二钱，各炒川楝七个，三味并用，再以盐一钱，炒楝子七个，用盐，再以斑蝥、巴豆肉各二十四个，各炒楝子七个，去斑蝥、巴豆二味，再用莱菔二钱半，炒楝子七个，去莱菔，外加大茴、青木香、广木香、辣桂各二钱五分，酒糊丸，盐汤下三十丸。

肛门阴囊肾茎痒甚，抓破好了又痒

人言①醋熬，洗立愈。

一切疝气，外肾肿

内消散 栀子一钱，盐炒　益智七分　橘核一钱　青皮八分　槟榔五分　荔核八分，盐炒　小茴香一钱

共为末，烧酒调服二钱，立愈。

偏坠药不愈

蓖麻子每岁用一个，研泥贴顶门，以绳绑两足中指合缝处，艾如麦粒大，灸七壮，即时上去，随去蓖麻泥。［眉批］神效灸法。

前　阴　分

膀胱　齐腰，在广肠左侧，乃津液之府。五味入胃，其津液上升，精者化血脉成骨髓，余浊流入下部，至小肠下口，曰阑门，秘别其汁，滓秽入大肠，汁渗入膀胱。膀胱赤白莹净，上无所入之窍，止有下口，全假三焦气化施行，溲便注泻。三焦气馁，则闭隔不通而为病。

宗筋　脾胃筋聚阴器，肝筋脉结阴器，络诸筋，肾筋结阴器。

毛际　宗筋会气街，气街足阳明穴，阳明血气盛，毛美而长，气血少则无毛。肝筋脉入阴毛，胆脉绕毛际。

---

① 人言：即砒霜。

阴器病论

前阴属肝。

强阳

命门火盛，金匮肾气去桂、附。

阴痿

命门火衰，八味丸。精寒薄亦同此治。

阴缩

肝经受寒，茱萸四逆汤，附子、干姜、甘草、吴萸。

女人阴挺

阴中突出，或四五寸，或尺许。此胞络损伤，或子脏虚冷，或分娩用力所致，治以升补元气为主。补中益气加山栀、茯苓，外用生猪脂调藜芦末，涂之则收。

女人阴痒

三虫在肠胃，因脏虚蚀阴，微则痒，甚则痛。虫乃肝经所化，加味逍遥加槐实、白蔹，外用蒜汤洗。再用桃仁泥和雄黄末纳阴中，或以鸡肝纳之，是取虫之法。亦有肝脾亏损，湿热下注而痒者，补中益气汤加山栀、芍药、丹皮。

女人阴肿

伤损肝脾，湿热下注之症。肝伤翻突如饼，或如鸡冠，或溃烂，四物加柴胡、山栀、丹皮、龙胆。若脾伤肿闷坠痛，补中益气加丹皮、山栀。

女人阴冷

肝经湿热，风冷外乘，加味逍遥散。腹中冷者，八味丸。

女人㿉疝

阴户突出，乃热则不禁，勿用虚寒，宜用苦寒。

女人阴疝

小腹两旁顶起胀痛，肝凝寒气，逍遥散加桂、木香、沉香、茴香、槟榔。

阴器诸病备用方

男人隐疾

阳物缩入腹内是寒

附子理中汤。或用：

正阳散 炮附　皂角各一钱，酥炙，去皮弦　干姜炒　炙草各二分五厘　麝香一分

水煎。

阳物挺长不收是热

三乙承气汤 大黄　芒硝　厚朴　枳实各一钱　甘草二钱

姜煎。或用小柴胡汤倍黄连，黄柏少加，外以丝瓜汁调五倍末敷之。

阳物不起是湿土制肾

固真汤 升麻　柴胡　羌活各一钱　炙草　泽泻各一钱半　胆草炒　知母炒　黄柏各二钱

热服，服后压以食。间服八味地黄丸。

强中

阴茎长兴，不交精溢自出。

过服丹石、热药致强中

荠苨丸 荠苨大豆去皮　茯神　磁石煅　玄参　石斛　花粉　地骨皮　鹿茸各一两　沉香　人参各五钱　熟地一两

猪肾一具，如食法煮，蜜丸，空心盐汤下。

下疳

茎肿溺涩作痛

清肝导滞汤　萹蓄四钱　瞿麦三钱　滑石二钱　甘草一钱

便秘加大黄二钱，灯心煎。

茎红热肿生疮

龙胆泻肝汤　胆草　连翘　生地　泽泻各一钱　车前子五分
木通　归尾　山栀　甘草　黄连　黄芩各五分

便秘加大黄二钱。

溃烂作痛

芦荟丸　胡连　黄连　芦荟　芜荑　青皮　雷丸各一两　鹤虱
草一两　麝香一钱　木香三钱

蒸饼丸，每空心服一钱。

下疳腐烂

银粉散　锡六钱　朱砂末二钱

同炒砂枯，去砂，将锡化开，入水银一两，却用好粉一两研
细，卷在纸条内，点火烧尽，去灰用粉，同前药和匀，再入轻粉
一两研细，掺患上，止痛生肌收敛，须先用甘草汤洗净。

腐烂疼痛，及新肉满不能生皮

珍珠散　靛花五分　珍珠一钱，用豆腐内煮　轻粉一两，共为末

下疳初起皮损，搽之即愈。烂者，甘草水洗，猪脊髓调搽。
诸疮不生皮，干掺亦可。疼痛不止　太乙膏贴之。

囊痈

肾囊肿痛。单痛不肿，单肿不痛，便是疝。

结肿发热焮痛

清肝渗①湿汤　川芎　当归　白芍　生地　柴胡　胆草　山栀

---

① 渗：原作"掺"，据扫叶山房本改。

花粉　黄芩各一钱　泽泻　木通　甘草各五分

已成肿痛发热

当归　川芎　白芍　熟地　黄芪各一钱五分　角针　泽泻　山甲各五分

敷宜金黄散。余照肿疡溃疡治法。

肾囊痒

蛇床汤　蛇床子　当归尾　威灵仙　苦参各五钱

水煎，先熏后洗，二次愈。或用：

狼毒膏　狼毒、槟榔、硫黄、五倍、川椒、枫子肉、蛇床，香油一杯煎滚，入皮硝三钱，再煎滚，入猪胆汁一个，和匀调搽，效。

阴虱

涂药

银杏散　水银铅制　杏仁去皮　轻粉　雄黄　狼毒　芦荟各一钱　麝香一分

共为末。先用菖蒲煎汤洗之，用针挑去虱孔，随用津调搽，使药气入内，愈不复生。忌牛犬鳖肉。内服六味地黄丸，加蜜柏一两，芦荟五钱。

女人隐疾

阴户肿痛

清肝渗湿汤　当归　川芎　白芍　生地　山栀　黄连各一钱
连翘　胆草各一钱　柴胡　泽泻　木通各六分　滑石二钱　芦荟五分
甘草三分　防风八分　竹叶

灯心煎服。

阴中痛如淋

凉血泻火汤　四物汤加栀子、黄芩、黄连、木通、柴胡各一钱，茵陈、胆草、知母、麦冬各一钱，甘草五分，酒大黄二钱。便利，去大黄。

阴中作痒

银杏散　杏仁去皮尖　轻粉　水银铅制　雄黄各一钱

共为末，每用五分，枣肉一枚和丸，用绵裹，留绵头在外。先用：

塌痒汤　威灵仙、苦参、蛇床、归尾、狼毒、鹤虱草，煎时入猪胆汁二枚，乘热先熏后洗。

后将前丸安入阴户，小便取出，一日一换，重者四五丸全愈。仍兼服前汤。

阴中突出如蛇，或似鸡冠菌样

先用：

芎归汤　川芎、当归、生甘草、胆草、白芷，煎汤洗之。

后搽：

雄黄散　雄黄一钱　葱头　藜芦各二钱　轻粉　鳖头煅黄，各一钱　冰片二分

共为末，洗后搽之，早晚两次，渐收。内服，朝用补中益气汤，晚服龙胆泻肝汤。或补中汤内加山栀、茯苓、青皮，或归脾汤加亦可。

阴中生虫

四物加黄连、胆草、木通、石菖蒲。外用银杏散纳入阴中。

阴户常开不闭是忧过

逍遥散，归脾汤加柴胡、山栀、白芍、丹皮，间服。

阴户交接出血

四物加胆草、黄芩、山栀、柴胡。

阴户生疮

升麻　白芷　黄连　木通　当归　川芎　白芍　茯苓

阴户冰冷

八味地黄丸。

精病论

精寒

命门火衰。

精薄

精如水也，亦命门火衰。俱用八味丸。

梦遗

梦交而遗。由心肝肾三火相挟而成。心藏神，肝藏魂，肾藏精。梦中所主之神即心神，所见之形即肝魂，所泄之精即肾精。心火动，相火随动，三火交动，如瓶倾侧而出，其病轻。醒梦饮，六味加茯苓、远志、枣仁。

自遗

无梦而遗，阴阳两虚，比如瓶中有罅而漏，其病最重。锁精丸，人参、黄芪、五味、山药、茯神、茯苓、山萸、牛膝、杜仲、椿根皮、牡蛎、芡实、连须，金樱膏，飞面丸。有脾胃不足，湿热下流者，补中益气汤送下前丸。有用心过度，相火炽盛者，归脾汤送六味丸。有命门火衰，元气脱陷者，八味丸。

遗精备用诸方

虚损遗精

固本丸　山药　枸杞　五味　山萸　锁阳　酒柏　酒知母各一两　人参　黄芪　石莲　蛤粉各一两二钱　白术三两

山药打糊丸。

久遗精滑

金樱丸　枸杞　金樱　连须　芡实　莲肉　山萸各一两　当归　熟地　茯苓各一两

酒糊丸。

有所思慕不遂，遗精

既济丹　天冬　桑螵　黄连　鸡胜脛　麦冬　海螵　远志
牡蛎　龙骨　泽泻各等分

蜜丸。

忽心有所动，寐即遗

凤髓丹　黄柏二钱　砂仁一钱　甘草五分　猪苓　茯苓　黄连
白芷　益智各二分半

芡实打糊丸。

才睡即泄

固真散　龙骨　韭子各一钱

为末，酒调服。

遗精，心神不定

妙香散　龙骨　益智　人参各五分　茯苓　远志各三分　茯神
三分　朱砂　炙草各一分

共为末，酒调服。

有所闻见，不待寐即出

亦用妙香散吞：

玉华丹　钟乳粉炼　白石脂瓦上煅红　阳起石煅，酒淬放阴地，各
五钱　牡蛎煅，七钱

糯米糊丸，放土中一日出火毒，人参汤冷下。

年壮，久无欲事满泄

清心丸　黄柏一两　冰片一钱

蜜丸，每十丸麦冬汤下。又方：

珍珠粉丸　酒盐柏　知母　牡蛎　蛤粉等分

米糊丸。

梦遗精

保生丹　枸杞八钱　熟地　柏仁　莲蕊各四钱，酒煮　菟丝子 茨实各四钱　龙骨煅，二钱

金樱汤和蜜丸，如欲泄，饮车前汤半盏即泄。

阴虚盗汗，遗精

固本丸　山药　枸杞　黄芪　石莲肉　知母　黄柏各盐酒炒 北五味　沙苑蒺藜　酒菟丝　茯苓各二两　蛤粉二两五钱　人参一两 五钱　锁阳酒洗酥炙，一两

白术膏和丸，盐汤下。

一切遗精

猪肚丸　白术五两　苦参三两　牡蛎四两

雄猪肚一个洗净，入药在内，蒸烂杵丸，日三服。

浊病论

白浊即滑精，医者多方难疗，皆由辨之不清。浊有二。

精浊

出精窍，与便浊之出于溺窍者大异。其状或小便后多出不禁，或不小便自出，或茎中出而痛痒。如尝欲便者，又有因见闻而出者，甚至茎中如刀刮火灼而溺自清，惟窍端牵丝带腻，如脓如眵，淋漓不断，与便溺绝不相混。此皆阴伤火动，精离其位，或强忍房事，或多服淫方，败精流溢。其有赤白之分者，精为血化，赤未变白，成赤浊，虚之甚也。

治法，白浊降火为主，补次之，赤浊补为主，降火次之。总之，清心健脾，滋肾固脱，不可缺一。清浊饮，石莲、茯神、山药、茯苓、茨实、熟地、枸杞、莲须、牡蛎、椿根，用萹蓄二两煎汁，入前药再煎。脉沉迟挟寒，加益智。脉滑数挟热，加黄连。塞痛加乌药。寡欲之人患此，以湿痰流注论，宜燥湿降火升提，

二陈加白术、升麻、柴胡。

便浊

便溺混浊，与精窍绝不相干，即膏淋也，多是胃中湿热下注。便浊饮，白茯苓、半夏、甘草梢、泽泻、车前、土牛膝、草薢。亦有肾虚之人，便如油，光彩不定，尿脚沉下如膏，全是阴寒。草薢分清饮，草薢、菖蒲、益智、乌药。以便浊之法治精浊，病必增剧。

赤白浊

茎痛溺清，窍端有脓。

赤浊是虚热

清心莲子饮　黄芩　麦冬　地骨　炙草　石莲　茯苓　车前　黄芪　人参各七分　远志　石菖各一钱

或用石莲六钱，炙草一钱。

白浊欲过所致

分清饮　益智　草薢　石菖蒲　乌药　茯苓　甘草

小便利如泔是肾虚

黄瓜散　黄瓜根　桂心各一钱　白石脂　菟丝子各二钱　牡蛎盐泥裹煨，各二钱

大麦汤调末服。

思虑过，神不安，遗精白浊

远志一两半　茯神一两　人参六钱　枣仁　牡蛎　五倍①子　枯矾　龙骨酒煮，煅，各五钱

枣肉丸，麦冬汤下。

---

① 倍：原作"枯"，据扫叶山房本改。

小便病论

不通　先分有余不足。有余者，膀胱有水，热结气秘，其病有五。津液偏渗肠胃，大便泻，或水停心下，不能下输膀胱，俱用五苓散。若六腑客热注于下焦，益元散。若气迫闭塞，升降不通，宜升麻提之，或盐汤探吐之。譬如水注，上窍开则下窍通也。又膀胱津液必三焦气化方出，有过服桂、附等热药，消尽肺阴，气不能化，用黄连解毒而通者。有用茯苓、陈皮、甘草送下木香、沉香末而通者，皆气化之验。

若不足之症，五内枯燥，膀胱无水，当分气血，以渴与不渴辨之最确。渴而不通，气分多火，有二症。肺热失清化之源，宜清金生脉散之类。如饮食伤胃，气陷下焦，经所谓脾胃一虚，九窍不通是也，补中益气升清而浊自降。若不渴则属血分，非淡①渗可治。有三症。热闭，滋肾丸，黄柏、龟板、杜仲、牛膝、陈皮、五味。真阴不足，六味丸。真阳不足，八味丸。若大病后、产后气血两虚，大补气血自愈。若孕妇胎满压胞，小便闭，宜升举其气，服补中益气，兼吐法。

又有转胞，强忍小便，尿急疾走，饱食忍尿，饱食走马，忍尿入房，皆使水气上逆，气迫于胞，脐下急痛，甚则转筋。急用金匮肾气丸，缓则不救。又有胞脾风，寒湿气客于胞中，小腹痛，便闭，肾着汤，干姜、茯苓、甘草、白术。如急胀不通，必用盐汤探吐，外用炒热葱熨小腹。

小便不利备用诸方

口渴，便不利热在肺

清肺饮　茯苓一钱　猪苓一钱半　泽泻　瞿麦　琥珀各二分五厘

---

① 淡：原作"痰"，据扫叶山房本改。

灯心五厘　萹蓄　木通各三分五厘　通草一分　车前五分

小便不通，上喘

红秫散　萹蓄四钱　灯心三十段　红秫　黍根六钱

空心服。

便不利，口不渴热在下焦

导气除燥汤　酒知母一钱半　酒柏二钱　滑石炒黄，一钱　泽泻一钱五分　茯苓一钱

面目赤热甚，小便不利

八正散　瞿麦　萹蓄　车前　滑石　炙草　栀仁　木通　大黄各等分

便臭浊，小腹胀痛

木香流气散　木香　猪苓　泽泻　赤苓　半夏　枳壳　槟榔　灯心　苏子等分　麝香少许

便不通，腹痛不可忍

急治木通汤　木通　滑石各五分　牵牛头末，二钱五分

灯心、葱白煎服。

肾虚便闭，服凉药愈甚

八味地黄丸，盐汤、车前汤下。

老人气虚，小便闭

利气散　黄芪　陈皮　甘草各二钱五分

虚人小便涩数

参芪汤　赤苓七分半　生地　黄芪　桑螵　地骨各五分　人参　五味　菟丝子　炙草各二分半

灯心煎服。

二便不通

封脐法　皂角末和葱白须共捣，加蜜少许，麝香二分，摊贴

脐下至毛际，即愈。又方：

皂角去皮弦　琥珀各一钱　麝香少许

神曲糊丸，作一次服，用升提分利药下之立通。少顷未通，探吐之立通。

衰老久病，小便闭因于寒者

老虚法　用葱三斤，煎水一桶，坐浸至脐上，时以热水添入，浸一时辰久，欲小便，即于汤中溺之。

阴痿思色，精不出，内败，小便涩痛

八味地黄丸加车前、牛膝。

关格病论

关格　粒米不入，渴，喜饮茶水，饮即吐出，热药入口即出，冷药过时出，大小便俱闭，故名关格。关者，下不得出。格者，上不得入。其症有四。

阴阳易位　人迎气口脉比常脉大四倍，为阴阳易位。寒在胃脘，热在丹田，悖逆格拒，当调其阴阳，使之相入。大约此症皆由久病变成，通关饮，人参、甘草、半夏、姜枣调中益胃，又必用皂角、降香、麝香通窍，再消息去寒之药，使阴气渐降而内消，木香、草蔻、炮姜、艾灰，又用散火之药，使阳气上升而外散，细辛、木通、琥珀。探吐法亦可用，吐中便有降之理在。

阳独上，阴独下　阳在上不能下，阴在下不能上，阳极则专主发越而无所收，故格拒饮食。阴极则专主闭藏而不能化，故关绝二便。此时欲降阳则阴伤，欲升阴则阳败，虽良工莫能措手。故古人立方，不治寒热，第通中达窍，和其机缄。病久参、术为主，槟榔向导，皂角、冰片、麝香斩关，手足厥加熟附，燥热甚加黑丑、木通、杏仁、大黄，临症斟酌。

气闭　忽然吐逆，二便闭，甚则烦乱身疼，无脉。大承气汤，便通则吐止而脉和。

格阳　口干燥，面目红，心痛，脉渐沉，此寒从肾入，逼阳于上。白通汤，葱白、四苓、姜、附各五钱，煎好入人尿、猪胆汁，冰冷服之。

关格备用诸方

主方：

柏仁汤　人参　半夏　茯苓　陈皮　柏仁　炙草等分　麝香少许　郁李八分

姜煎。

关格，四肢冷脉必沉细

既济丸　炮附　人参各五分　麝香少许

米糊丸，梧子大，每服七丸，灯心汤下。

关格，劳后气虚，不能运动

槟榔益气丸　人参　白术　当归　黄芪　陈皮　升麻　甘草　柴胡　枳壳各等分　槟榔三倍

姜煎服。

心脾痛后小便不通

木通二陈汤　木通、陈皮、茯苓、半夏、生甘草、枳壳，姜煎服。

吐逆，大小便不通

导气清利汤　猪苓　泽泻　白术　人参　藿香等分　柏仁　半夏　陈皮　茯苓　甘草　木通　栀子　黑丑　槟榔　枳壳　大黄　厚朴等分　麝香少许

姜煎服。

二便不通

麻仁丸　大黄一钱　白芍　厚朴　当归　杏仁各五分　麻仁

槟榔　木香　枳壳各五分　麝香少许

蜜为丸服。或以大皂角烧灰存性，为末，米汤调下。

小便数病论

肾虚有火，老人多频数，膀胱血少，火邪妄动，水不得宁故也。滋阴散火汤，生地、白芍、牛膝、麦冬、车前、地骨皮、青蒿、童便。数而黄加黄柏、知母，亦有气虚短少者，补中益气加山药、麦冬。

小便数备用诸方

皆由忍尿行房致之

五苓散　白术　茯苓　猪苓各一钱　泽泻五分　阿胶一钱

煎汤吞后丸。

加减八味丸　茯苓　丹皮　泽泻各八钱　五味炒，一两半　山萸　肉桂　熟地　山药各二两

蜜丸。

盛喜致小便多是喜伤心

分清四七汤　益智仁　萆薢　石菖蒲　乌药各五分　半夏七分　茯苓六分　苏叶三分　厚朴四分

仍以：

辰砂妙香散　山药　茯苓　茯神　远志　黄芪各一钱　人参　桔梗　炙草各五分　辰砂三分　木香二分半　麝香少许

煎汤吞后丸。

小菟丝丸　石莲二钱　茯苓一钱　菟丝子五钱　山药二钱七分

以山药末打糊丸，每服五十丸。

频欲解而不多，但不痛是肾膀胱虚

六味地黄丸。

水道涩而不利是热

五苓散加黄柏、知母、麦冬、木通。

大便硬，小便数是脾约

脾约丸　麻仁五钱　大黄一两六钱　厚朴　枳实各八钱　白芍八钱　杏仁五钱半

蜜丸。

数而少宜利

茯苓琥珀汤　茯苓　白术　琥珀各五分　炙草　桂心各三分　泽泻一钱　滑石七分　猪苓五分

服后少顷即食。

数而多宜收

收束散　山药　莲肉　益智仁各一钱，　为末

汤调服。或用：

鸡胜胵二钱，炒　麦冬　熟地　黄连　龙骨各一钱　土瓜根五分

蜜丸服。

小便过多下元虚冷也

菟丝丸　菟丝子二两　牡蛎　炮附　五味各一两　鹿茸一两　肉苁蓉二两　鸡胜胵　桑螵各五钱

酒糊丸。

小便黄赤

五赤散加黄柏、知母。[眉批]五赤散加。

夜多小便

安寝散　益智仁二十四个

为末，盐五分，水煎服。或用：

苁蓉丸　肉苁蓉八钱　熟地六钱　五味子四钱　菟丝子二钱

酒煮，山药糊丸，盐酒下。

小便数甚

猪肚丸 猪肚一个 莲肉一斤，同煮一日，取出，去皮心 大茴香 川楝子 故纸 母丁香各一两

蜜丸。

中气不足，便数或多

补中益气汤。

小便不禁病论

不禁即遗尿，属虚寒。脾肾气固，便自有度，宜补中益气汤送下金匮肾气丸。此症无实火，虽热症不宜寒凉，有数种。

睡中遗尿 是下元虚冷，八珍丸。

阴挺不制，自遗尿 因劳发热作渴，必有时闭涩。午前补中益气加山药、山萸，午后六味丸。

妊产尿出不知 脬热，加味逍遥。气虚，补中益气。阴虚，六味丸。

产后不禁 气血虚也，八珍汤。

夜多小便 益智仁二十四个，入盐同煎服。老人尿不节，山茱萸一味最妙。

小便不禁备用方

遗尿，多是肺虚宜安卧养气，禁劳役

补中益气汤 黄芪一钱 人参八分 白术六分 陈皮四分 升麻 炙草各三分 柴胡 五味各二分

不愈是有热，加黄柏、生地。

遗尿，淋沥涩滞

泽泻 丹皮 牡蛎 鹿茸 赤苓 桑螵 阿胶各一钱

遗尿，滑脱

菟丝丸。热者：

三白散 白薇　白蔹　白芍各一钱

寒者必脐腹冷：

鹿茸散 鹿茸　海螵各三钱　白芍　当归　桑寄　龙骨　人参各一钱　桑螵一钱半，劈破炙黄

为末，酒调服。

睡着遗尿下元虚冷

菟丝丸，猪胞炙碎，煎汤下。见便数。

虚弱遗尿

韭子丸 韭子六钱，炒　鹿茸四钱，酥炙　肉苁蓉　牛膝各酒浸，各二钱　熟地　当归各二钱　菟丝酒浸　巴戟各一钱五分　杜仲　石斛各一钱　桂心　干姜各一钱

酒糊丸。白浊、梦遗并治。小儿遗尿亦服此效。

虚冷遗尿

加减地黄丸 六味地黄丸去泽泻，加故纸四两，益智仁、人参各二两，肉桂一两。

淋病论忌发汗，汗则便血

小便滴沥涩痛，其因有二。恣食膏粱烧酒炙煿，脾伤不运，肺金无助，水道不清，此病在脾肺。酒后房劳，败精强闭，过服金石，清浊乖舛，此病在心肾。然大要不外肾虚、膀胱热。肾虚则小便数，膀胱热则结涩，数且涩，合而成淋。脉实大，用分理之剂。脉虚细涩，精血败坏难治。治法，行滞气，疏小便，解邪热。其大纲又在平心火，断不宜补。补气愈胀，补血加涩。古方分五，大抵初为气淋、血淋，久则煎熬水液，如膏如砂石矣。

气淋

滴沥涩痛。白茯苓、甘草梢、白芷、山栀、木通、猪苓、泽泻、车前、地肤子、葱白。

血淋

涩痛有血，故名。有血瘀、血虚、血冷、血热之别。又痛者为淋，不痛者为尿血。用归尾、土牛膝、赤芍、玄胡、车前、泽泻、刘寄奴、郁金、山栀，此主方也。如瘀血则小腹硬满，加红花、五灵脂。血热则色鲜红，脉数有力，加生地。血虚，六味加牛膝、车前。血冷则色黯面枯，尺脉沉迟，金匮肾气丸。

膏淋

尿浊如膏，浮凝如脂，此精浊俱出，故欲出不快而痛。用土牛膝、地肤叶汁、白茯苓、泽泻、山栀、甘草梢、琥珀、郁金、萆薢。若系胃中湿热渗入膀胱，加半夏、益智。

砂石淋

茎中痛，溺不出，乃精气结成，砂石与溺俱出则痛止。瞿麦、琥珀、冬葵子、滑石、土牛膝、地肤叶汁、泽泻、车前、山栀。此症火灼膀胱，与煮海水成盐颗同义，必断盐方效。一则淡能渗利，一则无盐不作石也。

劳淋

遇房劳即发，痛引气冲。清心莲子饮，石莲、人参、黄芪、甘草、赤苓、车前、麦冬、黄芩、地骨皮。大约治淋切忌发汗，汗则便血难医。

老人小便涩痛如淋

阴痿思色，精内败也，金匮肾气丸。

老人小便与大便牵痛

精已竭而复耗之，则二便牵痛，愈痛愈欲便，愈便则愈痛，亦用金匮肾气丸。

淋病备用诸方

小腹按之痛，若沃以汤，小便涩，上为清涕是胞痹，非淋

巴戟丸 巴戟一钱半 桑螵 杜仲 生地 炮附 肉苁蓉 续断 山药各一钱 远志三分 石斛 鹿茸 菟丝 山萸 五味 龙骨各七分半 官桂七分半

蜜丸，日二服。

热淋

五淋散 茵陈 竹叶各一钱 木通 滑石 炙草各一钱五分 栀仁 赤芍 赤苓各二钱

热淋，小便痛

瞿麦散 瞿麦一钱四分 冬瓜子 茅根 黄芩各一钱二分 木通五分 竹叶一把 滑石四钱 葵子二钱

劳甚发淋

石韦散 赤芍 白术 滑石 葵子 瞿麦 石韦去毛 木通各一钱 当归 炙草 王不留各五分 小麦一钱

一切淋浊

立效散 郁金 黄连各五分 琥珀 大黄 黄芩各一钱 茯苓 滑石各二钱 黑丑头末，一钱半

为末，水调下。

小腹气胀满，尿数而少，有余沥是气淋

瞿麦汤 瞿麦 当归 羌活各七分半 木通 黑丑 玄胡 桔梗 腹皮 射干 黄连 大黄各七分半 桂心二分半 枳壳七分半

姜煎服。

尿血而痛是血淋

牛膝散 桃仁 归尾各五分，牛膝酒浸，二钱 赤芍 生地各七分 川芎三分 麝香少许 瞿麦 炒栀 甘草各五分

小便若脂膏是膏淋

沉香散 沉香 陈皮 黄芪各七分半 瞿麦三钱 榆白皮 韭子炒 滑石各一钱 黄芩 甘草各五分

调：

秋石散 鹿角霜 茯苓 秋石等分

为末服。

小便涩痛，下沙石是沙石淋

神效琥珀散 琥珀 桂心 滑石 大黄炒 葵子 腻粉 木通 木香 磁石煅，酒淬七次

共为末，灯心、葱白汤下二钱。

先寒战，然后便数成淋是冷淋

泽泻散 泽泻 紫苏 石韦 赤苓各一钱 蒲黄 当归 琥珀 槟榔各一钱 枳壳 桑螵各五分 官桂七分五厘

共为末，木通煎汤服。又间服：

苁蓉丸 肉苁蓉焙 熟地 山药各五分 石斛 牛膝酒浸 官桂 槟榔各五分 炮附 黄芪各一钱 黄连七分五厘 细辛 炙草各二分半

蜜丸梧子大，每服三十丸。

小便不通，涩痛，憎寒凛凛饮水多所致

生附散 生附去皮脐 滑石各一钱 瞿麦一钱五分 半夏 木通各一钱半

为末，灯心汤调蜜服。

肾虚劳便淋

生地黄丸 生地焙 黄芪各一钱半 防风 远志 茯神 鹿茸 黄芩 花粉各一钱 人参一钱三分 石韦 当归各五分 赤芍 青盐 蒲黄 炙草各七分半 车前 滑石各二钱

蜜丸，盐汤下。

血淋尿血

络石一两　牛膝五钱　栀仁韭汁炒焦，二钱

煎服立愈。［眉批］奇方。

后 阴 分

肛门　接直肠，直肠接大肠。大肠与肺为表里，肺气充足方能传送。后阴乃肺与大肠所主之地。

尻　尾骶骨曰尻，胆筋结于尻。

后阴诸病论

大便秘结

秘　属气，气秘欲下不下，虽弩力①不畅，名阳结。脉沉数，能食。以调气为主，阳结汤，当归、麻仁、枳壳、槟榔、木香、陈皮、杏仁、刺蒺藜、枣仁。即蒺藜、枣仁二味亦妙。

结　属粪结，血不足，肠燥肛裂，名阴结。脉沉迟，不能食。以润血为主，阴结汤，当归、桃仁、麻仁、锁阳、肉苁蓉、刺蒺藜、枣仁、生蜜、猪脂。即归、蜜二味亦妙。

秘结并至　二方并主。

风秘　声如裂帛，壅塞不快，阳结汤加防风、紫苏。

似秘非秘辨

有年高血少，病后血气未复，或脱血津涸，皆宜大补气血，六味加锁阳、肉苁蓉、人参、黄芪。大抵此病只宜生津润燥，最忌破气损液。

---

① 弩力：即"努力"。

秘结备用诸方

能食，小水赤实也

麻仁丸　厚朴　白芍　枳实各八钱　熟大黄一两六钱　麻仁五钱
杏仁五钱半

蜜丸服，利则止。兼有风者：

宝鉴麻仁丸　枳壳　槟榔各五分　菟丝子　山药　防风　山黄
肉桂各一钱五分　熟大黄　郁李仁　麻仁各四钱　木香　羌活各一钱

蜜丸。

不能食，小便清虚也，是气秘

厚朴汤　厚朴　陈皮　甘草各六分　白术一钱　半夏　枳实各
四分

姜枣煎。

一时感冒，或素有风病，多致便结是风秘

减续命汤　黄芩　甘草　防风　杏仁　紫苏　川芎各八分　白
芍一钱半　官桂三分

煎汤下后丸。

润肠丸　羌活　归梢　煨大黄各五分　麻仁　桃仁各一钱

蜜丸。

便秘，腹气攻，喜热恶冷是冷秘

正气散　腹皮　白芷　茯苓各六分　苏叶六分　藿香六分　厚
朴　陈皮　桔梗　半夏各四分　炙草二分　官桂　枳壳各五分

临服入：

半硫散　半夏、硫磺等分，末，五分。

便秘，气不升降，多噫是气秘

苏子降气汤　苏子　半夏各二钱半　前胡　炙草各一钱　厚朴
陈皮各一钱　当归一钱半　沉香七分　枳壳八分

煎下后丸。

木香槟榔丸　木香　槟榔　青皮　陈皮　枳壳　大黄　香附
当归各等分

为丸。

便秘用通剂愈甚，或既通复秘，或迫之因而下血

皆用气秘法。

便秘，面赤身热，口舌疮，喜冷是热

四顺清凉饮　大黄　当归　赤芍　甘草等分

煎汤下润肠丸。

老人虚秘，及出汗、利小水过多，一切病后秘

宜苏子降气汤倍当归，下：

苁蓉丸　肉苁蓉酒浸，二钱　沉香一钱　麻仁二钱

蜜丸。

血虚津枯，大便努而不出

大剂四物汤　当归　白芍　熟地各三钱　川芎二钱　陈皮　甘
草　红花各一钱

酒煎。或用：

导滞通幽汤　当归　升麻　桃仁泥　炙草各一钱　红花少许
熟地　生地　槟榔各五分

血虚有热，口干，小便赤少，大便秘

四物汤加麻仁、桃仁、炒栀、红花。

古蜜导法，虚人畏服利药

蜜导法　以蜂蜜熬成锭，如小指粗，粘皂角末，油蘸入便门
自通，然非常法。

老人病后气陷，或用力弩大便气结，并小便亦闭

升提通气法　补中益气汤去白术，加皂荚二钱，姜枣煎服，

服后一二时一解。再用一剂煎服探吐，小便大泄，大便亦通矣。

二便不通极危笃

救危法 韭地中蚯蚓泥捣和水，澄清饮之立通。又方：

大黄　滑石　皂角各三钱

为末。治二便病。治小便病：

颠倒散 大黄三钱　皂角三钱　滑石六钱

治大便病：

滑石三钱　皂角三钱　大黄六钱

二便牵痛，愈痛愈欲便，愈便愈痛此竭精复耗致之

急服八味地黄丸。

交肠病论

大小便易位而出，此因气虚大怒，或醉饱太过，致脏气乖乱。法当宣吐，以提其气，忌破气燥热。补中益气加茯苓、苏子、泽泻、车前、降香、木通。又方：

泽泻　猪苓　白术　茯苓各六分　肉桂六分　白蔻　丁香　檀香　木香各二分　藿香八分　炙草八分　砂仁四分　阿胶一钱

脱肛论

脱肛属气虚寒，间有血虚者，亦间有热极而脱者。寒则洞泄不涩，热则涩。总以大补元气兼升提为主，补中益气汤大妙。血虚，倍当归，加熟地，热加芩、栀，外用肥皂水洗，五倍末涂。

又方，赤石脂、伏龙肝、白矾，为末敷之。

脱肛备用诸方

久泻脱肛

实脾汤 白术二钱　人参二钱　肉果一钱半　茯苓　白芍各一钱　陈皮一钱　炮附八分　炙草七分　升麻五分

泻痢后、产后脱肛气虚

参术芎归汤 人参 白术 川芎 当归各一钱 升麻 茯苓 山药 黄芪 白芍各一钱 炙草五分

便不实者：

诃子人参汤 诃肉 人参 茯苓 白术 炙草 莲肉 升麻 柴胡各等分

寒加炮姜。

大肠热脱，肛红或肿

清肠散 生地 当归 白芍各一钱二分 防风一钱 升麻 荆芥各一钱 酒芩 生连 香附 川芎 甘草各五分

肠虚脱肛日久

收肠丸 白术 当归 白芍 川芎 槐角炒 山药 莲肉各一钱 人参七分 龙骨煅 五倍炒 赤石脂各五分

米糊丸服。

五倍子散 外以五倍子末托而上之，至五六七次必愈。

痔论

痔漏多见于膏粱富贵之人，大抵酒色过度，气郁血热所致。初则为痔，久则成漏。痔有五，肛边如乳出脓者为牝痔，肿胀出血者为牡痔，痒痛者为脉痔，肿核者为肠痔，登厕①出血者为血痔。有内外二症，治宜凉血润燥疏风，勿太寒凉。六味丸加生地、五味、柴胡、红花、茜草，外用熊胆涂最妙。

痔漏备用诸方

便血，下坠痛

防风秦艽汤 防风 秦艽 当归 川芎 生地 白芍药 赤

---

① 厕：原作"厮"，据扫叶山房本改。

卷之十三 下身部

四六三

芩　连翘各一钱　槟榔　甘草　栀子　地榆　枳壳各六分　槐角
白芷　苍术各六分

便秘加大黄二钱。

痔疼，下血不止

粟壳散　粟壳蜜炒，二钱　当归　陈皮　秦艽各一钱　黄芪　生
地　熟地各一钱　黄柏　黄芩　人参　苍术　厚朴各六分　升麻六分
荷叶蒂七个　甘草五分　地骨一钱二分

空心温酒服。

痔肿痛

洗痔汤　枳壳二两　癞蛤蟆草二两，面青背白，麻纹累累

水煎，洗熏消，三次即消。

五倍散　洗后搽上五倍子，大者敲一孔，用干蛤蟆草揉碎填
入，湿纸裹住，煨片时，取出为末，每一钱加轻粉三分，冰片五
厘，搽痔上即消。外痔洗搽之，可除根。

内痔不出

唤痔散　生草乌一钱　刺猬皮一钱，烧灰存性　枯矾五钱　麝香
五分　冰片二分　食盐炒，三钱

先用温水洗净肛门，随用津沫调此药三钱，填入肛门。片时
痔即出，去此药，上后药。痔出后用此围护四边好肉：

护痔膏　白及　石膏　黄连各三钱　冰片　麝香各二分

鸡蛋清调膏围护，上后药。痔出用此涂之：

枯痔散　白矾二两　蟾酥二钱　轻粉四钱　砒霜一两　天灵盖水
淬煅红七次，四钱

共为末，入铁锅内盖好，盐泥封固，炭火煅二炷香时，冷开
研末，搽痔上。每日辰午申用温水洗净，搽三次，至七八日，其
痔枯黑坚硬裂缝，待其自落，用后药。痔枯黑硬裂缝，此药洗：

起痔汤　黄连　黄芩　黄柏　栀子　大黄　防风　荆芥　槐

角　苦参　甘草各一两　朴硝五钱

分三次水煎洗，痔落上后药。痔落孔窍不收：

生肌散　乳香　没药各一钱　海螵水煮，五分　黄丹飞，炒，四分　赤石脂煅，七分　龙骨煅，四分　血竭①三分　熊胆四分　轻粉五分　麝香八分　冰片一分　珍珠煅，二分

研细，早晚搽二次，盖膏渐敛。虚者兼服补药，半月可愈。

外痔

用消毒药洗，随用枯痔散，首尾照内痔法治之，百日入房乃吉。

痔久者穿肠成漏

三品锭子　明矾二两　白砒一两半

为末，入罐内，炭火煅红，青烟尽旋起白烟，片时，约上下红彻，住火，取罐顿地上一宿，取出，每砒、矾净末一两，加雄黄二钱四分，乳香一钱二分，共研细，厚糊调稠，搓成如绵条，阴干。有孔者插入孔内，无孔者用针挑破，早晚插二次，初时每次插药三条，四日后每次插药五六条，七八日药力满足，痔变紫黑方住。候痔四边裂缝流脓，至十四日痔落，用甘草汤洗净，换搽后药。

生肌膏　鸡蛋十余个煮熟，用黄铜勺内熬油，倾入盏内，每油三钱，加轻粉末一钱，乳香、血竭、龙骨各五分，共为末，和匀，每日早午晚鸡翎蘸涂患处。膏盖避风，半月完口。虚弱者煎服养血健脾汤。［眉批］生肌散。

诸痔瘘瘤蒂小头大

煮线方　芫花五钱　壁钱二钱　白丝线三钱

同上二味，用水一碗，小磁罐慢火煮至水干为度，取线阴干。

---

① 竭：原作"蚏"，据锦章书局本改。

患小者用一根，患大者二根，系于患底，留线头，日渐紧之，半月枯落。用生肌散收口，至效。

痣有时发，便血作痛，肛门重坠

脏连丸 黄连半斤，为末　猪大肠头，一尺二寸

洗净入莲末于内，扎紧，用酒二斤半，煮酒将干为度，共捣如泥，丸如梧桐子大，每空心服七十丸，久服除根。

痣漏污从孔中出，用此追尽脓毒

胡连追毒丸 胡连一两，姜炒　猬皮一两，炙，再炒黄为末　麝香二分

饭丸麻子大，每食前酒下一钱，服后脓水反多为效。后服后药：

胡连闭管丸 胡连一两　穿山甲麻油煎黄色　石决明煅　槐花炒，各五钱

炼蜜丸，空心米汤下一钱，早晚服，重者四十日愈。如漏四边有硬肉突起，加蚕茧二十个，炒末和入药中。遍身一切漏疮皆效。

尻骨疮论

初起

滋阴除湿汤 四物汤各一钱　柴胡　黄芩　知母　贝母各八分泽泻五分　地骨皮五分　甘草五分

姜煎。

已成不消

和气养荣汤 人参　黄芪　白术　陈皮　茯苓　当归各一钱生地一钱　甘草一钱　丹皮一钱　沉香五分

煎。

不敛

滋肾保元汤 人参　黄芪　白术　茯苓　当归　生地各一钱

杜仲　山萸　丹皮俱一钱　桂心　白附　甘草各五分

　　姜枣煎。

脏毒论

肛门肿，二便秘，身热口干，里急后重

黄连除湿汤　黄连　黄芩各一钱　川芎一钱　当归一钱　防风一钱　苍术一钱　厚朴一钱　枳壳一钱　连翘一钱　甘草五分　大黄二钱　朴硝二钱

　　虚弱者：

凉血地黄汤　川芎一钱　当归一钱　白芍一钱　生地一钱　白术一钱　茯苓一钱　黄连五分　地榆五分　人参五分　山栀五分　花粉五分　甘草五分

　　已成红色，光亮欲作脓，不必内消

黄芪内托汤　川芎　当归　陈皮　白术　黄芪　白芍　川甲角刺各一钱　槟榔三分

谷道论

谷道痒

　　恐作痔。雄黄和蜎艾烧烟熏之。再用：

　　蜎螂丸　蜎螂七个，五月五日收，去足翅，炙为末，用新牛粪五钱，肥羊肉一两，炒令香，共捣如膏，丸如莲子大，炙热，以新绵薄裹，纳谷道中。半日少吃饭，即大便中虫出，三五次全愈。

　　肛门肿痛

　　木鳖肉五个　研如泥，安盆内，以沸汤冲洗之，另用少许涂患处。

臀　股　分

　　臀　膀胱脉贯臀，筋结于臀。

股　臀下曰股，股内属脾，筋属肝，骨属肾。

阴股　股之内侧曰阴股，脾肝肾筋脉俱循阴股。

臀股分病论

股痛

脾受湿，肉内瘘疼，二术、防己、牛膝，必加桂、附向导，肉方融洽。若筋挛骨痛，肝肾受寒，误用燥药必甚，金匮肾气丸加木瓜、菟丝子。两股无力作痛亦然。妇人产后作痛，乃恶血下注经络，活血行气药中加桂、附。凡治股痛，必加炒盐一匙，磨沉香少许，使药下行。甘草性缓勿用。

阴股痛

乃郁怒伤损肝脾，湿热下注，其症或两拗肿痛，或肛门肿痛，或小腹重坠，或增①寒壮热，或寒热往来，皆是肝经壅滞。热甚，龙胆泻肝汤。热微，加味逍遥散最效。概投散血攻毒之剂则误甚。

臀痈 屁股上或大腿上

初起红赤肿痛，坠重，大便秘

川芎　当归　防风　赤芍药　苏木　连翘　花粉　角针　红花　黄芩　枳壳各三钱　大黄二钱

便通，去大黄，加乳香。

已成，欲其溃脓

黄芪二钱　当归　川芎　冬花　角针　山甲　甘草节各一钱

入酒一盅服。

---

① 增：通"憎"。马王堆汉墓帛书《战国纵横家书·朱己谓魏王章》："夫增韩不爱安陵氏，可也。"

鱼口便毒两胯合缝之间结肿便是

初起

山甲内消散　归梢　甘草节　大黄各三钱　穿山甲三片　僵蚕
黑丑各一钱　木鳖子三个

水酒各半煎，利四次，稀粥补之。或用：

九龙丹　儿茶　血竭　乳香　没药　巴豆　木香

生蜜丸如绿豆大，每服九丸，热酒下。甚者两服必消。既成，
照肿疡治法。

悬痈谷道前，阴器后，结核渐大肿痛

初起如莲子，微痛

滋阴八粉丹　川芎　当归　赤芍　生地　丹皮　花粉　草节各
一钱　泽泻五分

便秘加大黄一钱，蜜炒。

已成，不能消

粉草膏　粉草四两，长流水浸，炭火炙干，再浸再炙三次，
当归身等分，慢火熬至稠膏，去渣再煎，大稠为度。每日空心热
酒化下三钱。

已溃，不能收敛

还原保真汤　十全大补汤加丹皮、枸杞各八分，炮附五分，
肉桂、泽泻各三分，姜枣煎。

初肿，二便秘，内热口干，渴

川芎　白芍　当归　生地　黄连　花粉　知母　黄柏　大黄蜜
水拌炒，各等分

腿痛病论

膝属脾肾肝，凡人逸则痿软无力，劳则痛如针刺，脉洪数有

力，皆肝肾阴虚火盛所致。痿软无力，真病之形，作痛如锥，邪火之象。六味加牛膝、车前。此症多有疑其风痰而用发散者，是促其危也。

有饮食过当，腿足或臀内痠胀，浮肿作痛，又责之脾胃，补中益气加茯苓、半夏。

腿病备用诸方

目昏耳鸣，困倦脚软，腰下瘦弱

补益肾肝丸　柴胡　羌活　生地　苦参　防己各五分　炮附肉桂各一钱　当归二钱

膝无力，不能屈伸，下部沉重

健步丸　羌活　柴胡各五钱　防风　泽泻各三钱　川乌一钱　滑石炒，五钱　防己一两　苦参一钱　肉桂　炙草　花粉各五钱

为丸，每服五十丸。以：

愈风汤　天麻　牛膝　萆薢　玄参各一钱　杜仲一钱二分　羌活二钱三分　当归　熟地　生地各二钱七分　独活九分　肉桂五分

煎汤下前丸。

足腿热，渐至腰胯

健步丸　苍术二两　酒黄柏　熟地各一两　川牛膝　归尾　萆薢　防己各五钱

酒糊丸。

腿脚痛

乳香、没药、天麻、白附、僵蚕，等分为末，每服五分，酒调下。[眉批] 神方。

脚弱无力，及小儿不能行走

续骨丹　天麻　白附　牛膝　木鳖子各五钱　乌头炮，一钱羌活五钱　地龙一分　乳香　没药各二钱　朱砂一钱

酒煮南星末为丸，每十丸薄荷汤下。

一切腿痛

雷火针法 乳香　官桂　血竭　丁香　麝香各六分　杏仁一分
四厘　蕲艾一两　木香六分　沉香四钱　檀香四钱

各为粗末，卷纸捻，用油蘸，点着乌灭，照穴道针之。

鹤膝风论

膝属脾肝肾，膝痛皆三阴亏损之症。两膝浮肿，腿足渐细，
足三阴血虚火燥所致。肿高赤痛易治，漫肿不赤难治。二三月溃
脓稠者易治，半年后溃脓清者难治。断不可用攻伐元气之剂。审
是虚寒，八味丸；火盛，六味丸。食少体倦，六君子为主；晡热
内热，加味逍遥为主。佐以大防风汤祛其外邪，防风、羌活、川
芎、白芍、地黄、人参、白术、甘草、牛膝、杜仲、附子、肉桂、
黄芪。若溃后当大补脾胃，补中益气大剂服之。或膝间闻有声者，
火也，清火自止。

鹤膝备用方

鹤膝或腿肿，皮色不变

大防风汤 人参二钱　防风　白术　附子　当归　白芍　川芎
杜仲　黄芪　羌活　牛膝各一钱　甘草一钱　熟地一钱

下部一切疼，并鹤膝风

三因胜骏丸 附子炮，一两　当归　天麻　牛膝　枣仁　熟地
防风各二两　木瓜四两　全蝎一两　麝香一钱　乳香　木香　没药
羌活　炙草各五钱　槟榔　萆薢　肉苁　故纸　巴戟　苍术各一两

蜜丸，盐酒下七十丸，近者七日，久者半月见效。

痿病论

《内经》云：肺热叶焦，五脏因而受之，发为痿躄。心热脉

四七一

痿，胫纵不任地。肝热筋痿，筋急为挛。脾热肉痿，胃干而渴，肌肉不仁。肾热骨痿，腰膝不举，骨枯髓减。又曰治痿独取阳明，阳明者五脏六腑之海，主润宗筋，能束骨利机关。阳明虚，宗筋弛纵，足痿不用。古人云：痹病亦有热者，大都主寒。痿病亦有寒者，大都主热。

陈元择[1]曰：痿疾状类柔风脚气，此外因症。痿则内脏不足，不可作外因治。朱丹溪曰：痿起于肺热。治痿独取阳明，是不易定论。火性炎甚，嗜欲无节，水失所养，火寡于畏而侮所胜，肺因热矣。木性刚急，肺热金弱，木寡于畏而侮所胜，脾因伤矣。肺热不能管摄一身，脾伤四肢不为用而痿作。泻火则金清，金清而木有所制，脾自不伤。补水则火退，火退而肺得所养，何至于热。阳明实则宗筋润，骨坚机关利，痿何由作。

大约风药及香燥温补之药断不可用，童便一味最妙，黄柏、苍术不可缺。东垣清燥汤极妙，黄芪、黄连、黄柏、麦冬、五味、生地、二术、陈皮、白茯、甘草、当归、神曲、柴胡、升麻、猪苓、泽泻、人参。又有经验方，苍术、黄柏各四两，牛膝、归尾各二两，龟板、虎胫骨、防己各一两，面糊丸，盐姜汤下。然厚味发热，痿不淡食戒味决不能安。

痿病备用诸方

下身痿病　手足痿软无力，百节纵缓不收，下身瘦弱不能步趋，及手战摇不能握物，此血虚内热故也。

痿弱不能行立，胃虚不食

养胃汤　藿香　白术　神曲　茯苓　台乌　砂仁　半夏　苡仁　人参各一钱五分　澄茄　炙草各一钱

---

[1]　陈元择：诸本同，疑"陈无择"之误。

腰以下痿软不能动

清燥汤 黄芪 人参 白术 苍术 生地黄 陈皮 茯苓
当归 黄连 酒柏 麦冬 五味 猪苓 泽泻 升麻 柴胡 神
曲 甘草各等分

筋骨弱，起居须人，惊战潮热，无气力

四斤丸 肉苁蓉酒浸 牛膝酒浸 天麻 木瓜 鹿茸 熟地
五味 菟丝

蜜为丸。

腰痛不起

煨肾丸 牛膝 草薢 杜仲 防风 蒺藜 菟丝 肉苁蓉
芦巴 故纸等分 官桂减半

熟腰子捣烂入，蜜丸。

诸痿

补益丸 白术一两 龟板 锁阳 归身 陈皮 杜仲各五钱
干姜三钱半 黄柏 虎胫 茯苓各二钱五分 五味一钱 炙草五分
白芍 菟丝各五钱 生地七钱半 牛膝五钱

猪脑骨髓为丸。

诸痿有热

补阴丸 黄柏 知母各盐酒炒 熟地 龟板各一两 白芍 陈
皮 酒牛膝各五钱 虎胫酥炙 锁阳酥炙酒浸 当归各四钱

冬月加干姜一钱四分，羯羊肉丸。

痿，色白毛败是肺痿

黄芪 天冬 麦冬 石斛 百合 山药 犀角 木通 桔梗
枯芩 栀子 杏仁 秦艽等分

腿脚无力，沉重此太阳经不行

羌活 独活 藁本 防风各一钱 蔓荆三分 川芎二分 炙草

五分

手足不能行动，遍身生疮

草乌制　木鳖　白胶香　五灵脂各六钱一分　斑蝥一个，去头足翅，醋炙　生黑豆去皮取末

醋打糊丸，如芡实大，每温酒磨下一丸。

足肚病

腨痏　足肚痠疼，足太阳膀胱病，防风、羌活、紫苏、蔓荆之类。

臁①病论

两臁生疮

皆忧郁亏损，肝脾湿热下注，外邪相侵而作。外臁足三阳易治，内臁足三阴难治。初起发肿赤痛，属湿热外邪，人参败毒散。若漫肿作痛，或不肿痛，或色黯，皆脾胃虚寒，补中益气汤。疮内出血不止，脾虚不能统血，补中益气最妙。有两臁如癣，瘙痒久则脓水淋漓，名肾脏风，用四生散祛风邪。白附子、黄芪、羌活、沙苑蒺藜，用猪腰子批开入药，湿纸包，煨熟，盐汤下，再用六味丸补肾水，永不再发。

臁疮备用法

用油纸一张，上洒乳香末二钱五分，双折了阔一寸，仍复竖折三折，以线扎两头，用甘草一两二钱，水三碗，将药纸入内，煮数滚，取出解开，将轻粉一钱洒乳香上，贴壁上阴干。随患大小，剪成贴之。三日一换，如贴后无水出，不必换，自愈。

足　膝　分

足大指　外侧属肝，内侧属脾。脾筋脉皆起于足大指隐白穴，

---

① 臁：原作"臁"，据锦章书局本改。

为脾井。溜于节后陷中大都穴，为脾荥。注于内侧核骨下太白穴，为脾俞。循大指本节后一寸公孙穴，为脾络。历内踝前三分陷中商丘穴，为脾经。由是循胫骨后，结于膝内辅骨陷中阴陵泉之次，为脾合。从此直上至阴股，结于髀箕门穴之次，臀下曰髀。

肝筋脉皆起于足大指外侧丛毛之际大敦穴，为肝井。溜于大指缝中行间穴，为肝荥。行跗上，注于本节后二寸动脉中太冲穴，为肝俞。结于内踝前一寸中封穴之次，为肝经。循踝上五寸蠡沟穴，为肝络。直上内辅骨下横纹尽处曲泉穴，为肝合，上阴股五里阴廉之次。

足中指　属胃。胃筋起于中指内侧厉兑穴，为胃井。溜于次指外侧陷中内庭穴，为胃荥。注于内庭后二寸陷谷穴，为胃俞。过于跗上，去内庭五寸冲阳穴，为胃原。故胃病足跗肿痛，足中指不用。自足跗直上，循足胫，历腕上系草鞋处解溪穴，为胃经。又历外踝上八寸丰隆穴，为胃络。结于膝下三寸三里穴，为胃合。上膝，循伏兔，结于髀，髀前膝上起肉处为伏兔，后为髀关。其脉自伏兔直下，抵足跗，入中指内间。其支者别跗上，入大指间，出其端。所以胃实，身以前至足皆热。

足四指　属胆。胆筋起足四指外端窍阴穴之次，为胆井。指歧骨间有侠溪穴，为胆荥。侠溪上寸半有临泣穴，为胆俞。侠溪上四寸五分有丘墟穴，为胆原。外踝上四寸阳辅穴为胆经，外踝上五寸光明穴为胆络。循胫至膝外廉，下膝一寸阳陵泉穴，为胆合。从是上走髀，分为两歧，前者结伏兔，后者结于尻。直者上季肋，其脉自髀阳直下，出膝外廉，循胫抵外踝，至足跗，入第四指之间。其支者，别跗上，入大指，贯爪甲后三毛。故足少阳血气盛，胫毛长，外踝肥。血气少，胫无毛，外踝瘦。病则膝胫外踝及大节诸节皆病。

足小指　指下属肾，外侧属膀胱。肾筋脉俱起小指之下，斜趋足心涌泉穴，为肾井。又侧趋内侧内踝前一寸大骨下，有然谷穴，为肾荥。结于跟踵，踵即跟之突出者，跟即踵上硬①筋处，陷中有大溪穴，为肾俞。自跟别至跟后踵中，大骨上两筋间有大钟穴，为肾络。踝上二寸复溜穴为肾经。上腨内，足肚曰腨，出腘内廉，结于内辅骨下阴谷穴之次，为肾合。从是并太阴之筋，上循阴股。

膀胱筋起小指外侧，去爪甲一分，至阴穴之次，为膀胱井。历本节之前陷中有通谷穴，为膀胱荥。本节之后陷中有束骨穴，为膀胱俞。外侧大骨之下有京骨穴，为膀胱原。外踝后骨跟上有昆仑穴，为膀胱经。循跟直上至外踝上七寸有飞阳穴，为膀胱络。贯腨，结于腘，腘即委中，在膝脘②内约纹中，为膀胱合。由腘直上，结于臀，其脉从腰抵腘，出小指外侧。故膀胱病，腘似结，腨似裂，足小指不能举用。

足膝分诸病论

脚赤肿痛　溃脓，足三阳湿热下注，可治。微赤微肿脓清，足三阴亏损，难治。若黑黯，不肿痛，不溃脓，烦热作渴，小便淋漓，阴败，末传急症，急用八味丸着肉灸，亦有生者。湿热下注，隔蒜灸，解壅毒，次服补中益气、六味丸自愈。又四肢皆禀气于胃，胃血气盛则善步，胃血气少，足少肉，善寒，渐成痿厥足痹。故足疾必用补中益气，不可不知。

足跟痛　足跟属膀胱肾。热痛乃阴血虚极，圣愈汤，生地、熟地、当归、人参、黄芪。又经验方，牛膝一两，米仁一两五钱，苍术七钱五分，杜仲、黄柏、当归、石斛、萆薢、木瓜、秦艽、木通各五钱。

---

① 硬：原作"鞭"，据扫叶山房本改。
② 脘：诸本同，疑"弯"之误。

足心　属肾。或热或痒痛，或麻或肿胀，皆肾虚，六味、八味消息用之。又有足心如中箭，发歇不时，此肾之风毒，泻肾则愈。

足指缝　凡作痒出水，肿焮肿面，皆阴虚湿热下注，不外足三阴治，补中益气、六味丸间服，自愈。

足膝病备用诸方

脚气初起，身痛便结

羌活导滞汤　当归　枳实　羌活　独活　防己各一钱　酒大黄一钱五分

利后服：

当归拈痛汤　人参　苦参　升麻　干葛各四分　苍术四分　炙草　酒芩　酒茵陈　羌活各一钱　当归　酒知母　猪苓①　泽泻　白术　防风各五分

脚气初起，寒热赤肿

加味败毒散　人参　赤苓　川芎　炙草　煨大黄　前胡　柴胡　羌活　独活　枳壳　桔梗　苍术　薄荷

后服当归拈痛汤。

脚跟痛

凉血汤　当归　川芎　白芍　生地　黄柏　知母　牛膝各等分

脚气肿痛，觉内冷是湿寒

独活寄生汤　独活　桑寄　牛膝　杜仲　秦艽　细辛　桂心　川芎　白芍　茯苓　人参　当归　熟地　防风等分　甘草减半

酒煎。

女人两足痛

祛痛丸　当归　熟地　白术　牛膝各一两五钱　川芎　苍术各

---

① 苓：原作“苍”，据扫叶山房本改。

七钱五分　白芍　茯苓各一两　防风　羌活　独活　南星　天麻
木瓜　防己　虎胫　没药各五分　乳香二钱半

酒糊丸。

一切脚气

加味除湿汤　半夏　厚朴　苍术各一钱　藿叶　陈皮各五分
炙甘草四分　茯苓　白术　木瓜　槟榔　白芷各五分

仍间服：

木瓜丸　威灵仙　苦葶苈各五钱，入一木瓜内，去瓤　黄芪　续
断各五钱，入一木瓜内　乌药　茯苓　白术各五钱，入一木瓜内　苍术
陈皮各五钱，入一木瓜内

前四木瓜顶盖扎定，酒洒，三蒸三晒，取药焙为末，木瓜膏
丸，空心酒下。

脚肿上至心

不治。一切洗足药不可用，昔人有禁，慎之。

脚气冲心，死中求生

八味地黄丸　丹皮　泽泻　茯苓各三两　炮附　桂心各二两
山萸　山药各四两　熟地八两

蜜丸。

腿脚麻木

苡仁酒　苡仁　牛膝各二两　海桐　五加皮　独活　防风　杜
仲各一两　熟地一两半　白术五钱

浸酒，日三服。常令酒气不绝，觉皮内如虫行即愈。

脚气上冲，腹胀便秘

三脘散　独活　白术　木瓜　腹皮　紫苏各一钱　炙草五分
陈皮　沉香　木香　川芎　槟榔各七分

热服。

脚气冲心，闷乱不识人

木瓜煎 吴萸一钱二分 木瓜二钱五分 槟榔五钱 生姜

脚气腹胀，小便涩，气喘

桑白散 桑白 郁李仁各三分 赤茯五分 木香 防己 槟榔各四分 苏子 木通 腹子 青皮各二分

为末服。

脚气咽不利

赤苓散 桑白 赤苓 柴胡各一钱 生地一钱半 炙草五分 射干 枳壳 贝母 前胡 赤芍 天冬 百合 槟榔各七分

姜煎服。

脚气胸闷，不得卧

紫苏散 苏叶 桑白 赤苓 槟榔 木通各一钱 炙草 紫菀 前胡各一钱 百合七钱五分 杏仁七钱五分

煎服。

脚气呕逆

半夏汤 半夏 桂心各七分 赤苓 人参 陈皮各一钱 前胡一钱 槟榔一钱 苏叶一钱半 竹茹二钱 姜一钱

脚气腹胀，小便不利

鳖甲散 鳖甲去裙，醋炙 赤苓 槟榔各一钱 木通七分五厘 郁李仁去皮，七分半

脚心痛

槟榔汤 槟榔 陈皮 木瓜各一钱 吴萸 紫苏各八分

脚疼如火燎，从足跗热至腰胯

加味二妙丸 苍术二两 酒黄柏一两 牛膝盐酒炒 酒当归 川草薢 防己 龟板酥炙，各五钱

酒糊丸。

妇人脚丫作痒

枯矾散　枯矾五钱　石膏煅　轻粉　黄丹各三钱

温汤洗净，搽之即愈。

凡脚气多在劳苦之人，烦痛发热恶寒，状类伤寒，但始必起于脚膝酸软为异。湿乃脚气主病，北方地燥，亦有之者，以伤厚味，湿热下注而成。南方湿伤脾胃，外复感风寒暑湿，湿郁成热，湿热相搏，气不行则痛，血不行则肿。又必察其足肿，赤肿者为湿热，黄白肿者为寒湿。又肿者名湿脚气，不肿者名干脚气。脚气，壅疾也，喜通恶塞，故治有十禁，宜扶壅汤，苍术、苡仁、木瓜、牛膝、川芎、羌活、独活、木通、防风。热加黄柏，寒加桂。一禁补气，但不可破气。二禁湿热，亦不可太香燥。三禁升发，四禁汤洗，五禁饱食，六禁坐立湿地，七禁湿衣，八禁嗔怒，九禁大语，十禁纵欲。

脚气能令人死。红肿如云痕，自足起上升入心，则呕吐而死。入肾，目与额眦黑，冲胸，而冲则死。

卷之十四　妇人部

经　候

先期是虚中有热

缩经汤　归身　白芍　生地各二钱　黄柏　知母各酒炒，各一钱　条芩　阿胶炒，各八分　香附　甘草各六分

素弱者，倍白芍，倍条芩，倍阿胶，加白术一钱，去知母，去黄柏，俱经前五日服之，至经去不服。两三次获效，甚稳妥。

后期是虚中有寒，或有滞

赶经汤　归全　川芎　熟地　香附各一钱　桃仁　红花　莪术　木通各四分　炙草　肉桂各一分

若素脾虚是血不生也：

人参　白术　归身各一钱　川芎五分　熟地八分　白芍六分　香附六分　肉桂四分　炙草四分

照前服法。

紫黑成块热极也，必作痛

凉血汤　归全一钱　川芎八分　白芍五分　生地一钱五分　黄柏　知母各八分　炒香附一钱　肉桂二分

后期色淡痰多也，肥人多此

加味二陈汤　二陈汤加南星、苍术、川芎、香附子、当归各等分，滑石四分。

经水未行疼痛滞也

通滞汤　归全　香附　玄胡各一钱　川芎一钱

酒煎热服。壮人加炒大黄。

经水既去疼痛虚也

八珍汤加香附八分。[眉批] 八珍汤。

逆经吐血

顺下汤 当归 白芍 生地 熟地各二钱 川芎一钱 炒大黄三钱 童便一盏

或用郁金、韭汁、降香、当归、生地、童便。又方，饮韭汁立效。

经水过多不止，或先期，或后期阴虚热也

缩经汤 黄柏 白芍各一钱五分 条芩一钱 龟胶炒珠，二钱 樗白 香附各五分 阿胶 地榆各八分 黄芪八分

弱人减黄柏，加白术，倍黄芪。

经水过多，五心烦热，日晡潮热

除烦汤 四物汤倍白芍、生地，加胡黄连一钱。

经水少只是血虚

生血汤 四物汤 归身 熟地各三钱 川芎 白芍各一钱 红花 泽兰各八分 木香三分

五十岁后经尚行或是盛，或是热

止经丸 条芩四两 阿胶二两

醋糊丸，空心服百丸。

经水或前或后，时多时少，时数时断气血不和也

调荣丸 当归 白芍 山萸 山药 生地 香附各二两 茯苓 丹皮 泽泻 炒栀 陈皮各一两五钱 益母 川芎 白术各一两 熟地四两

蜜丸服。

经闭多是血虚

亦服前丸，不必妄用斑蝥等破药，成痨。惟有积而闭者：

消积丸 香附醋炒，十两　艾叶醋炒，二两　当归　莪术各二两
川芎　白芍　生地　桃仁　红花　三棱　赤芍　干漆各一两

醋糊丸，与前丸间服，八十丸最妥。

成痨先用逍遥散，十余剂退潮热

消①遥散 当归　白芍　茯苓　白术　甘草各一钱　银柴胡
丹皮　炒栀各八分

煎服。壮人加知母、黄柏各酒炒，各六分。咳嗽加地骨皮、
紫菀各八分。热退亦服前丸，仍间服此汤，热不退或两颧红者
勿治。

带　下

治赤白带神效

类从散 白马毛二钱，和椒末火烧　龟甲四钱，醋炙　鳖甲五钱，
醋炙　牡蛎一两半，火炙

共为末，日三服，酒下一钱　。

带下多是湿热，肝经怒气

腹不痛者：

白带散 椿根皮炒，二钱　醋香附一钱　白芍一钱　白术一钱
侧柏　黄连　黄柏各酒炒，各五分　白芷三分

腰腿痛，四物四钱，加羌活、防风各一钱。肥人加苍术、半
夏、南星。腹痛是湿热郁结，加黑姜四分，吴萸一分，木香二分，
玄胡五分，从治之。素气血虚弱者：

补阴益气汤 熟地一钱半　山萸　黄芪　人参　白术　当归各
一钱　山药　陈皮各八分　丹皮六分　茯苓六分　炙草五分　升麻

---

① 消：通"逍"。宋文莹《玉壶清话》卷一："李集贤建中，冲退喜
道，处缙绅有消遥之风。"

泽泻各三分

神效。

崩　下

崩断非寒病宜急止之

十灰散　锦片①　木贼　棕衣　柏叶　艾叶　干漆　乱发　当归　荆芥　白芷等分，烧灰存性，为末

温酒调服。或用汤药：

止崩汤　当归　川芎　白芍　生地　荆芥炒黑　条芩炒，各一钱　防风　升麻　白术　蒲黄各八分　阿胶　地榆各六分　黄柏六分

调发灰服。止后其人必虚：

升举大补汤　川芎　麦冬各一钱　黄芪一钱　人参　当归　白术各二钱　生地三钱　陈皮　甘草　白芷　荆芥穗　升麻各四分

失补必成痨。

血病杂见

不与男子同治法，余不关血者悉同，不另立方。

热入血室昼明白，夜谵语

柴胡地黄汤　柴胡三钱　黄芩　半夏各二钱　生地一钱二分　甘草五分

一服立效。

脐腹痛甚

开滞汤　白芍　五灵脂　木通各一钱六分

醋水各半，煎服立止。

---

①　锦片：疑为大黄，又称锦文大黄。

寒热往来

大秦艽汤 防风　知母　生地各一钱　柴胡　前胡各五分　秦艽　甘草各五分　人参五分

寡妇寒热类疟

抑肝汤 柴胡二钱半　青皮二钱　赤芍　丹皮各一钱半　炒栀　地骨皮　香附各一钱　神曲八分　川芎七分　生地　连翘各五分　甘草三分　苍术一钱

白浊白淫

固髓丸 牡蛎粉　桑螵蛸酒炙　龙骨　白石脂　菟丝子　茯苓　五味子　韭子等分

共为未，酒糊丸，盐汤下。

虚　弱

虚伤劳倦者

补中益气汤 黄芪一钱半　人参　白术　当归　炙甘草各八分　陈皮五分　升麻　柴胡各三分

头疼加川芎六分，身痛加羌活、独活、川芎各六分。姜枣煎，午前服。伤饮食，加香附子、神曲、山楂各六分。素觉气虚不足者，时时服之。

脾虚，不善食而瘦

加味异攻散 人参　白术　茯苓　炙草　陈皮各八分　当归八分　香附五分　砂仁三分　炮姜三分

能食，血虚而瘦

加味四物汤 当归　熟地各一钱　川芎五分　白芍六分　人参　白术各五分　砂仁二分

多郁见虚症

归脾汤 黄芪　人参　白术　茯苓　枣仁　龙眼肉　归身各一

钱　远志　炙草各五分　木香三分

姜枣煎。有热，加柴胡、炒栀各五分。

气血两虚

八珍汤　人参　白术　当归　熟地各一钱　白芍八分　茯苓八分　黄芪一钱　川芎六分　炙草五分

为丸亦可。或加五味、山萸、远志、枣仁。觉下部寒，加肉桂，多少酌之。

久病虚寒

人参养荣汤　白芍　人参　陈皮　黄芪　桂心　当归　白术　熟地等分　茯苓　炙草　远志　五味减半

枣肉为丸服之。

久病虚而不寒

调营养卫丸　黄芪　白术　茯苓各一两五钱　人参　山药　当归　白芍　熟地　麦冬　远志各一两　陈皮八钱　五味六钱　生地五钱

用鸭一只，取血入，炼蜜为丸。

下部虚

肾气丸　熟地八两　山药　山萸各四两　龟胶炒珠，四两　川牛膝酒蒸　鹿胶炒珠　枸杞各三两　当归四两

炼蜜丸。火动者，去枸杞、鹿胶，加贞实、麦冬各三两。嗽加百合三两，骨蒸加地骨皮三两，小便不利加茯苓三两。大便燥，去菟丝子，加肉苁蓉，酒洗，三两。上实下虚，加牛膝三两。火衰，加肉桂一两半，或更加川附一两。腰软无力，加杜仲四两。兼气虚，加人参三两。便溏，加故纸三两，或再加肉蔻三两。小腹痛加吴萸一两，作饮亦可，煮酒亦可。有痰有火者，止用六味丸，本方加五味、生地、麦冬各二两。

痨瘵传尸

得此失治于前，必不信医，或贫不能医者，至此时益艰矣，故不立方。

一切积块邪聚由于正虚，不可单消

除痔丸　大黄为末，入砂锅内。用三年陈醋三碗，微沸熬，常搅不住手，至七分，入硝石三两，人参一两，甘草一两，复熬成膏，至可丸，即丸如梧子大。每三十丸米饮下，三日一服。或下如鸡肝，或如米泔赤黑等物，后忌风冷诸事。

求　嗣①

求嗣论

从来男不举子，其病有六，女不宜男，其病有十。然女可更置，而男不能换身，故当专论治男之法。何谓六病？精寒、精薄、气弱、肝郁、相火太旺、痰气夹杂，有一于此，皆不能举子。若夫多女少男，及生男不育者，此亦男身不能调养之故。此际转移，犹易为力。

《易》曰：乾道成男，坤道成女。先儒蔡、林二公，谓男精先至，则血裹精而成男，女精先至，则精裹血而为女，此成男成女之别，只在顷刻间也。先儒又谓天时物力中分出男女，其说更精。

今细推其理，天时之说有三。以逐日言之，则子寅辰午申戌为阳日，丑卯巳未酉亥日为阴日。以逐时言之，亦子寅辰午申戌为阳时，丑卯巳未酉亥为阴时。又天气晴明和爽为阳，云雾风雨为阴。交媾之际，其日、其时、其气皆合于阳，则成男也必矣。至于物力之说，吾身精气是也。精气壮旺，男胜于女，则结胎成

---

① 求嗣：此标题原无，据目录补。

男。精气微弱，女胜于男，则结胎成女。故寒儒经年游学，岁暮归家，一举而得男，精力浓厚故也。膏粱之室，佳丽满前，往往生育多女，精力淡薄故也。欲培养精力，其法有四。

一曰养无漏本体。斋居绝欲，势必不能。但御房帏，宜使点滴无泄，用弱入强出之法。当初出时，提吸阴跷一穴，口中微微呵气三口，久久行之，自无走漏之虞。每年冬至、夏至，各前后两月，尤宜守固。

二曰得少阴滋补。《易》曰：枯杨生稊，老夫得其女妻。言能成生育之功也。大凡女子二十左右者，生机洋溢，交接有补。若三十二岁以外者，阴衰火炽，动能损人，断不可近矣。

三曰守命门之关。《内经》谓七节之中有小心，岐伯谓命门对脐轮之后，贴①脊骨之前，两肾相抱，左水而右火，其中空穴谓之命门。命门旺而十二经皆旺，命门衰而十二经皆衰。命门生而人生，命门绝而人绝。此人身寿夭存亡所系也。其法日间则守午时，夜间则守子时。午时端坐，返观内照，凝神入于命门。夜间正卧，屏绝他念，亦凝神入于命门。心思专一，不过七日之中，水火交济，阳气勃盛。从此每日间得一二时息心顾肾，独寝三月，可以养精蓄锐，一举成男矣。新安吴柱史祖孙三代，八旬皆能举子，用此法也。

四曰审月庚之候。女子经水一月一来，就经水初至之刻，记其何时。且如初一日子时经到，即从子时数至第五日戌时，是血尽气生之时。乘其勃然意浓，以我蓄锐之体一举成胎，决然得子。此又紧要之诀也。但此一时须合日阳、时阳、气阳方为得力，养子聪明俊秀矣。后二方煎药，先饮十剂，丸方后服三料，药味中正不杂，可以补气填精也。

---

① 贴：原作"贴"，据善成堂本改。

煎药方 大熟地一两，九蒸九晒 巴戟天一两，酒洗去心 枸杞子三钱，酒洗 人参三钱 山萸肉四钱，酒洗 肉苁蓉一钱，酒洗，去筋膜 茯神二钱，去皮木 远志肉一钱，甘草水制 杜仲盐水炒断丝，一钱 大白术三钱，麸炒黄 肉桂一钱 龙眼肉七钱

用水二碗半，煎至八分服。渣再煎服。此方能益气强阳，服至十剂，顿然改观矣。

丸药方 大熟地半斤，蒸 人参三两 肉苁蓉三两，酒洗 山萸肉四两，蒸 白术四两，去芦，土炒 怀山药四两 柏子仁一两，炒，研去油 远志肉一两，制 白茯苓三两，去皮 砂仁五钱，去壳炒 巴戟天三两，酒洗，去骨 杜仲盐水炒，一两 补骨脂一两，盐水炒 肉桂一两 当归身三两，酒洗 白芍药三两，酒洗 五味子一两 鹿茸一副，乳酥炙 川附子一个，重一两二三钱，童便制，去皮脐 麦门冬三两，去心 枣仁一两，炒 紫河车一具，火焙干入药，捣粉，首胎者佳 炙甘草一两

以上诸药磨细末，炼蜜为丸，梧桐子大，每日空心服五钱，大能填精补气，虽老年亦能举子。兼别有妙益。

精薄气衰不能结孕，好鱼鳔圆桶者，用蛤粉炒，无声为度，去蛤粉，再以酥油炒，一斤，沙苑蒺藜炒，莲蕊五两，当归三两，菟丝子酒煮，三两，共为末，蜜丸。

男子止宜寡欲，精气便厚。 如精气已衰者：

种子丹 大赤何首乌内有锦纹者，连皮打碎，人乳浸蒸，日晒夜露九次，取干者四两 芡实肉四两 人参量虚实加 枸杞人乳浸一宿，晒干，二两 白莲花蕊十一对，选将开者，去梗，连须房瓣并用，晒干，各为末 生地黄酒浸一宿，八两

用木甑安煮羊肾锅上，蒸极烂。羊外肾十一对，淡盐腌一宿，用白酒卤于砂锅内，煮至黑深色，取起去囊皮并筋膜，同地黄先杵千余下，和入再杵二千，丸如黄豆大。如干，再酌入炼蜜。每

服三钱，空心淡盐汤下。须戒定色欲，待妇女经尽，交媾即成孕矣。

妇人　止宜调经，不可用春方种子，不可用香附丸耗气血。亦宜寡欲，使血不妄动。或服六味丸。

相传交合，择月生子　父母之年上下举，坐胎之月为中主，乾坎艮震是男胎，巽离坤兑决是女。

妊　娠

验胎

川芎　当归各三钱

共为末，艾汤调下，觉腹内频动是胎，动罢即愈。

恶呕

和胃汤　白术　陈皮　半夏油炒黄　茯苓　藿香各一钱　当归八分　白芍八分　砂仁　竹茹　甘草各四分　紫苏八分

姜煎服。弱人加人参六分。

曾三个月堕胎血虚有火

安胎饮　当归身一钱　川芎五分　白芍一钱　熟地一钱　生地一钱　白术二钱　砂仁一钱　陈皮五分　苏梗五分　杜仲二钱　续断八分　阿胶一钱　条芩一钱半

见血，加地榆、炒蒲黄各一钱。预防，五月、七月。为丸，亦可枣肉丸。

心胃胀满

和气饮　当归　川芎　白芍　人参　苏梗　陈皮各六分　腹皮六分　甘草三分　木香二分

腹痛或下坠①

安胎饮 砂仁 白芍倍加 熟地亦倍加（〔眉批〕安胎饮。）

胎动

安胎饮。〔眉批〕安胎饮。

面目虚肿是水气或久泻所致，宜健脾利水

健脾利水汤 人参一钱 白术二钱 川芎八分 当归二钱 甘草三分 紫苏 陈皮 腹皮各四分 茯苓皮一钱

漏血

大率因劳因虚，或食炙煿热物过多。宜谨房事，服安胎饮。

心惊胆怯，烦闷不安

竹叶汤 人参一钱 白术 当归各二钱 川芎七分 甘草四分 陈皮三分 黄芩八分 枣仁 麦冬各一钱 远志八分 生地五分 竹叶十个

渴加竹茹七分。

腰脚肿虚人有此

加味②天仙散 青木香藤略炒，六分 香附六分 紫苏六分 陈皮四分 乌药五分 人参八分 当归一钱 白术一钱 甘草四分 木香二分

或兼服补中益气汤。

心痛

玄胡散 玄胡三钱 归身一钱 乳香五分 甘草一钱

加盐卤一滴，少顷愈。

跌打伤胎

安胎饮。〔眉批〕安胎饮。

---

① 坠：原作"阴"，据善成堂本改。
② 味：原作"殊"，据善成堂本改。

类中风

羚羊角散 羚羊角一钱　川芎七分　当归二钱　独活八分　枣仁一钱　五加皮八分　苡仁一钱　防风五分　茯神八分　杏仁十粒　木香三分　甘草四分

虚加人参一钱，痰加竹沥，胃弱加白术一钱，姜煎。

淋病

安荣饮 白术　当归　麦冬各二钱　茯苓皮　通草各一钱　甘草四分　灯心五分　黄芩七分　竹叶十个

便血或过劳，或多食炒炙

加味逍遥散 当归二钱　芍药一钱　白术一钱半　白茯苓七分　柴胡二钱　丹皮七分　栀子七分　甘草四分

转胞淋闭不痛或微痛，与淋有别，由气虚胎压尿胞

二陈力提饮 当归一钱　白术　生地各一钱五分　川芎八分　人参一钱　陈皮　甘草各四分　半夏油炒，六分　柴胡四分　升麻四分

上取法　或空心饮盐汤探吐以升其气，则下自行。

遍身肿

鲤鱼汤 白术五钱　茯苓四钱　当归三钱　白芍二钱　橘皮少许　姜七片

水四盅，鱼汁一盅半，煎七分服。

咳嗽属风寒

苏桔汤 天冬六分　桔梗一钱半　紫苏八分　知母四分　甘草四分　杏仁十粒　陈皮四分　黄芩八分　贝母八分

咳血

地黄汤 生地三钱　紫菀　知母　白术各一钱　陈皮四分　麦冬二钱　当归二钱　天冬一钱　甘草四分　黄芩一钱半　犀角八分

喘加瓜蒌仁一钱。

霍乱吐泻

六和汤 陈皮四分　半夏七分　藿香　甘草各五分　杏仁十粒　竹茹一钱　扁豆二钱　木瓜一钱　砂仁五分　茯苓八分

单泻者：

胃苓汤 苍术　厚朴　陈皮　白术　猪苓　泽泻各一钱　官桂　甘草各四分

伤食

平胃散 苍术　厚朴　陈皮各一钱　砂仁　香附各四分　炙草五分

虚者合四君子汤，人参、白术、茯苓各一钱。

伤寒

香苏散 香附　紫苏各二钱　陈皮一钱　甘草五分

头痛加川芎一钱，白芷、羌活、防风各一钱。如表症愈，但发热大渴：

金花汤 加黄连一钱，黄芩、黄柏、栀子各一钱。

便结者加大黄一钱。

不语

不药，产后自愈。

疟疾初起

散邪饮 羌活　柴胡　紫苏　陈皮各六分　苍术七分　厚朴　半夏　青皮各七分

煎服。不愈者截之：

截疟汤 白术　山楂并子　槟榔　常山白酒煮干，炒紫色，各八分　草果四分　神曲四分

遇发日五更服。

痢疾

加味香连汤 黄连一钱　木香五分　白芍二钱　黄芩二钱　茯苓

六分　陈皮一钱　乳香　没药各一分半　黄柏八分

酒煎服。

大便燥

润燥汤　阿胶一钱半　条芩一钱　当归二钱　防风一钱　苏梗一钱　麻仁二钱　芝麻二钱

遗尿虚人有此

六味汤去茯苓、泽泻，加白薇、白芍、益智等分，煎服。［眉批］六味丸。

口干

安胎饮加麦冬、干葛、知母、炒栀、花粉、犀角、竹沥各八分。

临　产

月足

八珍汤服十数剂，再无难产之患。［眉批］八珍汤。

浆破胎涩难产

四��汤　蜜、香油、酒各半盏，煎滚温服。

催生

救生汤　归全一两　川芎二钱　龟板一片，炙脆打碎　头发一握，烧灰存性

水酒煎服。虚人或产多力衰者，加人参二三钱，如人行四五里即下，不下急宜再服。其他催生药皆受伤，不可用。

方产小产同

胎死产母面赤舌青者是

先用佛手散，当归一两，川芎七钱，酒水合煎探之。若未死，则子母俱安，须二三服。若已死，即用麝香五分，官桂末三钱，

葱汤调下即出。

胞不下由瘀血胀满

生蒲黄　生灵脂各三钱

葱汤调末下。元气虚薄者，川芎、当归各三钱，官桂四钱。

产　后

方产未进食

生化汤　川芎三钱　当归八钱　炙草五分　炮姜四分　桃仁十五个

水二盅，煎七分，加酒半盏，温服。连进三服，则血块速化，新血骤长，自无晕厥，且产妇精神倍增。不可厌频，若常一日一服，又能挽回将绝之气血也。

素弱见诸危症

前汤不拘时数服，至病退止。

劳甚血崩，形色脱

前汤加人参三钱，频服无虞。

汗多气促

前汤加人参二钱。二汤敢用参者，以加在生化汤内，不能滞瘀血也。

血块痛是瘀血

一应破血药不可用，只频服前汤，块消痛止。破血多致崩晕，戒之。

血晕

劳倦气竭，血脱气绝，痰火乘虚泛上。

从权急救汤　川芎三钱　当归六钱　炮姜四分　桃仁十粒　炙草荆芥各五分

如劳甚，或血崩，或汗多，形气脱而晕，加人参三钱，肉桂四分，急服一二帖，其效如神，不可疑参为补而不服。其产室时行醋沃之法。又产妇不可即睡，嘱嘱。如痰泛上，加橘红四分，虚甚亦可加人参二分。肥人加竹沥。如瘀血不下：

四味散　血竭、没药、当归、玄胡，便煎二服。

厥症劳倦脾虚

宜大补回阳。

川芎二钱　当归四钱　炙草四分　桃仁十粒　炮姜四分　人参二钱

枣煎，连二服即效。若渴，即佐以麦冬、人参各二钱，五味子一钱，代茶助津，此确理也，不可游移。若血块痛止而厥：

养血益气汤　川芎　白术　黄芪各一钱　人参　当归各三钱熟地二钱　炙草四分　麦冬一钱　五味子十粒　川附子一钱

汗多，麻黄根、枣仁各一钱。大便难，肉苁蓉二钱。晕厥二症皆气血益竭，非急方急服不能挽回，无容议也。

血崩

血多色紫，乃败血也，非崩。如鲜红色乃是血脏有伤，宜急治之。

川芎一钱　当归身四钱　黑姜二分　荆芥穗炒黑，六分　炙草四分　白芷五分

枣煎服。若血块痛，形脱汗多气促，加人参二钱，否则不加参。如血块痛止：

升举大补汤　川芎　麦冬　黄芪各一钱　人参　当归　白术各二钱　熟地三钱　陈皮　炙草　白芷　荆芥穗　升麻　血余灰各四分

汗多加麻黄根、浮麦，便难加肉苁蓉一钱，痰加贝母六分，咳嗽加桔梗、杏仁各一钱，不寐惊悸加枣仁、柏仁各一钱。余病大忌峻利，少加黄连三分以坠火亦妙。

似喘症血亡气脱，言语不接续，非喘也

有血块者：

加参生化汤 川芎二钱　当归四钱　炙甘草五分　炮姜四分　桃仁十个　人参二钱

连进二三服，枣煎。无血块者：

续气养荣汤 川芎二钱　当归四钱　炙草四分　炮姜四分　人参二钱　黄芪　白术各一钱　陈皮四分

手足冷加熟附五分。渴加麦冬一钱，五味子十粒。伤食加神曲、麦芽。伤肉加山楂、砂仁各五分。余照前加。

面黑发喘是瘀血

人参二钱　苏木四钱

煎服。

妄言妄见气血两虚，神魂无依

连进大补，十数剂方效，不可求速。痛未止者：

宁神汤 川芎一钱　当归二钱　炮姜四分　炙草四分　茯神一钱桃仁十个　人参二钱　益智八分　柏仁一钱　陈皮三分

枣煎服。真知瘀血不行，合失笑散。痛止者：

滋荣养气复神汤 圆肉八分　川芎一钱　当归二钱　熟地二钱炙草四分　人参二钱　黄芪　白术各一钱　枣仁　柏仁　茯神　益智各一钱　陈皮三分　麦冬一钱　五味子十粒　莲肉八分

伤食不可专用消导

痛未止者：

川芎二钱　当归五钱　神曲　麦芽各六分　炮姜四分　炙草四分桃仁十个　山楂　砂仁各五分

伤寒物，加吴萸一钱，肉桂五分。虚人加人参。痛止：

健脾消食汤 川芎一钱　当归三钱　炙草五分　人参二钱　白术

一钱半　山楂　砂仁各六钱　神曲一钱　麦芽五分

余照前。或用揉按，或用炒曲熨法亦妙。如误服峻消药不思谷：

活命丹　锅饭焦研粉　人参三钱

水煎。先用一盅送饭焦二三匙，后渐渐加多以引胃气。煎参不可用药锅，恐闻药发呕。

忿怒气逆

痛或止者：

川芎二钱　当归六钱　炮姜四分　木香二分　陈皮三分

若怒后伤食，照前伤食加。

类疟症

寒热往来，应时发作，或日晡、夜间更甚，或有汗，或头汗不及身足，乃元气虚弱，孤阳绝阴。宜滋荣益气，不可用疟疾方。

滋荣益气扶正汤　川芎一钱　当归三钱　炙草五分　人参二钱
熟地二钱　黄芪　麦冬各一钱　白术一钱半　陈皮四分

或加柴胡八分，青皮二分，乌梅二个。汗加麻黄一钱。间服六味丸。

如明知感寒，头痛无汗，生化汤加羌活、防风、葱头须五根以散之。如头痛无汗：

养胃汤　川芎一钱　当归三钱　藿香四分　炙草四分　茯苓　苍术　人参各一钱　陈皮四分

有痰加竹沥、姜汁、半夏。

七日内外发热，头疼胁痛

气血虚，阴阳不和，血症不可发汗，勿作伤寒二阳症治。

辛散汤　川芎一钱半　当归三钱　干姜略炒，四分　桃仁十个
炙草四分　白芷八分　姜黄　细辛各四分　葱头须五个

虚加人参。

潮热有汗，大便不通，口燥舌干而渴，汗出谵语，便秘

川芎一钱半　当归二钱　炙草五分　桃仁十个

便秘，肉苁蓉一钱，陈皮四分，炒，麻仁二钱。汗多加黄芪、麻黄根各一钱，人参二钱。燥渴加麦冬、人参各一钱。[眉批] 养荣汤。腹满便实，加麦冬一钱，枳壳六分。汗出谵语，茯神、远志、枣仁、柏仁、黄芪各一钱，人参、白术各一钱。若明知感寒，照上类疟治法。大抵此症属虚者多，不可轻易。

大便日久不通

非大料芎归至斤数不能取效。

顺肠粥　芝麻一升，和米二合煮粥，食即愈。

口噤筋搐，类中风

气血不能荣卫，勿用风痰药。方产，止用生化汤连三服，后即加人参，少佐橘红、炒芩。如痛止：

滋荣活络汤　川芎一钱半　当归三钱　熟地二钱　黄芪　茯神　天麻　麦冬各一钱　陈皮　荆芥　防风　羌活各四分　黄连姜炒，三分　人参三钱

痰加生夏，余症悉照前加。

中风恍惚，语涩，四肢不利

天麻汤　天麻　防风各五分　茯神一钱　川芎七分　枣仁一钱　羌活七分　人参　远志　山药　柏仁各一钱　麦冬一钱　细辛四分　南星曲　半夏曲各八分　当归一钱　石菖蒲八分

炼蜜为丸，朱砂为衣亦可。

亡阳脱汗

速灌加参生化汤，倍参，以救危急。方产，形色脱，溅溅汗出，为脱汗。

虚汗不止

麻黄根汤　当归二钱　黄芪一钱半　麻黄根一钱　桂枝五分　人

参　牡蛎　浮麦　麦冬各一钱

痛止，加白术一钱，熟地三钱。手足冷，加熟附一片，炮姜四分。渴加麦冬一钱，五味子十粒。恶风寒加防风五分，肥人加竹沥一小盏，并间服六味丸，加黄芪、五味子，煎汤下。

盗汗

非六黄汤能治。

止汗汤　人参二钱　当归三钱　麻黄根一钱五分　熟地三钱　炒黄连五分　浮麦一钱

口渴，小便不利

生津饮　黄芪一钱半　人参　生地　麦冬各二钱　五味十粒　当归三钱　茯苓八分　炙草　升麻各四分　葛根一钱

渴甚，生脉散代茶，不可疑而不用。余病参前方，如一切降火利便药必不可用。

单渴，人参、麦冬、小麦、花粉、黄芪、当归、竹叶。

口噤背反，气微类痉汗多

川芎一钱　当归一钱　麻黄根一钱　桂枝　防风　羌活　羚羊角　天麻各六分　附子　炙草各四分

无汗筋挛：

防风　川芎各一钱　当归二钱　枣仁五分

泻气虚兼食兼湿

痛未止：

川芎　茯苓各二钱　当归一钱　炮姜五分　炙草五分　莲肉八粒

痛止：

川芎一钱　当归一钱　炮姜四分　炙草五分　人参二钱　肉蔻一个　白术二钱　陈皮五分　泽泻八分

下清水为寒，炮姜八分，砂仁八分。色赤黄，肛门痛，为热，炒黄连五分。米①食不化，加砂仁、山楂、麦芽。酸臭气为食积，加神曲、砂仁、山楂、麦芽。少食不安，泻即觉安快者，亦以食积论。稍久加升麻五分，水多加苍术一钱。

完谷不化脾伤

非胃苓能治。痛未止②：

川芎一钱　当归四钱　炮姜四分　炙草五分　桃仁十个　益智一钱　茯苓一钱半　砂仁一钱

痛止：

川芎　当归　茯苓　白芍　益智各一钱　人参　白术各二钱　炮姜　炙草各五分　莲肉八粒　肉蔻一个

水多加泽泻、木通各八分，泻痛加砂仁八分，渴加麦冬、五味，寒倍炮姜，木香四分。余治同上。若泻久，六君子汤加肉蔻、木香。久泻痢虚者：

参香散　人参　木香各二钱　肉蔻　茯苓　扁豆各四钱　陈皮　粟壳各一两

为末，米饮下。

痢始产病此最难，补泻皆难措手

七日内：

川芎二钱　当归五钱　甘草五分　桃仁十个　茯苓一钱　陈皮四分　木香一分　砂仁三分

七日外可加白芍、黄连（炒）、莲肉、厚朴各五分。胃气虚，泻痢黄色，补中益气加木香。伤食照前加。四肢浮肿，六君子合五皮，茯苓皮、大腹皮、五加皮、姜皮、桑白皮。

---

① 米：原作“未”，据善成堂本改。
② 止：原作“吐”，据善成堂本改。

霍乱气血虚损，伤食感寒

痛未止：

六合汤 川芎 当归 干姜生用 甘草 砂仁 陈皮 藿香 茯苓 生姜

痛止手足冷者：

附子散① 白术 当归各二钱 陈皮 干姜 丁香 炙草 人参各一钱 附子五分

手足不冷者，白术、当归、厚朴、干姜、茯苓、人参、草豆蔻、生姜。

呕逆

生化汤加藿香、半夏、砂仁、生姜、陈皮。痛止更加白术、前胡，去桃仁。

水肿脾肾虚者多

补中利水汤 人参 白术各二钱 白芍一钱 陈皮五分 木瓜八分 紫苏 木通 茯苓各一钱 腹皮 苍术 厚朴各四分

因寒湿伤，加半夏、生姜、苏叶，五皮散亦可用。

怔忡惊悸

惟调脾胃，补心血。方产但服生化汤，连服即愈。痛止：

补脾汤 茯神 枣仁 黄芪 人参 麦冬各一钱 远志六分 当归二钱 白术一钱 龙眼肉八个 木香二分 炙草四分

虚烦加竹茹，痰加竹沥、姜汁，或更加柏仁。素壮火盛者：

安神丸 炒黄连 生地 归身各三钱 炙草五分

蒸饼丸，朱砂为衣，每服四十丸。

骨蒸

先服：

---

① 附子散：原脱，据善成堂本补。

清骨散　柴胡　前胡　黄连　乌梅各八分　猪骨髓一段　韭白十根

煎成入猪胆汁少许服。后服：

保真汤　黄芪　川芎　地骨各八分　人参　茯苓　白术　麦冬　白芍　枸杞　生地黄　熟地黄各一钱　甘草四分　当归　天冬各二钱　五味子十粒　黄柏六分　知母一钱

枣煎服。

胃脘痛因伤寒冷

立效散　生化汤加肉桂、吴萸。

伤饮食照前。便秘加肉苁蓉。如不止：

蒲黄二钱半　五灵脂一钱四分　木通一钱　赤芍　没药各一钱　玄胡　姜黄各一钱五分　盐卤一滴

如喜按少止，是虚，当补。

腹痛血块痛

但服生化汤。稍久，调失笑散，下玄胡一钱。

如虚寒痛，生化汤加白芍（炒）、桂枝各五分，痛止减去。伤食照前加。

小腹痛血块痛者

生化汤加玄胡一钱。如无块喜按，属虚，加熟地黄三钱，玄胡一钱，肉桂一钱。

骨指痛，头痛虚也

当归、人参、黄芪、生姜、淡豆豉、韭白，取猪肾汁煎服。

遍身痛非伤寒，由气血虚有滞

起痛汤　当归二钱　甘草三分　白术　牛膝　独活　肉桂各八分　韭白八根　姜三片

腰痛属劳伤，或风寒所乘

养荣壮肾汤　当归二钱　独活　桂心　川芎　杜仲各八分　续

断八分　防风四分　桑寄生八分

　　姜煎。二服后不止，虚也，加熟地三钱。失血过多者，加当归二钱，黄芪、白芍各一钱五分。

　　午热午寒阴阳不和

　　当归　白芍　川芎　人参　炙甘草各八分　炮姜一钱

　　小腹痛是血滞

　　照前治法。

　　虚肿因败血者

　　当归　赤芍　桂心各一钱　没药　琥珀各一分　麝香　细辛各五厘　炙草二分

　　为末，每服五分，姜汁酒调下。因脾虚水不利者，照前服。

　　不语

　　七珍散　人参　石菖蒲　生地　川芎各一钱　细辛二分　防风五分　辰砂五分　薄荷一分

　　合生化汤服。

　　小便数

　　肾气丸加益智。[眉批] 六味地黄丸。

　　鼻血不止

　　犀角、生地、赤芍合二味参苏饮。

　　喘急面黑，血入肺

　　二味参苏饮　人参二钱　苏木四钱

　　煎服。与前似喘不同。或气虚血痰泛上者，用六君子调失笑散亦效。

　　足膝肿或痛

　　独活寄生汤　独活九分　桑寄生　杜仲　牛膝　官桂　茯苓　防风　川芎　当归　人参　熟地　白芍　秦艽各六分　甘草三分

姜煎服。续断亦可代寄生。

恶露不行

只服生化汤，倍桃仁，调失笑散。不可用大黄等峻药。

恶露不止

当归　川芎　熟地　白芷　升麻　血余灰各一钱

肋痛气滞

当归一钱半　白芍　桔梗各六分　槟榔　枳壳各三分　桂心　青木香　柴胡各一分半

头痛血虚

芎归汤　当归　川芎各二钱半

有汗是气虚，加人参、桂心。感寒，加天麻、白芷、羌活各四分。

感冒

芎归汤　当归　川芎各二钱　人参　紫苏　干葛各一钱

姜煎服。

拘挛

舒筋汤　羌活　姜黄　炙草各二钱　海桐皮　当归　赤芍各一钱　白术一钱　沉香少许

姜煎，参前治。

烦躁有瘀血

生化汤调失笑散。痛止是虚，或有热：

人参当归汤　人参　当归各二钱　熟地二钱　麦冬二钱　肉桂四钱　白芍一钱　生地八分　竹叶十片

煎服。

虚弱

参归汤　人参　当归各二钱　猪肾　糯米

葱白取汁煎药。寒热：

茯苓一钱　当归　川芎　白芍　熟地　黄芪各五分　人参　桂心各五分　猪肾一个

姜枣煎服。虚症杂见成蓐劳：

鳖甲汤　黄芪　鳖甲各一钱　牛膝七分　人参五分　茯苓　当归　白芍　桑寄　麦冬　熟地　桃仁　桂心　炙草各五分　续断三钱　猪肾汁

姜枣煎服。无疾觉虚：

十全大补汤　人参　白术　当归　川芎　白芍　熟地黄　黄芪　茯苓各一钱　肉桂　炙草各五分

又：

当归羊肉汤　肥羊肉一斤，取汁　当归五两　黄芪四两　生姜六两

煎分四服。见症照前加。

脾虚，人参、白术、茯苓、陈皮、炮姜、炙草、砂仁。腹胀，加厚朴。

发热

甩痰方　当归　川芎　黄芪　人参　白术　茯苓　炙甘草　炮姜

有兼症，照前加。大热面赤，大渴，脉洪大而虚者，黄芪、当归各等分，煎服。

脚肿或肚肿，或成鼓肿

金匮肾气丸①　熟地四两　茯苓三两　山药一两　山萸　泽泻　丹皮　牛膝　车前　官桂各一两　附子五钱

蜜丸服，立效。

---

① 金匮肾气丸："气丸"二字原脱，据锦章书局本补。

吃忒

以可异事或费思索事出其不意叩之，令其思维，立止。或用：

羌活　附子　小茴香各五分　木香　生姜各二分半　盐一捻

煎热服，立愈。

咳嗽

前胡　紫菀　贝母　桑白皮　茯苓　当归　川芎　干葛　紫苏各一钱

小便不通

金匮肾气丸可加减用。兼口渴，前有方。

大便不知

补中益气汤加肉蔻、故纸。

小便血

金匮肾气去桂、附，加生地、发灰。

大便血

四君子加生地、升麻、归身、白芍、发灰。

阴户脱下

八珍汤加黄芪、防风、升麻各五分。

产门不闭

十全大补服数贴，再用补中益气汤加五味子。

乳　病

虚弱血少，无乳

十全大补汤加红花五分。又方：

四物汤加茯苓、花粉、甘草、王不留、麦冬、漏芦、穿山甲、通草，猪蹄汁煎。

脾虚饮食少，无乳

香砂四君子汤　香附　砂仁各四分　人参　白术　白茯苓　麦

冬各八分　当归八分　陈皮　炙草　红花各四分

无他症，但少乳是气血滞

行气下乳汤　白术　茯苓各六分　当归　川芎　生地各一钱
香附　陈皮各五分　川甲三片　木香二分　红花五分

水酒各半煎。

乳下发热或身痛

玉露散①　人参　白茯苓　当归各五分　白芍七分　川芎　桔
梗　白芷各一钱　甘草五分

壮实乳滞不行

生化汤加青皮、木香、白芷、花粉、穿山甲。

乳自出满溢者不在此例

大率属虚，十全大补可服。

无子食乳，欲其消

消乳汤　四物汤调麦芽二两，炒，煎服立消。

吹乳

神效瓜蒌散　当归　贝母　白芷梢各一钱　花粉八分　香附六
分　瓜蒌仁　甘草节各六分　青皮五分　乳香　没药各五分

另入川甲一钱，川芎四分，水酒煎二服。身热：

羌活　独活　前胡　柴胡　枳壳　桔梗　贝母　白芷　青皮
当归　川甲

已结肿：

陈皮　牛蒡　山栀　忍冬　甘草　瓜蒌　黄芩　花粉　连翘
皂角刺各一钱　柴胡　青皮各五分

内热加石膏。又方：

---

①　玉露散：原无，据锦章书局本补。

黄瓜蒌　当归　生草各五钱　乳香　没药各二钱五分

酒煎，分三服，连服。如不愈，再一服立效。

惯吹乳

清肝解郁汤　茯苓　熟地　白芍　贝母　炒栀　当归各一钱
柴胡　丹皮　川芎　陈皮各六分　甘草五分

虚加人参、白术。

房中种子秘诀

世传种子法，以服丹壮阳为授受秘诀。涂擦淋洗，导欲长淫，强制不泄，戕伤胞络，百病蜂起。有异人传授，交必胎男，生必成育，百发百中，名三炼法。

天地闭，万物匦，男女秘，百嗣发。闭秘之道莫轻泄，充满待时无日月。

天地至冬时气化蓄藏，则春夏之发达自盛。人宜固闭精气，不可妄有作为，以扰乱其精。直待潮去渠净，方可施授，则百发百中，阖辟之妙用也。然人之强弱不同，精气厚薄亦别，故不计日月，必充满方可谓之闭秘也。

左右掌连心，心火暗能达，分主客，各相擦。

手心与心脉相通。右手掌擦左手心，则左为主而右为客。左手掌擦右手心，则右为主而左为客，此乃运火与脐之术。心火归脐，与肾相接，合和而不走，则坎离交媾，真元自固而谷神可灵矣。夫谷神者，虚而能应，感而遂通者也。谷神灵则剑气劲，谷神弱则剑气萎。此男女相感，气机发动，自然之妙。

数用重阴六十八，须知十减四七五。

此相擦之数也。如一遍六十八，二遍五十八，三遍四十八，四遍三十八，五遍二十八，是擦以十减，五遍递减至四七之数也。至于六遍以后，至七八九遍，皆擦二十八而止。

莫教火候过离下。

离属心。离下则属肾矣。言不可使火太过，反动精也。

一擦一度伏脐间，九九老阳互相压。又知九息上增九，八十一息纯乾卦。

擦一次，即将手伏压脐中，令热气入脐。鼻中呼吸，每次九息，是息以九增。如一遍九息，二遍十八，三遍二十七，九遍渐增至八十一息也。乾数用九，九九则为纯阳之卦。心火属阴，故擦用重阴。肾气属阳，故息取老阳。

其法于子后入室，盘坐良久，心定气平。以左手仰置左膝上，用右手心擦之六十八遍，即以左手心伏于脐间，而以右手压于左手之上。鼻中呼吸九息，用意存想，使息息归脐，此第一度。却以右手仰置右膝上，用左手心擦之。减十遍即五十八遍，即以右手心伏于脐间，而以左手压于右手之上。鼻中呼吸增九息，成一十八息，亦用意存想，使息息归脐，此第二度。以后左右换手，上下伏压，存想俱同。但擦以十减，息以九增，共九度而足。如此多日，或四十九日，神①气足方可取鼎。

春夏秋冬名四时，二十四气尸生化。三五七九夺气机，一夺一吸深取之。周而复始天不违。

此房中之术，言采夺女之气之机也。三五七九皆阳数，举事时，至三五七九四数，皆深入其中。上以鼻吸，下以胁提而夺取之，使阴气过我也。三五七九各分行，行毕为一周，共二十四数，以合二十四气。行毕再从三起，周而复始也。

周天三百六十度，地得天气无参差。阴阳对待奇偶通，上下否泰施受随。

天以气化，而地不过受天之气以成生育之功，非有二也。行

---

① 神：原作"祖"，据扫叶山房本改。

前事，先阳左阴右并对，阴人张股，以成偶象。阳人抒身，覆阴之一股于下，置一股于上，而一阳却夹于两股之中，为奇象。却如法行十五遍，合三百六十数，则坎离通矣。再仰行六遍，每遍二十四，得数百四十四，后合行九遍，得二百一十有六，共成三百六十，以合周天之数。此天地定位，否泰交接，男女上下互相迭施之道也。

坎水不动探真穴，水常胜火火易竭。浓煎温茗含满口，缓漱慢吐莫入咽。漱吐无声耳勿闻，溺沥徐将肝火泻。仰曝蟆状凡七跌，一阳上升莫易泄。

阴阳畅快，百脉齐到，而后举事有益。坎水主静，恐不易动其情，而离火又易至于动，不能久待，则无益矣。故必探坎之真穴，使之早动，水火一气相鼓荡，而后水不胜火也。真穴，谓户上有形如阜，上有穴处。探者手摩取之，探外穴以引内穴，使其动也。

然男子之精，有不能待前数之满而即动者，盖火不胜水而易竭也。将浓浓温茗满口含之，缓漱慢吐，不可使耳闻之。又取溺壶，仰面闭齿小便，以泻肝火。又作蛤蟆仰曝之状，以两足两手着床席，举脊向上，跌凡七次，则精即上升而不走矣。

潮生潮退有常期，坎退离进两少宜。左男右女肩间截，多男炼法少人知。

癸水三日潮退方可相交。左男右女肩间截者，此生男之决也。胎在左为男，在右为女。男子将泄之精向女子偏左射之，仍以手向女子左肩立捏一掌，则女子左边气即上缩，精随入左，必胎男矣。

卷之十五　幼部①

初　　生②

初生不啼

不可断脐，以绵衣包儿，用大油纸捻烧脐，待气回方可断，取一猫向儿耳边，咬猫耳，令其大叫，儿即醒。或肛门为脂皮所塞，用簪通开。

始生

用甘草煎汤，与二三茶匙。胎热或暑月加黄连少许，再与朱砂少许服之。每以清茶拭其口，抓破其马牙，或涂以桑津。

撮口

必先大便热。

二角散　生犀角、羚羊角磨汁，蜜和饮之。急则用大黄、甘草各二钱煎服，七日内难治。

杂　　病③

乳满而溢

小儿无伤乳法，此不为害，惟与食并则伤。

急惊叫哭，目直面青，是肝经病实热

泻青汤　当归　胆草酒炒　川芎　防风　羌活　山栀　柴胡钩藤　生甘草各五分　薄荷二分

---

① 幼部：原作"幼科"，据目录改。
② 初生：此标题原无，据目录补。
③ 杂病：此标题原无，据目录补。

壮盛或便实，必加炒大黄五分。若兼搐，是心火盛，加生地、黄连、黄芩、木通各五分。愈后再服：

泻赤汤　柴胡　甘草各五分　川芎六分　当归　白术　茯苓　钩藤各八分　羌活四分　生地　木通各五分

服二服。有痰：

抑肝导赤散　加胆星、贝母、苏子各四分。

慢惊微惊多睡，是元气虚，只宜补脾散风

四君子汤　人参　白术　茯神各五分　白芍三分　木香二分　炙草三分　天麻五分　钩藤六分

久吐，加藿香、砂仁。久泻，加肉蔻、诃子、山药、莲肉。久病，加升麻、柴胡各一分，黄芪一钱，陈皮二分，当归五分。手足冷者，加炮姜三分，肉桂二分。有痰，加白附四分。慢脾不治。

发热变蒸挟外感

桔梗散①　桔梗　花粉　茯苓　沙参　薄荷各四分　细辛二分　川芎　白术　甘草各四分

生姜煎。

感冒

参苏饮　紫苏　前胡　干葛　枳壳　桔梗　半夏各六分　陈皮六分　茯苓六分　木香一分　甘草四分

气热加黄芩，嗽加杏仁、贝母，稍重加羌活、防风、川芎。

伤食热

平胃散　陈皮　山楂　神曲　麦芽　枳壳　苍术　厚朴各五分　甘草　砂仁各三②分

---

① 桔梗散：原脱，据锦章书局本补。
② 三：原脱，据善成堂本补。

恶心加半夏、藿香，虚加人参、白术。

感冒伤食相并

太和散　紫苏　陈皮　香附　羌活　枳壳　苍术　厚朴　山楂　神曲　麦芽　炙草等分

吐症

和胃汤　陈皮　香附各五分　炙草二分　厚朴　苍术各五分　藿香六分　半夏五分　砂仁三分

感冒加紫苏，暑加香薷，内热加姜炒黄连，伤食加神曲、山楂，久加人参、白术、茯苓、山药，去苍术、厚朴。

泻症

止泻汤①　陈皮三分　白术八分　赤苓七分　甘草三分　苍术五分

伤食泻酸臭，加山楂、厚朴、枳实。热泻红赤黄色，加姜炒黄连、滑石、木通。暑月加香薷、猪苓、泽泻。虚或泻久，加人参、白术、苡仁、山药。带惊加天麻。久泻再参服参香散。

痢症

加味香连汤　陈皮　枳实各五分　猪苓　泽泻各七分　黄芩　白芍各八分　厚朴八分　黄连　大黄各一钱　木香四分

痢属积，宜通利，不可迟疑。久：

茯苓　泽泻　陈皮　白芍　白术各五分　炒连四分　苡仁五分炒黄米五分

脱肛，加升麻、柴胡各三分。噤口，人参一钱半，黄连三钱，吴萸炒，细调理之。

内热或兼外热

连翘饮　连翘　黄芩　山栀　柴胡　赤芍　木通　车前　滑

---

① 止泻汤：原脱，据善成堂本补。

石　当归　防风　荆芥　牛蒡　甘草

热甚或有肿毒，加大黄、石膏。上焦热甚多生疮疖：

五福化毒丹　犀角三钱　桔梗一两　生地　赤苓　牛蒡各五钱
连翘　玄参各六钱　青黛二钱　朴硝　甘草各三钱

蜜丸龙眼大，每一丸薄荷汤下，朱砂为衣。虚弱有热：

人参安胃散　人参　黄芪各一钱　生草　炙草各五分　白芍七分
茯苓四分　黄连二分

热症忽有忽无是无根之火

六味地黄汤加黄柏、知母、炒生地。

上吐下泻暑月为多，只是湿热

藿苓汤　藿香　猪苓　泽泻各七分　茯苓一钱　半夏五分　干
葛七分　花粉一钱　陈皮五分　姜连四分　甘草四分

小便不利加滑石，腹痛加白芍，暑加香薷，虚弱：

七味白术散　人参　白术　茯苓　藿香　木香　干葛　炙草

久加山药、扁豆、肉蔻。将成慢惊，加细辛二分，天麻一钱，
白附子八分，全蝎一个。

渴症能食者

白虎汤　知母二钱　石膏五钱　糯米

加人参一钱。不能食者，七味白术散加花粉。若曾失血，发
热面赤，大渴，黄芪一两，当归二钱。

咳嗽

感冒者服前参苏饮二剂未效是火：

清火止咳汤　枳壳　杏仁　瓜蒌仁　黄芩　山栀　知母　贝
母　桑皮　桔梗　前胡　甘草　石膏

姜煎。若干咳无痰是郁火：

桔梗汤　桔梗三钱　甘草一钱　抚芎　香附　炒栀　前胡　贝

母各一钱

姜煎。久嗽不在此例。

痰症卒得之安得有虚，只是火

清热导痰汤 贝母　山栀　黄芩　瓜蒌　茯苓　桔梗　陈皮 枳实　半夏　胆星　黄连　甘草

痰迷加石菖蒲，喘加苏子，惊加茯神，身热加紫苏、前胡。 若脾素虚者，六君子汤加瓜蒌、南星、贝母。若热极加：

六神散 石膏　滑石　花粉　白附各一钱　青黛　朱砂各三分 茶煎服。

疟疾初类感冒

发散煎 羌活　防风　前胡各五分　柴胡　干葛各八分　紫苏 六分　半夏一钱　陈皮八分　枳实七分

姜煎。痰多者，次用：

消痰煎① 陈皮　半夏　山楂　柴胡各八分　甘草三分　青皮 枳实各七分　苍术　厚朴各六分

热多者，次②用：

清热煎 陈皮　半夏各八分　枳实六分　苍术　厚朴各六分　青 皮　槟榔各七分　黄芩　柴胡各八分

久脾虚：

补脾煎 人参　白术　茯苓　香附各六分　陈皮八分　甘草三 分　泽泻五分　半夏　柴胡各八分

若欲截之：

截疟丸 白术　槟榔　山楂带子　常山白酒煮干，炒紫色，各二 钱　草果一钱，醋煮

---

① 煎：原脱，据善成堂本补。
② 次：原作"女"，据锦章书局本改。

神曲为丸，每二钱发日五更滚汤服。久疟虚，人参汤下，二
服效。

痫症病甚难治，方书多不效

五痫通用丸　用羊肝一具①　肥牙皂一斤，去筋皮，水三碗，同羊
肝煮干，去肝，将牙皂焙干为末　半夏六两，每个切四块　箭头朱砂一两
五钱，同半夏炒黄色，去朱砂　南星生，二两　黑牵牛二两，微炒

共为末，姜汁②丸，朱砂为衣，每七十丸姜汤下，忌鱼、鸡、
母猪、牛、羊等肉。

疳症发成穗，热渴者是

七味肥儿丸　黄连炒　神曲　木香各一两五钱　槟榔小者，二十
个　使君　麦芽各四两　肉蔻二两

面糊丸，间服五味异攻散。　诸疳通用：

四味肥儿丸　黄连炒　芜荑炒　神曲　麦芽等分

丸汤皆可。小便澄白，目翳口疮，热瘦腹大皆宜。间服：

健脾肥儿丸　白术　厚朴各一钱　苍术　茯苓　苡仁各一钱
陈皮　白芍各八分　泽泻五分　炙草三分　何首乌一钱　黄连炒，五
分　人参三分

为丸亦可。

积块

消癖丸　人参　白术　茯苓　黄连　神曲　麦芽　使君子
山楂　橘红各六分　芜荑四分　胡连八分　阿魏　血竭③各二分　芦
荟七分　甘草四分

米糊丸服。或用顶凑法。

---

① 一具：原为大字，为统一体例，今作小字。
② 汁：原作"汗"，据锦章书局本改。
③ 竭：原作"蝎"，据善成堂本改。

顶凑法　以手顶住积块，不可轻回，指困方回，效。食积，止用：

保和丸　陈皮　半夏各一钱　神曲　山楂各二钱　连翘　莱菔枳实各五分　炙草三分

为丸亦可。

睡中惊是内热，或挟风

安神汤　黄连四分　生地　归身　茯苓　枣仁各一钱　远志五分　朱砂　薄荷　炒栀各八分

虚加人参。

大便青褐色必嗜土，鼻疮

大芜荑汤　芜荑　山栀各五分　黄柏　炙草各二分　黄连二分防风二分　麻黄　羌活　柴胡各三分　白术　茯苓各四分　当归四分

大便泔白，小便白不已则成疳

分清饮①　白术　姜黄连　茯苓各一钱　泽泻一钱　山楂一钱白芍一钱　青皮四分　甘草三分

兼泻，合七味白术散间服。

马牙

消热汤　升麻三分　川芎三分　白芍三分　半夏三分　干葛二分生甘草二分　酒黄连二分　石膏五分　白术五分　白芷一分半

作数次服。虚，人参安胃散。

耳内疮

清肝散　柴胡一钱　栀子一钱　丹皮一钱　茯苓七分　川芎七分白芍七分　当归七分　牛蒡七分　甘草三分　黄芩一钱

---

① 分清饮：原脱，据善成堂本补。

口疮

绿袍散 黄柏 青黛等分 细辛少许

共为末，掺之。内服：

甘露饮 熟地 生地 麦冬 天冬 枳壳 茵陈 枇杷叶 石斛 甘草各等分

目睛动肝血不足，风火内生

四物汤 当归 川芎 白芍 柴胡 山栀 生地黄

唇动脾虚非痰

六君子汤 人参 白术 茯苓 半夏 陈皮 炙草 柴胡 黄芩

咬牙肝经风邪

清肝散。

干啼大啼腹痛也

钩藤汤 乳香一钱 没药一钱 木香一钱 姜黄一钱 木鳖子三个，去油

钩藤汤下，作三服未止，再服：

魏香散 阿魏一分，酒化 莪术末二分

紫苏汤调下。

哑不能言

通心丸 远志一钱 石菖蒲一钱 枣仁二钱 柴胡一钱 蓖麻子连壳，每一岁用粒

共为末，用猪肝一个，将药末掺入猪肝内，纸包煨熟，捣丸服。日三五次，至七日即效。

夜啼

钩藤五分 茯神五分 川芎五分 木香五分 当归五分 甘草三分

有热：

人参　黄连等分　甘草二分　竹叶二十片

姜煎服。

齁喘气急

麻黄三分　杏仁三分　半夏五分　黄芩三分　桑皮六分　冬花五分　甘草二分　白果五个　苏子四分,炒黄

水煎服。

重舌此病是心脾热

归尾　连翘　白芷各一钱　煨大黄　炙草各四分

木舌便不柔活,是脾热

藿香叶七分　山栀一钱　石膏五分　防风四分　生甘草七分

弄舌微露即收,属虚热

宜服人参安胃散。

虫积腹痛,口出①清水

使君二钱　槟榔一钱

煎服。或用:

巴豆一个,去壳去油　朱砂少许②,研匀

用鸡蛋一个,开口去白,入药于内搅匀,仍将纸糊口,煮熟食之,虫即下。效速。

手足心热是食火郁

半夏　柴胡　抚芎　炒栀　香附　神曲各五分　白芷四分

凡婴儿脏气未实,五谷未投,饮去痰之药辄能生痰,饮去风之药辄能生风。故宜四君子或五味散培元气,健脾气,则风痰自消矣。

人参　白茯各五分　陈皮二分　炙草一分　半夏曲三分

---

① 出:原脱,据善成堂本补。
② 许:原脱,据善成堂本补。

水煎服。

痘

痘义解① 痘者，胎毒深藏脏中，必因时气外感内伤而发，必五脏症全见而后发。发热惊悸，面燥腮赤者，心症。目直叫哭，呵欠顿闷者，肝症。呕吐或泻，手足稍冷，脾症。乍凉乍热，咳嗽喷嚏，肺症。耳尻冷，肾症。三四日见形，为红点如蚊啮，遍长续出，三四日齐。既齐变水泡，渐长渐绽，亦三四日齐。转浓泡，长极，渐转苍蜡色而收敛，渐腐渐脱痂疕，亦三日终。始终以十四日愈。

出痘之由 五脏各见一症，呵欠顿闷，烦燥口渴，卧而惊悸，手足稍冷，面燥腮赤，身似战动，重则谵语作搐，口舌燥，绞舌咬唇，舌舒，昏沉不醒人事。数者皆发症之由。

出痘之时 痘出不拘春夏顺、秋冬逆之说，盖痘由气化脓血，毒气尽归于外，成脓结痂，岂畏寒乎？

若疹则非痘比，以出于脾肺二经，一遇风寒必难出，且多变症，故于秋冬不宜。

验出痘之法 发热一二日至三日，睡时多惊，醒时多战焦啼，此为痘出无疑。

用药 凡时气行时，忽发热，面燥腮赤，睡惊醒，似颤非颤，疑似间即将水飞辰砂五分，并以升解散去升麻，服一剂，徐次下，如大便泻朱砂出，如痰涎之状，其毒解矣。

一日至三日看痘法

见形一日至三日，心气用事。用药宜匀气、利小便。

---

① 痘义解：原为眉批，为便于阅读，今置于段首。下"出痘之由"、"出痘之时"、"验出痘之法"同。

至两日之后，急求退热。未至三日，须望喷嚏早来，毒气尽发皮肤之上，头面稀，眼中无者轻。

亦有稠多而颗颗明历，色道鲜明者亦轻，虽用药不过三五剂。若热两日出者，其痘较前多一倍，药须多服，更审宜强弱施治。

若热一日或一日半出者，亦看色道何如。不赤不燥，声音清亮，无咳嗽，身热早退，更须用药调理。若遂热遂出，其症凶危，虽用药神治，不能收功。

四日至六日看法

四日至六日，肝气用事。

若发热三日出者，颜色至此时渐盛，肥满光泽，不必服药。若一日、一日半或二日热出者，至此时必起发，欠充，顶上陷窝，须用养气血药治之。若兼深赤色，无光泽，有痰有嗽，此火毒多盛，施治有吉有凶。

七日至九日看法

七日至九日，肺气用事。

此时正灌浆，根下红色，紧紧附载，脚下光泽，如珠硬手，声音宏亮，此乃熏蒸灌浆之兆。饮食如常，大便固秘，不必服药，须时常提防。

若忽然腹鸣，撒恶便频，夜烦不睡，作痒，声音渐软，须用温中养气之剂调理。大补汤、七味白术散、十宣散俱可选用。

十日至十二日看法

十日至十二日，脾气用事。

若饮食如常，收痂如常，不须服药。凡有别症，见后随症调理。

痘首尾看法

痘首尾十四日完。其所以成就者，乃在五六七日间。使气盈血附，其毒自化成浆，可保万全。倘气陷血衰，毒内伏，不成浆者不治。或气离血散，不能制毒，而外剥则有变坏之症，间有收靥后忽而毙者，以毒未尽出也。

大抵五六七日成脓之际，不可一时无保元内托之法，纵有杂症，加以兼治之药，最为稳当。丹溪云痘有限期，治岂可为缓，若专治杂症一寸，则痘失一丈，慎之。

发热治法

发热时五脏见症，耳与手稍冷，眼光如水，虽有诸疾，是平症也。宜静待之，不宜轻动，伤真气。

或感风寒，表热太盛，喘促气急，烦躁不宁，神思昏乱，惊悸叫哭。此表邪外遏，内邪壅滞不得出，宜微散表邪。用升麻汤、羌活散之类，散其表而内邪出也。

若热极狂燥谵语，目瞪吐舌，昏不知人，或惊悸发搐，此内热壅盛，邪不得出外也。用导赤散加朱砂以制心火，俾内外和平而毒自出。

若微感又兼伤食，以参苏饮去参，加山楂、青皮。若单食伤胃气，无感冒，则以升麻汤加枳壳、山楂、神曲、青皮、前胡之类，或用参苏饮去参、苏亦可，使胃气和，肌肉疏利也。此三方乃痘初发热，疑似未明，最稳当之药。

初热呕吐，乃毒气干胃，方发于头面四肢，此时胃气尚清，偶然毒气侵之，故作吐也，升解散合二陈汤服。亦有伤食而吐者，升解散加神曲、山楂、麦芽。若痘出至四五日，吐不止，痘毒在皮肤间。因吐盛不止，毒气随呕归入于内，必作腹胀舌焦，心烦作渴闷乱。有此等症，多不治。

初热一日至五日不睁眼，此毒气上攻，痘少者吉，多者凶。若痘初见，闭目，甚不宜也。大凡合眼，因痘多长满，多在五六日者顺。一日合眼，至五六日者逆，面目预肿闭者不治。

初热一二日泄泻。诸疮属心，心与小肠表里，内热蕴积，小水不利，大便故泻，只宜治痘，不可止泻。此一二日泻，乃有余之症，交三日发喷嚏后其泻自止。

初热或见形，咳嗽痰喘，此乃小儿虚肥，元气不充，素有肺火之故。虽见形不能长发，内虚火盛，以致咳嗽多痰，目无精光，多不治。服清肺甘桔汤，其喘渐止可治。

痘初见红点，头面上下稀疏，身热渐退，根颗红活，尖圆肥实，不须服药。若一日或二三日，红点干枯赤燥，不红活，不起发，日用升解散一服，至起发红润而止。

痘不拘稀稠，但顶陷，肉内色白，脾胃虚弱，或作泄泻，当用升芍汤一服，须起发红活而止。若暴注大泻，亦以升芍汤加猪苓、泽泻、茯苓、炒黄芩。

见形治法

痘见之初如蚊啮红点，一日至三日渐长大，头面稀疏，周身亦少，肥满光泽，红活明净，身体温和，神气安宁，不宜轻自用药，妄为治疗，只宜谨慎将护。

若痘势稍多，形色不快，察其形色。若邪居表，多喘促烦躁，叫哭惊悸，宜升解散加前胡、升、芍之属为君，和表以清里。若邪居里，多惊悸狂叫，目直烦燥，宜升解散，以木通、生地、黄芩为君，清里以达表。

若兼伤食腹胀或作疼，升解散加枳壳、山楂。

若作吐，升麻散合二陈汤。

若泻，升解散合四苓散。

若内热太盛，目直狂叫，昏不知人，小便黄少，以升解散加水飞辰砂。

若痘色紫赤干枯，升解散合犀角地黄汤。

若内热秘结，腹胀狂燥谵语，升解散加枳壳、大黄。

若遇夏月或伤热，痘形干燥，昏不知人，痰涎壅塞或大加狂燥，升解散调甘露散。

痘形如常，但痰涎渐壅，先用辰砂化痰散，或去麝抱龙丸，后用升麻散。

若一日至三日，色赤不起发，升解散加连翘、牡丹。

若肿自消者可治。不消者，不过七八日危矣。

起长治法

自见红点为始，至四日红点渐长，其色尚赤，名曰血泡。至五日六日，其形渐大，色渐转白，光润有水色，名曰水泡。若本来稀疏，肥满光泽，红润明净，不须服药，只宜节饮食，慎风寒。

若发长稍迟，只须于饮食中如鸡肉、胡荽、葡萄酒之类助之，以起发为度。

若其痘稍多，形不充，色不润，或形虽掀起，色尚不光泽，或色光泽，形尚细小，俱宜滋荣助痘汤。

若细小干枯，宜调荣助痘汤合犀角地黄汤、消毒饮治之。

若形细小，色淡白，宜调荣助痘汤合四君子汤、保元汤治之。

若形色俱好，大便溏泻，宜六君子汤加升麻、川芎、山药、芍药治之。泻甚，加木香、诃子、肉果。

若有痰咳嗽，用去麝抱龙丸。

若五六日痘不发，以人牙散劫之，继以调荣助痘汤。人牙散宜慎用之，恐痘色变黑。

若痘出均匀，渐渐长发，肌皮间又起红点，细细遍身，为痘夹疹，宜调荣助痘汤倍升麻、葛根。

若痘已出匀，至五六日，忽其中有变紫黑色，痘下有根，名为痘疔，宜调荣助痘汤加翻白草、地丁。外以银针刺破，出紫血净，点四圣散、丹，以转红白为吉。

痘四日、五日、六日当成水泡，肥满光泽，再无他症，不须服药。

若形瘁色燥，不得起发，当日用滋荣助痘汤一服，至起发红活而止。

若体虚痘形痿弱，宜用八珍汤、十宣散加减服之，或合滋荣助痘汤。

若形症壮勇，表里俱实，面色嫩白者，宜以本方加减。本方者，滋荣助痘汤也。后加法俱依此方加也。

若四五日间痘色淡，或顶陷不长，加川芎、当归、白芍各五分，官桂二钱，临服入好酒数匙。

若痘色干红，平塌虚弱，酒连、酒芩各五分，升麻三分。按《本草》①云，升麻气平微寒，阳明经药，能升提阳气下陷，故用之以发痘毒出于肌表。又解毒清热，为痘疹之要药。

若夏秋月，加麦冬七分。

若五六七日间，根窠虽起，色不光泽，或浆迟不充，虚壳痒塌，加当归、川芎、白芍、熟地各七分，官桂二分，临服入乳汁数匙。

若泻，加白术、茯苓各六分。浆行时勿用。

若十日前后，当靥不收敛，或壳嫩不结痂，加白术、茯苓各七分，健脾胃以助收靥之功。

灌脓治法

自见点至七日，若痘本稀疏，渐转白脓，至八日稠黄脓，九日转蜡色，肥满光泽，红活明净，不必服药，惟谨慎调理。

---

① 本草：指《本草纲目》。

此时气血两虚，观其色白嫩是血虚，顶陷不起是气虚，俱宜八珍汤、大补汤为主。气虚四君子汤为君，血虚四物为君。若顶陷色嫩不起发，脓灌迟，保元汤、托里汤主之。

若有痰，胃虚不和，即以三方合二陈汤治之。痰嗽者，去麝抱龙丸、辰砂化痰丸主之。

若忽然泻出青黑紫黏腻之物，脓痰皮痂之类，乃毒出也，虽频不足畏。但不可不固脾气，当六君子汤加益脾之剂，或钱氏白术散主之。

若泻稀溏粪，乃脾气虚也，人参茯苓白术散，甚则涩剂亦可。

若泻水谷不化，当随其新久。若新暴，宜白术散合四苓散。若稍久，宜白术散加温补兜涩之剂。若虚脱之甚，木香散合白术散。

灌浆足时，微有寒战咬牙，大补汤主之。

若初灌脓，及脓成微觉发痒，只烧乳香熏之。

若痒甚，大补汤，用生地加蝉蜕、白芷。

若脓成熟转色将敛之时，忽皮肤间红斑如云，俗谓盖痘痧。若淡红而微，不必治。若红赤盛，或带紫色，宜大补汤加防风、荆芥，甚则加连翘、牛蒡。有热极成泡，泡破见肉，或脓水不干，以滑石粉或蚯蚓粪、蒲黄俱可敷之。若痘体好，忽然变出紫黑色有根者，用银针刺破，出血净，点四圣散，四物汤加翻白草、地丁。

若痘势稍多，脓浆虽有，而八珍汤、托里汤之类，当日用一服，以防内虚作变。

若头面痘多，眼目必封闭，不可轻动，直至九日后，亦有至十四五日者。若太迟，气虚而脾寒，不能收敛也，宜托里散合白术散，或保元汤，甚则木香散。若痘无别故，止收迟者，乃热气熏蒸之故，不能结痂，当以犀角磨汁解之。

若痘已结痂，偶然遍身红点，亦谓之盖痘痧，宜活血消毒散主之。

若已结痂，眼目尚闭不开，曾有至十五六日，甚则十八九日者，但以人乳汁润之，浓茶洗之。若肿而不开，宜用犀角消毒散，或活血消毒散。

若便燥肛门痛者，宜泻青丸。

若结痂后作痈疽，疮疖初起，俱宜犀角消毒丸、活血消毒散、消毒饮之类。

若痈疽成脓，出脓后，宜十全托里之类。

若痘后伤食，大安丸。伤风，惺惺散。

痘脓泡，黄白色转苍蜡色，渐结痂疕而愈。脱痂后疮疖红满为上。

若白陷为不足，宜十全、八珍之类。

若有红肿似疽疖，未成脓，宜活血散、消毒饮。已成脓，宜十宣散。

若痘后余毒入目，或红肿，或生白翳，宜平肝消毒散。

痘毒入目，及生疮疖，并口舌生疮，俱宜犀角消毒丸。

若痰喘咳嗽，宜去麝抱龙丸。

若痘后伤风发热，宜惺惺散。

若痘后伤食，仍照初热疑似时伤食治之。

杂病治法

痘未见形，忽作搐，谵语舌舒，目直

热毒盛也。水飞辰砂一钱，升解散调服。若兼大便秘结，以蜜球送入谷道，候大便出辰砂，其形如痰涎之状，前症即解。此法甚妙。

痘忽发热，惊搐就出

此乃毒气一感，或外物惊动，或心经素有积热而然，宜升解散调丝瓜蒂散。撺退必得大便一来，泻去肝心二火，方解其毒。十有五六可生。

痘发热三日不出，或出而不甚多

以热蕴于皮肤，不必用药，只宜调度饮食。

痘发热三日见形，不起发

宜量痘之多少，颜色浅深，禀受厚薄，随症治之，然亦无大害。

痘发热三日见形，不红活及顶尖而色淡

此不必畏，乃日之未至也。

痘发热三日见形，起发红活，忽然不发不长

盖因脏寒用凉药，或内热用燥药，宜及时改药，寒而用温，热而用凉，即顺矣。

痘发热二日出

足二日者，十全八九，用升解散。服此药过三日，身凉有喷嚏，不必再药。

痘发热一日半出

此痘危险，十全二三。但看面不赤，不烦躁，人事精爽，身热渐退，睡不惊悸，颗粒分明，不连片，又不在前议论之内，随症治之，不可执一论也。

痘发热一日半见形，干枯赤燥，不起发

此毒盛血热之症，宜升解散加丹皮、大黄，必得大便一去，以泄其余热，即时身凉，前症渐减，似可治疗。如热不解，变症无穷矣。

痘发热一日即出

此一生九死之症。所谓毒盛热亦盛，一发便出，宜升解散。倘热减，惊悸即退，尤可生全。若用药后仍发热烦躁，不能保全。

痘发热一日见形，起发红活，尖圆肥满

热一日轻轻而来，似伤食状，时有微惊，痘见后形色俱好而无别症，所出不过百点。若陡然发之肥满，徐徐再发而遍身者难保。

痘发热惊搐二日出，或先热二日搐，或连连时作时止

一出其搐即止，十全八九。若痘见后发搐，甚逆。

痘发热三日出

总之不过数点，其痘肥满光泽，如珠硬手，易出易靥，不药自愈。

痘发热惊搐，舒舌瞪眼，不省人事

此乃毒盛，心火上炎，逼舌出外不收，宜急用犀角地黄之类，并水飞辰砂治之。若误投燥药或表药，必致夭伤。

痘二三日见形，有喷嚏

凡出痘将齐，必有喷嚏。嚏止其热即退，再不加添，痘之吉凶从此定矣。在皮肤者即出，出者即长。

痘二三日见形，无喷嚏

乃毒气盛也。身热不退，其症多凶。

痘初出腰腿腹痛

此症甚逆。凡腰痛、腿痛、腹①痛，必有硬气长吁。腰似无力，坠下缩身者，必出在腹上，并两腿下细细如痱。此乃归肾之痘，五六日当死，此火枯肾水之候也。

痘似热不热二三日出，轻轻而来，所出不多

但看颜色淡红，头面稀少者为上。若色赤形小，面腮赤，当用升解散治之。

---

① 腹：原作"朘"，据锦章书局本改。

痘发热似惊不惊而出

凡出痘每每见惊，多在睡中，醒时微微一颤，面腮赤，见人多焦啼。但多热，三四日者吉，一二日者凶。三四日者不药自愈，一二日者，治亦不能愈。

痘见形一二日不食

此症多因内伤，有恶心者凶，无恶心者可治，用升解散加消导药。其痘势多，又燥赤如蚕种，不长发者，必当匀气利小水，陈皮、当归、牛蒡各七分，竹叶十片。

痘发见形三四日发渴不食必凶

又看痘之多少，毒之浅深。还在三日之内，用升解散，四日身凉，以大补汤去地黄主之。

痘不起发

用排脓托里汤加蝉蜕一钱或二钱。若腹鸣撒恶，大便频，加木香、丁香、官桂、糯米，不拘时徐徐服。如再不止，加异攻散一钱五分，糯米汤下。

痘五六日灌脓，忽灰白不起发

此元气不充实，必有腹鸣便频之症，故其变色为灰白也。又若痘密声哑者，其胸膛渐高，作喘有痰，彻夜不睡，作痒者，不可治。或痘稀无前症，当用异攻散加减治之，使腹不鸣，前症即退。若痘随即发长，可望生矣。

痘五六日正灌脓，喉中忽有痰涎壅盛

此痘毒不发于外，反收于内也，不可治。

痘五六日该灌脓，赤燥焦枯

此血热太盛，气寒太衰，由来苗稼不好，虽延迟至五六日，定无灌脓之理，至七八日必作声哑。兼有痰，口有秽气，流涎水，不可治。

痘已贯脓，忽顶陷灰白凶

若能食声清，大便秘者无妨，保元汤加木香之类治之。若不食，大便频作泻，声哑者难治。然头面稀少可治，头面多者难治。如稳睡者无事，如睡不宁，作痒者难治。

痘紫色黑陷

此为锦纹之痘，其势甚危，五六日当死，临死九窍出血。

痘初出二便不通

此毒盛，兼平日积热故也。况痘初见，乃心气用事，心与小肠为表里，热蕴于内，故二便不通，宜清心利小水，导赤散加大黄。若不早治，恐心火炎上作搐。

痘痂宜落不落

此元气不充实，脾胃虚弱故也。能饮食者，元气渐实，徐徐而落。用药当以保元汤加归、芍、白术治之。

痘十一二日当靥，落痂盗汗出

此气血虚弱之故，宜保元汤实表固里。

痘落痂疤不满

此乃元气不充，灌脓不满而疤白，或禀受怯弱者皆有此症。宜节饮食，慎风寒，以保百日，方得无虑。

痘痂落已毕，忽发惊搐，舒舌瞪眼，不醒人事

此余毒太盛，或投燥药，致心肝二火炎上。但看痂盘红高者可治，平白者难治。红高者元气实也，虚则不复治疗。

痘后目内生翳，疮疖

此痘后多啼，致毒归于目，或开或闭，当急治之，迟则损目。宜兔粪丸、犀角丸之类。

痘正灌脓，内有痘颗变为紫色，有根如小疖

即挑破出恶血，以四圣散涂之，有根即消。待疮回痂，此痘

陷入四围成脓，七日之间落出一痂，甚坚硬，方以绵茧散轻轻敷上，五六日愈矣。

痘结痂将完忽冒风，浑身前后心间如疹样成片，或有大水泡

此痘余毒，不为害，出一二日后，用犀角消毒散解之。

看痘活法

发热三日见形者上吉，二日见形者十全八九，一日半见形者十全二三，一日即出者十有九死，随热随出者十死无生。

似虚却是实辨　痘不起发，色不红活，其症似虚。然观其内，有烦躁渴热，饮食不减，二便秘涩，此是实也。不宜托补，宜升解。

似实却是虚辨　痘色红紫，顶起湿润，或赤晕连肉，其症似实。然观其内，口鼻气细，身凉不渴，昏睡不食，二便滑利，此是虚也。不宜清解，宜托补。

治痘规则

升麻葛根汤、参苏饮、升解散有开创之功，宜用于保元之前。

四君子汤、四物汤、四苓、白术、木香散之类有赞相之功，宜杂用于保元之间。

十宣散、消毒饮、犀角丸有平治之功，宜用于保元之后。

大抵始出之前，宜开和解之门。即出之后，当塞走泄之路。浆行之际，必以内托为主。痂落之时，当以解毒、益气兼施。

寒药如解毒汤、黄芩、生地、黄连之类，必其症热盛掀发，痘色赤紫，两腮红，上气急，烦而渴，足胫热，大便秘，小便涩，脉洪数，形气壮勇，此属三阳实热之症，宜以凉血解毒为主。或时值暑月，或二火司天之岁方可用之。经云诸疮痛痒，皆属心火，故用清凉为宜。

热药如木香、四君子、姜桂之属，大率归重于太阴一经。脾与胃为表里，痘发肌肉，阳明胃气主之。脾土一温，胃气遂畅，决无陷伏之患似矣。然必其症身凉而静，痘色淡白，顶灰陷，目睛青，腹虚胀，足胫冷，大便频，小便利，脉沉细，形气怯弱，此属三阳虚寒之症，宜以辛温补气为主。或时值冬月，或寒水司天之岁方可用之。古云治痘必先治气，故用辛温为宜。

痘发于表，不可妄汗，重令开泄，荣卫益虚，易出难靥。

毒根在里，不可妄下，内气益虚，毒不能出而反入，必有黑陷之变。

表实不可再补表，恐溃烂不结痂。

里实不可再补里，恐结痂毒。

按痘症有似实而虚，有似虚而实者，切须细辨。至于小儿脾胃脆弱，纯寒纯热、骤补峻利之剂，宜度地势南北、气血厚薄、脏腑刚柔、腠理疏密与夫四时生长收藏之令，运气寒热温凉之异，随时制宜。得方圆于规矩之外可也，切不可胶柱而鼓瑟。

保元汤黄芪补表，人参补里，甘草解毒，内固外护，扶阳助气。真元足而痘毒借以承载出发。盖痘出阴分，虽以血载毒，而气者，又所以运血生血而承载其毒者也。气少则血无凭借，毒何由而载行气分哉。故治痘当先治气，治气正所以治血也。

茯苓、白术能益气大补，诸补气之药多用之，而保元汤独不加。盖术性燥，茯苓淡泄，所以燥湿利水道也。正当成浆灌脓之际用之，则津液随水而下，其湿润生息之气不行于上，由是三焦枯燥，气脉壅塞，浆水不行，毒遗皮肤间，外剥之害所不免也。若因脾虚泄泻，权以二药应病，泻止则止可也。

保元汤亦有用官桂者，盖以辛能发散，凡毒壅于皮肤间与脉络之处，非此难以推动，用之正以扶阳益气，充达周体，翊助参芪之力而成功也。

附：**稀痘神验方** 大麻子去壳取肉，拣肥白者三十六粒 朱砂一

钱，另研极细末，须透红劈砂为妙　真麝香五厘

上将朱砂、麝香二味共为细末，然后入大麻子共研一处，极细成膏，于五月五日午时搽小儿头顶心、前后心、两手心、两足心、两膀弯、两腿弯并两肋窝，共十三处，搽如钱大。将此药搽完，不可余剩，听其自落，不可洗动。

本年搽一次，出痘数粒。次年五月再搽，出一二粒。第三年再搽，痘永不出。如若未过周岁小儿，七月七日、九月九日再依法擦搽之愈妙。传方之家，已十六世不出痘矣。

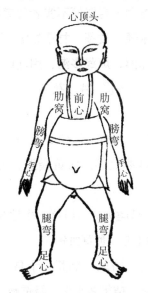

心顶头
肋窝　前心　肋窝
膀弯　膀弯
手心　手心
腿弯　腿弯
足心　足心

应用药方药剂量小儿大小以为加减

升麻葛根汤　升麻　葛根各二钱　芍药酒浸，二钱　炙草一钱
水煎，食远服。

参苏饮　人参二分　紫苏　葛根各三分　前胡四分　桔梗　枳壳　陈皮　茯苓各五分　半夏　甘草各三分
姜煎。外感风寒，寒热咳喘，内伤饮食，腹胀吐泻并宜。

升解散　升麻四分　芍药酒炒，八分　川芎一钱　生地一钱　木

通二钱　酒芩八分　甘草五分

痘疮一日至二日烦躁惊搐。[眉批]升麻慎用，恐发得表虚。

惺惺散　人参二分　白术　黄芩各五分　甘草三分　赤芍　花粉　桔梗各五分　细辛二分　川芎三分

一方有茯苓，无黄芩、芍药，随症酌用之。治身热烦闷喘咳，伤寒痘疹，疑似未明，不敢轻发散者宜之。

羌活散　羌活　防风　生地　酒芩各五分　苍术七分　甘草三分　白芷　川芎　细辛各三分

姜煎。外感重者方用，胃弱便不实者勿妄用。

导赤散　生地　木通　黄芩　甘草等分　竹叶五片

发热太盛，小便赤涩，烦躁多渴，用此解之。

二陈汤　半夏六分　陈皮一钱　茯苓八分　炙草三分

姜煎。

犀角地黄汤　生地　丹皮　犀角　赤芍等分

热甚加黄芩。治热毒太盛，面黄粪恶，并疹后发热，有鼻血及大小便血。

升芍汤　升麻　白芍各八分　川芎　生地各五分　木通三分　人参三分　白术　茯苓各七分　炙草四分

滋荣助痘汤　芍药　防风　荆芥　干葛　茯苓各五分　半夏五分　当归　川芎　天麻　桔梗各八分　僵蚕炒　升麻　陈皮　甘草各三分　全蝎一个，去毒火煨　红花二分

姜煎。治痘有喷嚏，身凉之后五六日不甚起发者。

四君子汤　人参五分　白术　茯苓各一钱　炙草四分

加陈皮、半夏各六分，即六君子汤。

保元汤　人参七分　甘草五分　黄芪酒炒，一钱五分

八珍汤　人参四分　白术　茯苓　当归各七分　川芎九分　芍药七分　甘草三分　地黄亦可减，亦可用

排脓托里汤 白芷八分　桔梗　芍药　川芎各七分　人参一钱
黄芪一钱半　白术五分，酌用　茯苓五分，酌用　当归一钱

加蝉蜕一钱或二钱，防风五分，糯米一撮。治痘七日至九日，
顶陷色白，脓灌不足。如再不止，用异攻散一钱五分，糯米汤
调下。

十全大补汤 当归　川芎　芍药　地黄各六分　人参四分　白
术　茯苓各六分，二味行浆时勿用　肉桂二分，七日后不用　黄芪一钱
甘草四分

四物汤 当归　川芎　芍药　地黄

托里消毒汤 黄芪一钱半　白术一钱　茯苓八分　陈皮五分　赤
芍　当归各七分　桔梗一钱　防风　荆芥　连翘　炙甘各五分

治痘十一二日，半收半敛之际，若大便频，声不清亮，去连
翘，加木香、丁香。

活血消毒饮 当归　川芎　赤芍　生地各五分　荆芥　防风
连翘　黄芩　甘草各三分　牛蒡四分

平肝消毒饮 赤芍　生地　当归　川芎　荆芥　白菊花　防
风　蝉蜕　胆草　谷精草　黄连各等分　甘草减半

四苓散 白术　茯苓　猪苓　泽泻各等分

甘露饮 石膏二两　寒水石二两，软而微青中有细纹　甘草二钱
为末，每服一钱，食远白滚汤调下。

辰砂化痰散 辰砂一钱　半夏曲五钱　胆南星二钱　枯白矾一钱
每服二钱，姜汤下。姜糊丸更妙。

人牙散 不拘多少，烧存性，少加血竭为末，量儿大小，糯
米汤下。

四圣散 珍珠大者十四粒　豌豆四十九粒，烧存性　乱发二钱，烧
存性

干胭脂不拘多少，共为末，点恶痘。

十宣散 人参　川芎　防风　桔梗　厚朴　白芷各五分　黄芪
当归各一钱　官桂三分　甘草四分

白术散 人参五分　白术一钱　木香二分　茯苓一钱　干葛一钱
甘草　藿香各四分

木香散 木香二分　腹皮　人参各四分　桂心二分　青皮　赤
苓　诃子面煨去核，各四分　丁香　半夏　炙草各二分　前胡四分

异攻散 木香三钱半　当归二钱半　官桂　茯苓　陈皮　肉蔻
煨　人参　厚朴　白术各二钱　丁香　半夏各一钱五分　炮附一钱
　　姜枣煎服。如一岁者，每服二钱半。

活血消毒饮 当归　川芎　芍药　生地　荆芥　防风等分　牛
蒡　连翘等分　甘草减半

绵茧散 出蛾茧壳，用生白矾打碎，塞壳内令满，炭火烧白
矾汁出，同收为细末，贴之。治因痘体上生疳疮，脓水不绝。

抱龙丸 竺黄一两　胆星四两　朱砂　雄黄各五分
　　为末，甘草熬膏，丸如芡实大，薄荷汤下。如去痰，加贝母、
黄芩、青黛各五分。

豆蔻丸 黄连三分　豆蔻　木香各一钱
　　为末，米饭丸。

犀角消毒丸 犀角　生地　当归　连翘　牛蒡各三分　荆芥
芍药　防风各二钱　桔梗三分　黄芩　薄荷　甘草各一钱
　　炼蜜丸，如芡实大。

泻青丸 羌活　大黄煨　川芎　山栀　胆草　当归　防风等分
蜜丸，竹叶沙糖水下，加辰砂更好。

大安丸 山楂四两　神曲　半夏各一两　莱菔　陈皮　连翘各
五钱　白术二两　黄芩一两

恶症不治诀

初出顶陷连肉红，迟至九日一场空。又如血点带紫色，癍症

死在六日中。发瘢黑者在朝夕，瘢青顷刻去匆匆。无脓痒塌期二日，不治腰疼及高胸。痘根密麻如囚困，舌卷囊缩命当终。紫泡刺出黑血死，饮食挫喉症亦凶。难疗面肿痘不肿，青黑色陷痘无脓。二便滑利下肠垢，更有吐泻出蛔虫。头温足冷渴饮水，痘先惊后药无功。气促泄泻吐不止，目闭无魂毒已攻。声哑或因叫与哭，痘色不好也须终。有肿气急亦不治，如灌脓满亦伤风。毒满咽喉嗽失音，咬牙时复战无停。身温腹胀多痰喘，烦躁无宁命必倾。难治痘疮一片白，不思饮食昏沉沉。贼痘灌脓医不识，谁知毒自内攻心。灰白痘中疔决有，迟穿筋骨去幽冥。此痘莫劳虚用药，医家详察要分明。

诸秽气宜避

腋下狐臭，房事淫液，远行劳汗，粪沟溲壶，妇人经候，诸疮腥臭，硫黄蚊烟，吹灭灯烛，误烧布发，柴烟鱼骨，葱蒜韭薤，煎炒油烟，醉酒荤腥，麝香燥秽。

宜时时烧乳香、枣肉，辟诸恶气。

禁忌

生人往来，詈骂呼怒，对梳头，对搔痒，勿扫地，勿对谎言，勿对饮食歌乐，勿僧道师巫入房。

疹

疹初见图

点见疏朗，先红后淡，疏密不均，先红后黑。

疹次见图

淡红明净，随出随靥，色晕惨暗，迁延不收。

疹疮　疹惟脾肺二经受症，脾主肌肉，肺主皮毛，有未痘先疹者，痘后必复疹，惟痘后疹，方为结果。

验疹法　疹亦胎毒，然外居于表，将发，面燥腮赤，目胞亦赤。阿欠顿闷，乍凉乍热，咳嗽喷嚏，手足稍冷，夜卧惊悸，与痘与伤寒大同小异。必热大作，五六日而后见红点遍身，如麻如藻，俗谓一日三出，三日九出，后方齐出透彻。然亦不拘只三日，从面至胸背，从胸背至手足，随出随没，以遍身红透为美。

疹初热，一日至次日鸡鸣时其热即止，止有五心微微而热，咳嗽数声，鼻流清涕，或腹中作痛，饮食渐减。到申末酉初，其热仍前复来，如此者四日。用手满按发际处甚热，其面上热少减二三分，咳嗽连声，面腮燥赤，眼中多泪，嚏喷频发，或忽然鼻中血出。至五日，其热不分昼夜。六日早时，其疹出在两颊下，细细红点，至午时两手背并腰下，六日浑身密密俱有红点。七日普遍掀发，其鼻中清涕下流，喷嚏不打，七日晚两颊颜色渐淡。此验出疹要法。

疹治法

初热疑似间不可妄药，即有他症，必待五日腮下见疹方用表药。初热嗽喷流涕鼻血，饮食减，饮凉水，止宜调饮食，戒面食腥荤①。

若鼻干不饮食，喜凉水，出迟者，少投一剂表之。若收早者，用升解散半表半解可也。

疹初起最怕泄泻，然禀赋素强，虽始终泄泻不妨。疹属肺、大肠、脾胃，腹痛乃大肠火所作。

疹最宜嗽。肺外应皮毛，嗽多，顿出于头面四肢也。若泻得之早者，其嗽必减，必变喘嗽。疹得嗽出，得喘入。合目减嗽，

---

① 荤：原作"晕"，据锦章书局本改。

其疹时出时入，喉下多痰，胸满色变白，疹故不出也。

热始至收完，但看右手一指，脉洪大有力，虽有别症不为害，此定存亡之要也。

疹出二三日，两鼻干，待收完，看毒气轻者，清涕即来，思饮食，此不必药。若清涕来迟，不思饮食，宜清肺解毒，必候清涕出，方不用药。

疹出一二日或三日，忽大泻嗽多者，用升解药加分利治之。若喘甚，摇头顿闷者凶。

疹见后大便脓血，或因泻变成者，看疹出多色红，又多嗽，只宜疹收后方宜解毒，兼治痢也。

未出疹之先，平日用过面食者，或正出时吃面食者，或胃气稍复即思面食而用早者，因动胃火，致清涕不来，身热，看手咬指抠鼻，撕口舌唇，旋眼剞毛，此疹后食面之病也。宜清肺解毒，加消导药治之。

疹后作痢，亦有看手咬指、撕口舌唇皮、咬人等症，宜解毒分利药治之。若其痢遍数渐减，脓血带粪，咳嗽渐多，右手一指脉渐起，清涕复来，方可望生。若痢变如煤色，或屋漏色，或如青菜色，肛门如筒，喘促音哑，饮食如呛，午后腮赤，皆不治。

疹初出色赤，毒盛也。但看便实嗽多，右手一指脉轻重皆有力，为吉。若嗽少，脉无力，虽三日后收，其疹变为紫色，毒壅于皮肤间，速用解毒之剂。色转红色，嗽多流涕，少思饮食者生。若投二三剂不变者，难治。

疹热六日而出，此定规也。若用药太早，耗动元气，受害多矣。或嗽而变喘，或出一二日即隐，或作大泻，或合目而喘，此其害也。治法用药不可太早，必待见疹方用，徐徐升表。然用药亦有次第，凡一剂必作十二次服之。盖疹在皮肤，若大剂顿服，药催逼太急，致令烦躁谵语，慎之。

疹热五六日必出，或求愈太急，见用药不能解散，嗽热不能除，或更医以别症治之，则误多矣。

出疹之先，有胃火者及疹后余毒，牙龈上下唇口生疮者遇此，每日用温米泔水洗十余次，急用解毒之药。若不洗不服药，即变走马疳矣。

疹后余毒，随收随当解之。若停留久不解者，或致喘嗽，喉中痰响，至此再不用药解者，致肢冷，目无光，面色青白，两鼻如烟筒，嗽气不出，右手一指脉轻散乱，重按全无，此不可治。

疹初热至五日，个个俱有腹痛之症，此大肠火郁于脾故也。切不可认作伤食，用消导药，或以手揉，为害甚大。

疹出五六日，个个不思饮食，此毒气侵胃，胃为邪气所养，故不食也。疹出尽，毒解即思饮食。切不可与面食，虽用粥，每次只可两杯，候气清身不热，渐渐加添，宜少而频可也。

疹后多嗽，此顿出顿入之势也，毒气须假嗽多而散。旬日内尚宜有嗽，切不可见嗽多而治嗽也。

疹初起至收，个个喜饮冷水，切不可禁。但每饮宜少而频，则毒渐解。

出疹五六日不饮食，切不可着急，只宜治疹，疹完即思饮食矣。

瘾疹癜疹

瘾疹发如蚊迹之状，或垒肿于皮肤间。

癜疹如朱点红晕，或片片如锦纹。

大抵色赤者吉，黑者凶。其症似伤食，发热三四日而出，七八日而靥，皆属热邪，治法辛凉解利而已。若吐泻，断不可妄服温药，豆蔻、干姜之类切勿轻用。初发之时尤不可汗，只宜升解，葛根微表之。

疹用药法

标出不红，现发热转甚，身痛烦燥，升麻汤。

色赤稠密，身痛烦燥热，升麻汤加紫草、连翘。

寒热并作，头痛背强，升麻汤加羌活、防风、连翘。

头项面肿，升麻汤加牛蒡、白芷、防风、荆芥。

自汗烦渴太甚，气涌脉数，化癍汤。

身热烦渴泄泻，柴苓汤、四苓散。如夏月，益元散。

咳嗽甚，二母散、麦冬汤、清肺汤。

喘，小柴胡汤去人参。

热甚鼻血，便血溺血，热甚用解毒汤，血甚用犀角地黄汤。

伤食呕吐，六君子汤加藿香、干葛，或减人参。热甚呕吐，用解毒汤。

小便不利，四苓散。一二日不通者，导赤散。

二便秘，发热身痛，大柴胡汤。腹胀气促，前胡枳壳汤。

咽喉不利，甘桔汤。兼风热咳嗽，甘桔汤加防风。

寒热往来似疟，小柴胡汤。有咳嗽，去人参。

疹后身热不除，升麻汤，或去升麻、芍药，加酒连、酒苓。

下痢赤白腹痛，黄芩芍药汤，或加枳壳。

身热腹痛，解毒汤。

余毒未尽，生痈疽疮疖，升麻汤加荆芥、防风、牛蒡，二芍并用。

疹备用诸药方每剂作十二三次服

升麻透癍汤 升麻 枳壳各五分 干葛 川芎 茯苓各七分 柴胡一钱半 前胡 桔梗各一钱 陈皮 半夏 甘草各四分

姜煎服。治疹初见红点，一日至三日。

清肺消毒汤 防风 枳壳各五分 荆芥 甘草各三分 连翘七分

黄芩　前胡　茯苓各七分

　　疹收完不思饮食，鼻干无涕。

　　解毒化滞汤　防风　荆芥　枳壳　麦芽各八分　连翘　黄芩
前胡　茯苓各七分　山楂　甘草各三分　牛蒡五分　桔梗一钱　柴胡
一钱

　　治疹后食面太早，咬指甲，撕口唇，旋眼毛，看手咬人等病。

　　透瘢和中汤　升麻　干葛　陈皮　半夏　猪苓　泽泻各五分
柴胡　前胡　桔梗各一钱　茯苓　川芎各七分　甘草三分

　　姜煎服。治疹一二日泄泻。

　　解毒和中汤　防风　荆芥　泽泻　猪苓　陈皮各五分　连翘
黄芩　茯苓　前胡　贝母　黄连各七分　甘草二分

　　清肺消毒化痰汤　牛蒡　防风　荆芥　贝母各五分　连翘　黄
芩　前胡　茯苓各七分　桔梗　枳壳各一钱　甘草三分

　　治疹后喘嗽，不思饮食，眼目不清，唇口干燥，舌焦。

　　化瘢汤　人参　炙草各五分　知母酒炒，一钱　石膏三钱　糯米
一撮

　　柴苓汤　四苓散加柴胡、黄芩。

　　麦门冬汤　麦冬　葛根各一钱　升麻四分　赤芍六分　石膏一钱
半　茯苓六分

　　清肺汤　桔梗　酒芩　知母　贝母各七分　防风　甘草各四分
苏子五分

　　小柴胡汤　柴胡一钱半　黄芩一钱　半夏　炙草各五分

　　姜煎服，喘加五味一钱。

　　解毒汤　酒连　酒芩　酒柏　炒栀各等分

　　大柴胡汤　柴胡　黄芩　赤芍各七分　大黄一钱

　　姜煎服。

　　柴胡枳壳汤　柴胡　枳壳　赤苓各七分　大黄一钱　甘草四分

甘桔汤　桔梗一钱半　炙草七分

黄芩芍药汤　黄芩　白芍各一钱　甘草五分

腹痛加官桂少许，或枳壳五分。如下纯血，加炒连、归尾各五分。

升麻汤　升麻　葛根各二钱　芍药二钱　甘草一钱

犀角地黄汤　见前痘门。

清肺甘桔汤　麦冬　甘草　贝母各三分　桑白　桔梗各五分　陈皮　南星各四分

如不解，加知母、黄芩。治疹后发热，痰塞肺窍，喘嗽气促，状似凶候者，热服立止，冷服不效。并治马匹风。

升解散　升麻　荆芥　黄芩　枳壳　防风各五分　柴胡一钱半　前胡　桔梗各一钱　陈皮四分　茯苓七分　甘草三分

竹叶煎。治头额上疹渐收，身上稠密。

益元散　滑石六钱　炙草一钱　加辰砂三分

沸汤下。

二母散　知母　贝母去心便洗，各一钱

姜煎服。

四苓散　见前痘门。

导赤散　见前痘门。治疹发热甚，小便赤涩，烦燥多渴。

犀角化毒散　犀角　芍药　防风　桔梗　薄荷各五分　牛蒡　当归　连翘　生地各七分

蜜丸，灯心竹叶汤下。治疹后热，口舌生疮，喉中牙龈出血，流涎作秽。

麻疹即水痘，忌食莱菔、烧香豆腐

初热三日出胀，共三日，出而又没，没而又出，一周时许。重者遍身膨胀，眼亦封闭，有赤白微黄不同，仍要红活，最嫌黑

陷。面目胸腹稠密，咽喉攒簇者逆，发不出而喘者死。

初起发热恶寒，呵欠，咳嗽喷嚏，流涕头眩，宜升麻葛根汤加紫苏、葱白以解肌，切忌大汗。瘢不红者亦宜。麻症初起潮热甚，加黄芩、黄连、地骨皮。谵语，调辰砂六一散。咳嗽，加麻黄、杏仁、麦冬、石膏。咳甚，另用凉膈散加桔梗、地骨皮。泄泻，宜四苓散。便血，合犀角地黄汤。吐衄，加炒山栀。小便赤，加木通。寒热似疟，小柴胡汤。

已出烦燥作渴，解毒汤合白虎汤。喘，便闭，前胡桔壳汤加赤苓、大黄、甘草、五味。便闭三四日，小承气、防风通圣。谵语便闭，导赤散。溲如泔，四苓散加车前子、木通。谵语如狂，解毒汤调辰砂六一散。大便血，小便赤或血，犀角地黄汤合解毒汤。吐血衄血，解毒汤加炒栀、童便。泄泻，解毒汤合四苓散。喘兼泻，溺血，柴苓汤。渴，作泻，白虎汤加猪苓、泽泻。热甚干呕，解毒汤。伤食呕吐，四君子汤。因暑作呕，四苓散加人参。忌用豆蔻、木香、姜、桂等热药。

麻症初起，已出已没，及一切杂症，与痘大同，但始终药宜清凉。然亦有血虚用四物，气虚用四君子，若天寒伤冷则温中理中，亦一时之权也。

麻症收后，余毒内攻，寻衣摸床，谵妄神昏，丧志者死。若热轻，余毒未除，必先见诸气色，始终以升麻葛根汤为主，或消毒饮、解毒汤随症选用。仍忌鱼腥葱蒜之物。

凡出水痘，先出十数粒，一日后其顶上尖尖有水泡，二三日又出渐多，四日浑身作痒，疮头皆破，微加壮热即收矣。此症要忌发物，七八日乃痊。

若三日忽上唇肿起，其势甚危，用升解散加连翘、防风、丹皮，甚者加石膏一钱，肿消者可治。（痘疹全）

校注后记

一、作者生平

景日昣（1661—1733），字东旸，号嵩厓，河南登封人，中岳嵩山一代名儒。生于清顺治十八年，康熙十二年（1673）入嵩阳书院求学，师从当时名儒汤斌、耿介治宋儒之学，以文章知名。康熙二十六年（1687）中举人，三十年（1691）中进士。

出仕后，景氏于康熙三十六年（1697）到广东肇庆府高要县任县令，到任后，立堂规，平冤狱，减民赋，治水灾，建学堂。素称难治的高要县，经其治理，经济繁荣，夜不闭户。《嵩厓尊生书》吴联序赞云："高要地瘠民贫，称难治者久矣。今日得父母孔迩，以明白易晓之善政善教，下车甫载余，则疮痏立起于来兹。"康熙四十年（1701），高要发生水灾，西江大堤决裂，景氏亲临现场，指挥抢救。决堤后，高要县城四门进水，灾民逃到高冈，景氏乘舟运送食品，救活两万多人，灾后又率众修筑景福大堤，至今仍为西江屏障。

景氏深受当地民众爱戴，离任后，民众自发为其立碑建祠，以示敬意。肇庆知府张申对景氏的考评为："奉公守法，清廉爱民，兴行教化，才能称职，堪以行取。"广东巡抚彭鹏的考评为："廉能素著，才品兼优。"

康熙四十二年，景氏入京任监察御史，后又历任陕西道、山西道、浙江道、江南道、河南道监察御史，鸿胪寺少卿、太仆寺少卿、宗人府府丞、督察院左副都御史，后升任礼部侍郎、户部侍郎，赐资政大夫，加礼部尚书衔。景氏曾是乾隆皇帝幼年时的老师，三次主持科举考试。雍正三年（1725），景氏告老还乡，隐居于嵩山南麓，专门著书立说，影响深远。

其著作有《说嵩》《嵩厓尊生书》《嵩台学制》《嵩台随笔》《嵩岳庙史》《嵩厓易义》《会善寺志》《龙潭寺志》等。其中《嵩厓尊生书》是一部综合性医书，多次刊刻，广为流传。

《嵩厓尊生书》除作者序，另有吴联序。吴联，号拔庵，福建南靖人。平生慷慨任侠，因劝说郑成功部将归附朝廷有功，授副总兵。时逢吴三桂叛乱，随清军出征海州（今江苏连云港），战洞庭，收复岳阳，嗣后带兵从征四川、云南、贵州等边远地区，十余年间屡立战功，升任广西参将。康熙三十年（1691），授广东端江都尉。康熙三十四年，钦命协镇肇庆，任左都督管副总兵事。吴氏长于书法，今七星岩摩崖石刻、羚羊峡北岸清风阁石壁均有其题字，一作"聊堪共语"，一作"江上清风"。

二、《嵩厓尊生书》版本源流

《嵩厓尊生书》，15卷，经多次刊刻，版本极多，也极为复杂。据《中医图书联合目录》（以下简称《联目》）载，是书共计24个版本，其中有明确刊刻年代的有9个，分别是清康熙三十五年丙子（1696）刻本、康熙三十九年庚辰（1700）刻本、乾隆五十五年庚戌（1790）致和堂刻本、道光四年甲申（1824）宏道堂刻本、光绪六年庚辰（1880）刻本，和上海锦章书局民国八年（1919）石印本、1921年上海广益书局铅印本、民国戊辰年（1928）江阴宝文堂藏版、1955年上海锦章书局石印本。其他版本均未记载具体刊刻时间，如扫叶山房藏版、善成堂本、三让堂本、纬文堂本、文会堂本、大文堂本、右文堂本、金玉楼本、连元阁本、渔古山房本、藜照书屋本等。

《联目》所载最早的两个版本为清康熙三十五年丙子刻本和康熙三十九年庚辰刻本，但经调研，所见各馆所藏此版本均未标明刊刻时间，且版本之间有较大差异。因此，除民国时期的石印本、铅印本以外，有明确刊刻时间的版本只有3个，即乾隆五十五年庚戌致和堂刻本、道光四年甲申宏道堂刻本和光绪六年庚辰刻本。《联目》中未著录的另有本衙藏版、六也楼本两个版本，本衙藏版分别馆藏于山东医科大学图书馆、北京中医药大学图书馆和上海市图书馆，六也楼本馆藏于山东中医药大学图书馆。

是书书名较多，不同版本各不相同。北京中医药大学图书馆馆藏本衙藏版称《嵩厓尊生书》，致和堂本、道光本、三让堂本、金玉楼本称《嵩厓尊生全书》，山东医科大学图书馆馆藏本衙藏版、善成堂本称《嵩厓尊生医学大全》，古吴三让堂本、纬文堂本称《袖珍嵩厓尊生全书》，上海广益书局本称《嵩厓尊生》，上海锦章书局本称《改良嵩厓尊生》。

从刊刻年代看，较早的版本应为本衙藏版和扫叶山房藏版。本衙藏版"玄"字缺末笔，"弘"字未避讳，卷首有作者序和吴联序，落款日期分别是"康熙丙子年八月既望"和"庚辰花朝"，花朝指农历二月十二日花朝节。因此推测，此版本应刊刻于康熙三十九年或以后，早于乾隆时期。

本衙藏版的版本也各有不同。山东医科大学馆藏的本衙藏版，书名题为《嵩崖尊生医学大全》，字体为行楷。北京中医药大学馆藏者，书名题为《嵩崖尊生书》，字体为宋体。上海市图书馆馆藏此版无封面。三个版本内容从板框到字体完全一致，应为同一刻板，不同书商印刷，而更换封面所致。

本衙藏版吴联序标题下印有"百学未精"印章一枚，上海市图书馆藏此版此印章下尚有"曾经大罗天上客"印章一枚。序后印有"丹霞吴联""端江都尉""号拔菴"方形印章三枚，中间一枚为阳文，另二枚为阴文。作者序后有"景日昣印""东旸"方形印章两枚，前者为阴文，后者为阳文。每卷标题下题有"嵩高景日畛岳生堂纂著",其下亦印有"东旸"方形印章一枚。岳生堂为登封县学书局。

本衙藏版刊刻较为精美,错误较少,故本次校勘以其为底本。但所见版本均为十九卷本,与目录十五卷不符,其中正文第十四、十五卷为妇人部,十六、十七卷为小儿部,基本为清代《胎产指南》《幼科推拿秘书》等内容。疑刻印时刻板有残缺,故用他书增补而成。

扫叶山房藏版的刊刻时间与本衙藏版相近,其"玄"字、"弘"字均未避讳,作者序和吴联序落款日期分别是"康熙丙子年八月既望"和"甲午花朝"。甲午是康熙五十三年(1714),故此版本应刊刻于康熙五十三年或以后,早于雍正时期。此版本为太医院刊本,封面题有"太医院校刊",刊刻质量较好,但第一卷运气部分错误较多,今作为主校本。

致和堂本、宏道堂本、光绪本,及善成堂本、六也楼本、金玉楼本等均为按本衙藏版仿刻,其刻印质量比较粗糙。另有部分袖珍本,如古吴三让堂本、纬文堂藏版,书名题为《袖珍嵩厓尊生全书》,三让堂本的另一个版本题为《嵩厓尊生全书》,仅作参考。

三、《嵩厓尊生书》学术思想与特点

《嵩厓尊生书》为综合性医书,全书十五卷。卷一气机部,阐述五运六气。卷二诊视部,以歌诀的形式分析脉法。卷三药性部,按草、木、果、壳、蔬、血肉、金石7类,介绍276味药物的性味功能。卷四论治部,从五脏苦欲、时令用药、七方十剂、补泻、升降、药性等方面阐述用药方法。卷五病机部,列中风、中暑、中湿及咳嗽、痰饮、血症等内伤杂病90余种,以歌诀的形式阐述其病机、脉象、治法。卷六~卷十三按人体上、中、下部和周身

部，分述多种疾病证治。卷十四妇人部，主述经带胎产诸病。卷十五幼部，以幼科杂病和痘、疹为主。是书内容丰富，条理清晰，切于实用，成书后广为流传，多次刊刻。

景氏自幼习儒，对《周易》造诣颇深，著有《嵩厓易义》。后因母病习医，精研《内经》《难经》诸书，常以易释医，认为医易同源，阴阳之消长变化，在天地与人无二致。是书弁言云："夫《易》以道阴阳，伏羲八卦分两仪之体象，文王八卦明五行之精微，对待流行，交感错综。凡天地间之有形有气、有体有质，其变化不测尽之矣。"认为阴阳之理源自于伏羲八卦，五行之理蕴藏于文王八卦，天地间之形、气、质之变化皆源自于阴阳五行之变化。

景氏重视阴阳升降，"人身之配天地不过此一阴一阳之道，而医理之赞化育不过此为升为降之理。微阳宜养而亢龙有悔，微阴宜惜而坚冰可畏。所以阳极则热，阴盛则寒，微者甚之基，盛者衰之渐，故上工不治已然治未然也。宜降不宜升者，防剥之再进；宜升不宜降者，培复之始生。畏剥所从衰，须从观始；求复之渐进，宜向临行。盖不易以立其体，而后变易以致其用。不通变不足以知常，不守常亦不足以达变"。以卦象之"剥"、"复"、"观"、"临"之间的关系阐释人身阴阳升降之理，提出"微阳宜养"、"微阴宜惜"，业医者须知常以达变。

景氏对运气极为重视，是书开篇卷一气机部即阐述五运六气，作者序曰："《内经》言五运六气而民病因之。"吴联序亦云："此五运六气、天时民病中有阴阳变化之道，一综核之于脉理药性、审症立方，节节考证，卷卷精详。"是书对五运六气之阐述如吴联序所云，可称极精到详明，对《素问》运气七篇大论做了详细归纳整理，从五运、六气、主气、客气、左右间气到南北政、五郁之发、六气淫盛、三年化疫，从病机到病症、治法，均一一详述，部分内容编成歌诀形式，便于习诵，可作为研习五运六气的极佳参考。

除《内》《难》诸书，景氏对金元时期李东垣、朱丹溪至为推崇。如卷一《各气皆成于土说》云"经有肝（应作肾）之脾胃虚，肺之脾胃虚等例"，"而总之曰有胃气则生，无胃气则死，此东垣之学所以独畅一家之言而为百世师也"，此处"经"即指李东垣之《脾胃论》《内外伤辨惑论》。是卷《火土混杂说》云："天气以风暑湿火燥寒为次，而湿居火前。地气以木火土金水为次，而土居火后。""土火势不能不混杂，而土旺常在长夏火热之候也。丹溪发明湿热相火为病，十居八九，及有湿郁生热，热久生湿之论，殆非无本。"对朱丹溪湿热相火之论赞赏有加。

但景氏亦并未固守古人之窠臼，论病往往独出新意，别有心得。如论中风，古人之治以疏风为法，予小续命汤。至刘河间则谓由将息失宜，内火暴甚，水枯而致。李东垣则曰气虚而风邪中之。而丹溪则云湿土生痰，痰生热，热生风。景氏析之曰："据三子主火、主气、主湿痰之说，反以风为虚象。若以三子为是，则三子未出，固有从昔人而治愈者。若以昔人为是，则三子既出，亦有从三子而治愈者。""盖百病皆有因有证，古人类中风，言其证也。三子论中风，言其因也。知此，则知真中风原因气体虚弱、荣卫失调所致。若非体虚所致，则西北风寒大盛，宜中风者比比皆是矣。其因火、因气、因湿者亦未必无外邪侵侮，若无外邪，则火气湿各自为他症，岂有㖞僻瘫痪、暴仆暴喑之候。"其论较为客观全面，且对论治提出自己的见解："治者，外感重先祛外邪，小续命汤可用。内伤重先补中气，六味、八味、四君子、四物酌用。""分经按症必一一详明，方可下手无误。"

是书对诸病均详细分类，一一列出证候及对治方药。虽然诸病皆有病论，逐一详细探讨病机、治则，但其论治则遵循《伤寒论》，采用方证证治方法，与当今辨证方法殊异。其诸病"备用诸方"部分所列方剂，皆以证候为条目，如卷八心分，诸血病，在前"诸血病论"中详细探讨其病因病机，列有"吐血分三因论""吐血分阴阳真假论""血从郁致论"等，而其下诸方则分吐血、齿血、咳嗽血、咯血、九窍出血备用诸方。如咳嗽血，则分别列出十一组证候：涎唾中有少血散漫者、咳痰中血如红缕、咳出浅血色似肉、嗽血久成劳或劳病成而嗽血虚火症悉具、喘咳脓血面疮身肿、久嗽咯血成肺痿或吐白涎胸满、伤风寒后咳血胸满、伤力吐血痰、劳嗽血、经逆行或血腥吐血、久嗽补肺。每一证候下列方，分别为滋阴保肺汤、滋阴保肺汤加童便竹沥、为白血必死（此无治）、黄芪鳖甲散、人参蛤蚧散、扁豆散、麦冬汤、七伤散、补肺汤、韭汁、百花膏。

是书的方证证治编排方法极为实用，使明医道者可深究其理，不懂医者亦可循症检方。既可精深，亦可浅显，可供业医者学习使用，亦可作为居家用方参考。

总 书 目

I

本　草